Smile Analysis
完美笑容分析与重现

（英）伊莱恩·哈雷（Elaine Halley） 著

刘伟才　吴珺华　主　译

林淑贤　俞懿强　副主译

北方联合出版传媒（集团）股份有限公司
辽宁科学技术出版社
沈 阳

图文编辑

刘 菲　刘 娜　康 鹤　肖 艳　王静雅　纪凤薇　刘玉卿　张 浩　曹 勇　杨 洋

This edition of Smile Analysis is published by arrangement with Edra Publishing US LLC
Author: Elaine Halley
ISBN 978-1-7371261-1-9
© 2022 Edra Publishing US LLC
All rights reserved.

©2024，辽宁科学技术出版社。
著作权合同登记号：06-2022第70号。

版权所有·翻印必究

图书在版编目（CIP）数据

完美笑容分析与重现/（英）伊莱恩·哈雷（Elaine Halley）著；刘伟才，吴珺华主译. —沈阳：辽宁科学技术出版社，2024.1

ISBN 978-7-5591-3210-9

Ⅰ. ①完… Ⅱ. ①伊… ②刘… ③吴… Ⅲ. ①口腔科学 Ⅳ. ①R78

中国国家版本馆CIP数据核字（2023）第155896号

出版发行：辽宁科学技术出版社
　　　　　（地址：沈阳市和平区十一纬路25号　邮编：110003）
印 刷 者：深圳市福圣印刷有限公司
经 销 者：各地新华书店
幅面尺寸：210mm×285mm
印　　张：20
插　　页：4
字　　数：400千字
出版时间：2024 年 1 月第 1 版
印刷时间：2024 年 1 月第 1 次印刷
策划编辑：陈　刚
责任编辑：杨晓宇
封面设计：袁　舒
版式设计：袁　舒
责任校对：李　霞

书　　号：ISBN 978-7-5591-3210-9
定　　价：298.00 元

投稿热线：024-23280336
邮购热线：024-23280336
E-mail:cyclonechen@126.com
http://www.lnkj.com.cn

主译简介
Chief Translators

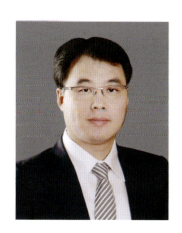

刘伟才

同济大学附属口腔医院数字化口腔诊疗中心主任医师，同济大学口腔医学院教授、博士研究生导师，四川大学口腔医学博士。中华口腔医学会口腔修复学专业委员会常务委员，中华口腔医学会口腔美学专业委员会常务委员；中华医学会医学美容分会美容牙科学组副组长；全国卫生产业企业管理协会数字化口腔产业分会副主任委员；上海市口腔医学会理事，上海市口腔医学会口腔修复学专业委员会副主任委员。同济大学附属口腔医院数字化口腔诊疗中心主任及美容牙科主任、口腔技工工艺教研室主任。

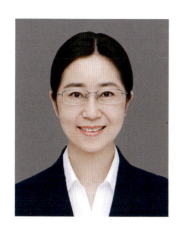

吴珺华

同济大学附属口腔医院修复科主任医师，同济大学口腔医学院副教授、博士研究生导师，四川大学口腔医学博士。中华口腔医学会口腔修复学专业委员会委员，中华口腔医学会口腔颌面修复专业委员会委员；上海市口腔医学会口腔修复学专业委员会常务委员；上海市医学会医学美学与美容专科分会副主任委员。同济大学附属口腔医院修复科负责人。

副主译简介
Associate Translators

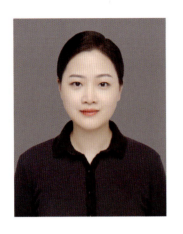

林淑贤

同济大学附属口腔医院修复科主治医师，同济大学口腔医学院讲师，美国Texas A＆M大学贝勒牙学院口腔生物学博士，上海交通大学医学院附属第九人民医院口腔修复学博士后。中华口腔医学会口腔修复学专业委员会青年委员；上海市口腔医学会口腔修复学专业委员会青年委员。主持国家自然科学基金项目2项，省部级课题1项。获中国博士后基金面上项目一等资助，入选中华口腔医学会"青年人才托举工程"。参编英文学术专著3部，发表SCI论文10余篇。长期从事硬组织发育及再生修复研究。

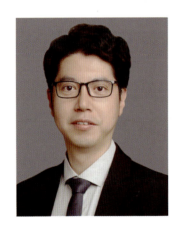

俞懿强

同济大学附属口腔医院数字化口腔诊疗中心副主任医师，同济大学口腔医学院副教授，上海交通大学医学院附属第九人民医院口腔医学博士。中华口腔医学会口腔美学专业委员会委员，中华口腔医学会口腔材料专业委员会委员；上海市口腔医学会口腔医学数字化专业委员会常务委员。主持国家级和省级课题3项。曾多次荣获中华口腔医学会口腔修复学专业与口腔美学专业全国病例大赛奖项。主译、参编学术专著4部，《口腔疾病防治》期刊青年编委，在国内外学术期刊发表论文20余篇。

译者简介
Translators

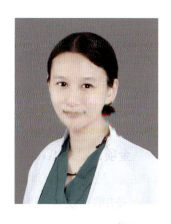

李 琼

同济大学附属口腔医院数字化口腔诊疗中心主治医师,同济大学口腔医学院讲师,同济大学荷兰阿姆斯特丹牙科学术中心联合培养博士。上海市口腔医学会口腔修复学专业委员会青年委员,上海市口腔医学会口腔康复专业委员会青年委员,上海市口腔医学会口腔医学数字化专业委员会委员。以项目负责人身份主持包括国家自然科学基金在内的各项基金项目5项。上海市"医苑新星"青年医学人才,上海市"医苑新星"健康科普讲师。

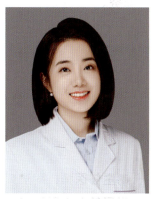

王思雯

同济大学附属口腔医院数字化口腔诊疗中心/上海同口名天口腔门诊部主治医师,北京大学口腔医学博士。上海市口腔医学会口腔医学科普专业委员会青年委员。

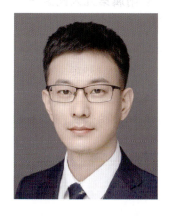

叶 俊

同济大学附属口腔医院修复科副主任医师,同济大学口腔医学院讲师,四川大学口腔医学博士。上海市口腔医学会口腔修复学专业委员会青年委员,上海市口腔医学会老年口腔医学专业委员会青年委员。参编《口腔种植关键技术实战图解》(人民卫生出版社),发表SCI论文10余篇。

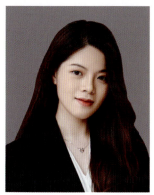

詹凌璐

同济大学附属口腔医院数字化口腔诊疗中心主治医师,北京大学口腔医学博士。上海市口腔医学会口腔医学科普专业委员会青年委员。

谨以此书纪念我的父亲James Raymond Maclean Philip。

为什么我要写这本书，这是一本关于什么方面的书？
Why I Wrote This Book and What Is It About

亲爱的读者：

在孩提时，我一直都非常信任我的口腔医生，直到在口腔诊所遭受过一次痛苦的经历。当时我的上中切牙相互重叠，可能导致前牙开殆，正畸医生的建议是拔除右侧上下颌第二磨牙，这或许不是一个常用的治疗方案，但当时14岁的我，迫切需要通过固定矫治来改善上前牙外观。

当时我的父母正经营着一家生意兴隆的商店，口腔诊所就在我就读高中的对面。第一次就诊时，医生很轻松地就拔除了右上颌第二磨牙，整个过程简单、顺利，让我们都对第二次拔牙信心十足。我的父母也觉得无须放下工作陪同，便让我独自一人去复诊。

然而，第二次拔牙却并没有第一次那样顺利。尽管舌与唇都已经麻木，牙齿却仍能感觉到疼痛。但医生并未相信我，继续尝试拔牙，并且非常不屑地说："现在麻醉肯定已经起效了。"我变得歇斯底里，以至于医生不得不打电话给我的父母，并要求我在接待区等候，直到完全平静下来。整个过程都让人觉得是小朋友在编造谎言，小题大做。但事实上我并没有撒谎，我本身的性格非常安静，并不喜欢大吵大闹。

我明明感受到了疼痛，但却被强制认同"你是不可能感受到疼痛的"，这种不平等待遇让我永远都无法忘记。如今我已长大，也变得更理智，能够思考一些事情。回想当初那位口腔医生，显然仅是在按计划完成工作。对于麻药没有达到预想的效果，医生感到沮丧，并且还很恼怒我没能如她所愿地静坐在那里配合拔牙。此外，她还缺乏对患者的同理心。

当我成为一位口腔医生时，我发誓，如果患者告诉我，他们仍然能够感觉到疼痛时，我永远都会选择相信他们！

多年后，当我考虑拥有自己的诊所时，就已经有了一个根深蒂固的准则——善待患者，一切以患者为中心。我会试图让口腔诊疗尽可能地舒适。如果患者告诉我，他们仍然感觉有些疼痛，不管我觉得有无这种可能，都会选择无条件地相信他们。

即使那次可怕的经历已经过去很多年，我仍旧非常惧怕口腔治疗。直到后来，在口腔医学院的学习经历极大地帮助了我，使我发现只要知道了原因就不会再感到恐惧。

本书分析了口腔诊疗中的诸多关键点，例如对患者的同理心及客户服务、临床检查指南、诊断和微笑设计等，将这些关键点连接起来就可以形成一套行之有效的治疗计划和可预测的临床预后。希望本书对口腔医生能够有所裨益，使医生拥有足够的技能在患者治疗的早期阶段就能聚精会神、倾听患者、慧心巧思，最终"手到病除"。

我相信，如今的口腔临床操作方式正在历经变革，编写本书并不是因为我是这方面的顶尖专家，更不意味着我的方式就是"阳关道"。我从事口腔诊疗相关工作已30年，开业至今已有20余年。在诊所经营和患者维护方面，有过成功，也有过失败。在这个过程中，我学到了很多，想与大家一起分享这些经验。

在口腔治疗中，治疗失败通常是医生压力的最大来源，尤其在早期阶段，医生通常会认为是自己的失误，或是由于治疗方案选择错误导致的。俗话说，没做口腔治疗之前，牙齿的一切都是好的。随着口腔科的诉讼越来越多，我发现许多年轻医生开始害怕尝试，经常过度思考和担心，使患者也犹豫、徘徊，最终拒绝治疗。这又进一步误导了年轻医生，使他们误以为患者都不想进行复杂的口腔操作。因此，为了保险起见，年轻医生就开始谨遵患者要求开展治疗，不敢越雷池一步。当然也会出现另一种极端，有些医生并不能全面了解治疗的复杂性和可能存在的治疗"陷阱"，自认为这个病例非常容易处理。在没有制订出一个相对全面、完整的治疗方案前，就给患者过多的承诺，最终因疗效没有达到预期而未能让患者满意。

在整个职业生涯中，我意识到自己经常会受到患者的影响，陷入局限的单牙诊疗模式中。这种诊疗模式虽然大多数时候在患者身上确实有效，但其实只在一定程度上有效。问题在于我们疏忽了很多隐患。"噢，患者只希望治疗这一颗牙齿"或者"患者来找我只是做牙齿矫正，所以我没有必要提醒他酸蚀已导致部分牙釉质缺损"。我们没有对患者及其口腔状况进行风险评估或风险管理，也没有与他们分享这些信息。

互联网的出现，使患者可以获得比以往任何时候都多的信息，他们很可能会来诊所要求进行某种特定的治疗。但是切记，搜索引擎再"智能"也比不上口腔医生，口腔医生才是受过专业教育且拥有专业学位的人。

深深地吸一口气

很多时候，医生不得不争分夺秒地工作，在巨大的压力下做出诊断和制订治疗方案。这使他们不得不对口颌系统的复杂性进行简化，并且难以对所有的治疗决策都进行全面的、仔细的整体考虑，同时患者也没有机会了解到由此产生的后果。除了紧急情况和专家转诊外，在任何时候医生都应该有足够的思考空间。尤其是要遵循一个体系进行思考，这是最有效的方式，包括指导性观察、指导性思考和指导性分析。

作为医生，时间总是很紧张的。然而，思考和计划都需要时间，到底该怎么做？该在什么时候把思考和计划很好地融入疯狂而紧张的工作安排中，与此同时还要保证家庭与生活的平衡？

本书主要用来指导口腔医生形成一个有效的体系，合理地划分诊疗工作的时间与空间。我们将一起学习如何安排分工、分析并设计微笑（包括从口唇、面部及患者本身等各个方面），使得制订的治疗计划以及向患者提供的治疗选择显得更加谨慎且有效。

我们还需要了解患者选择放弃口腔治疗的4个主要原因：

1. 害怕疼痛。
2. 担心费用。
3. 缺乏时间。
4. 不觉需要。

对于不同的患者来说，这4个主要原因的优先顺序可能不同。我们讨论的并不是实际的痛苦和成本，而是与之相关的恐惧。这些不曾被注意的需求与他们的受教育程度息息相关。换言之，我们没有向患者充分解释、教育或激励他们，或者他们的价值体系在现阶段并未上升到将健康和/或外表作为优先级。

此时此刻，沟通技巧就显得尤为重要。为了有效地帮助患者，我们需要学习如何关爱患者，并引导他们配合完成临床检查指南所要求的一系列检查。结合微笑设计和功能设计制订相应的治疗计划，并将这些有效地连接起来。利用良好的沟通技巧向患者讲述口腔现状，通过共同诊断来提高患者的认知和接受程度。最重要的是，我们需要与患者一起踏上这段教育和理解的旅程。

对于口腔专业人士来说，本书可以帮助其在预期范围内争取实现成功的治疗，同时减轻压力。对于口腔患者来说，本书所讲述的方式可以让患者学习并了解自身的口腔现状，把治疗的决定权交给患者，让受过宣教的患者自己做出相应的选择。口腔医生可以引导患者，给出专业的、合理的建议，并成为患者口腔保健的"合作伙伴"。

本书的内容包括：如何接待患者，如何训练眼睛观察和大脑思考，如何记录检查结果，如何安排团队成员的分工等内容。最后还通过一些病例展示，详细说明在不同的临床情况下该如何使用这些策略。此外，本书还分享了一些关于如何理解人类行为学方面的经验。在知识共享和人工智能迅速发展的时代，如果我们下定决心，一定可以做得更好。

我们还有很多工作可以做，在Cherrybank口腔水疗中心，我和我的团队一直在学习，倾听彼此和他人，完善并成就自我。我相信，如果你和我一起踏上这段旅程，我们可能永不止歇，必会越来越好——这就是这个职业的美丽和令人兴奋之处。

从微笑做起，学会倾听。戴上你的"侦探帽"，努力探寻真相，把它分解成一个个组成部分，弄清楚这是怎样的一段旅程。然后，想办法将这段旅程像故事片一样演示给患者，让他们能充分地理解我们所提出的建议和临床会遇到的各种可能。这个过程需要你的真诚，需要你的积极、乐观，也需要你的友善。

那么这样做有什么益处？在投入了这么多的时间与金钱来训练自己的思维和技能后，就应该具备处理更多口腔临床问题的能力，开展更多尝试。也能更好地去理解什么时候需要做什么。

如果你已下定决心将优秀的临床知识与本书中描述的策略相结合，我向你保证，你将提供给患者更为有效和更具预判性的治疗方案。作为一位口腔医生，这是一种行之有效、相对轻松的方式，还能帮助到患者。

希望本书能让口腔医生更自信地微笑，少一些烦恼，并把这份美丽的微笑传递给患者。

Elie Halley

苏格兰珀斯市

目录
Table of Contents

| 第1章 | **我们为什么要微笑？** | 1 |
| 第2章 | **笑容背后的人是谁？** | 11 |

首先，倾听 …… 11
笑容背后的人是谁? …… 11

第3章　就诊体验 …… 17

脆弱性和信任感 …… 17
患者所感即所识 …… 18
就诊流程时间轴 …… 20
变革与学习的阶段 …… 22
价值观和领导力 …… 23
习惯 …… 24
人格类型 …… 26
学习风格 …… 29

第4章　决策点：单牙治疗还是全面规划 …… 31

口腔医生：Smith医生 …… 31
口腔医生：Jones医生 …… 32
情商 …… 34
单牙问题 …… 35
何时实施不同的策略 …… 35
从过渡时期到指导治疗计划的预约策略 …… 37
数字化采集 …… 40
筛查与诊断 …… 41
预警信号 …… 44

第5章　信息采集 ····· 47

就诊前 ····· 48
照片和视频 ····· 49
技术摄影与情感摄影 ····· 50
正面微笑照 ····· 51
正面牵拉照 ····· 52
息止颌位侧面照 ····· 53
大笑侧面照 ····· 54
息止颌位正面照（M位） ····· 55
息止颌位牙齿显露量 ····· 56
更多的照片 ····· 58
口内照 ····· 59
视频拍摄程序的价值 ····· 60
自由——视频的重要性 ····· 60
数字化口扫 ····· 64
临床检查 ····· 65
X线片/CBCT ····· 66
新兴技术 ····· 66
提升说服患者接受方案的沟通技巧 ····· 67
如何管理采集的数据 ····· 68

第6章　临床检查指南 ····· 71

时间管理 ····· 74
在浏览器中打开多个页面的截屏 ····· 76
向患者展示的Keynote患者档案 ····· 78
通过临床检查指南进行分析的步骤 ····· 79

第7章　整体观察 ····· 81

第一步：全局诊断 ····· 81
1. 面中部至面下部 ····· 81
2. 唇长度 ····· 84
3. 唇动度 ····· 85
4. 牙齿长度 ····· 86
5. 釉牙骨质界（CEJ）的位置 ····· 87
6. 上颌倾斜 ····· 87
7. 颊廊 ····· 88

第二步：一般风险因素（整体） ·· 89
  1. 药物史及进一步研究 ·· 89
  2. 副功能 ··· 89
  3. 牙周分级 ··· 90
  4. 软组织考量 ··· 92
第三步：整体美学考量 ·· 92
  1. 中线 ··· 93
  2. 骨面型 ··· 99
  3. 磨牙和尖牙分类 ··· 100
  4. Ricketts E线/Andrews线 ·· 101
  5. Arnett真垂线 ·· 103
  6. 牙弓型 ·· 104
  7. 微笑曲线（理想状态下牙齿位置的变化） ····························· 104
  8. M位（或息止颌位时的牙齿排列） ····································· 108
  9. E位 ·· 109
  10. 牙龈位置 ··· 110
  11. 龈乳头位置（上前牙） ·· 111
  12. RED比例观察 ·· 113
  13. 宽长比 ··· 116
  14. 语音观察 ··· 117
  15. 拥挤/间隙/扭转 ·· 117
  16. 代偿/过度萌出/𬌗平面的改变 ·· 117
  17. 反𬌗 ··· 119

第8章 局部观察 ··· 121
第四步：全局功能 ··· 121
第五步：正畸概览（局部） ··· 122
第六步：缺牙分析 ··· 122

第9章 细节观察 ··· 123
第七步：逐牙分析［牙周风险、现存牙髓情况、牙髓风险、修复体、龋病、牙面缺损（酸蚀/磨损/磨耗/楔状缺损）］ ······································ 123
在MyiTero截屏并将其插入到患者档案 ····································· 126
判断预后 ·· 127
第八步：美学评估的细节（细节） ·· 128
其他美学的细节观察 ·· 128

第九步：风险评估总结···134
　　已经完成患者档案和诊断观察表的病例·······································134
　　诊断观察表··136

第10章　微笑设计···141
理解平衡与和谐···142
系统性微笑设计···149
　　1. 校准一张大笑的照片··150
　　2. 确定面中线··150
　　3. 理想的切端位置——微笑曲线··156
　　4. 前牙的相对宽度···156
　　5. 中切牙的理想比例——牙龈曲线···157
　　6. 龈乳头曲线的位置···157
非修复性微笑设计···161

第11章　牙科2D微笑成像——视觉图像的力量·······································165
那么牙科成像对我们有什么帮助呢?··167
人工智能（AI）方案··170

第12章　试验性微笑···173
试验性微笑设计···179

第13章　疗效模拟···183

第14章　风险评估···187
　　1. 患者美学期望··190
　　　　微笑评估··190
　　2. 全身状况··193
　　　　相信你的直觉··195
　　3. 牙周状况··196
　　4. 笑线··196
　　　　高笑线——无处可藏···200
　　5. 上唇动度··201
　　6. 牙龈水平和生物型···201
　　7. 骨面型··202
　　　　前后向位置关系··204

8. 颊廊宽度 ……………………………………………… 207
9. 殆平面 ………………………………………………… 207
　　Spee曲线、Wilson曲线和Monson曲线 ……………… 207
10. 颞下颌关节/肌肉 …………………………………… 208
11. 咬合 ………………………………………………… 208
12. 侧方切导 …………………………………………… 209
13. 咬合力 ……………………………………………… 209
14. 咀嚼方式 …………………………………………… 210
15. 牙齿排列 …………………………………………… 210
　　Bolton分析 ………………………………………… 210
16. 缺牙状况 …………………………………………… 211
17. 生物力学 …………………………………………… 212
18. 患龋风险 …………………………………………… 212
19. 牙齿表面结构丧失 ………………………………… 213
20. 牙齿颜色 …………………………………………… 215

第15章　病例展示前的暂停 ……………………… 219
第一步：总结挑战 ………………………………………… 220
斟酌综合治疗方案 ………………………………………… 222
第二步：咨询意见 ………………………………………… 223
第三步：治疗方案选项 …………………………………… 225
第四步：病例展示工具 …………………………………… 229

第16章　病例展示 …………………………………… 231
共同诊断 …………………………………………………… 231
谁负责病例展示? ………………………………………… 232
病例展示的步骤 …………………………………………… 234
第一步：这是我们看到的 ………………………………… 236
第二步：这是我们可以做到的 …………………………… 239
第三步：这是我们可以选择的方法 ……………………… 240
第四步：这是我们的担忧/限制我们的因素 …………… 241
第五步：即使有风险，观察随访也是一种选择 ………… 242
建立信任 …………………………………………………… 243
第六步：接下来首要处理的事情 ………………………… 243
第七步：这是所涉及的费用 ……………………………… 243
讨论费用 …………………………………………………… 244

指导患者做决策 ·· 244

第17章　病例研究 ·· 247
病例1：患者A ·· 247
　临床前信息 ·· 247
　临床检查 ··· 248
　创建患者档案 ·· 249
　利用Keynote编辑视频 ·· 250
　临床检查指南 ·· 250
　填写诊断观察表 ··· 251
　微笑设计 ··· 255
　风险评估表 ·· 257
　治疗前和治疗后的照片 ··· 259
　反思 ·· 259
病例2：患者B ·· 260
　临床前信息 ·· 260
　临床检查 ··· 261
　数字化口腔流程 ··· 262
　临床检查指南 ·· 265
　微笑设计 ··· 268
　风险评估表 ·· 270
　反思 ·· 274
病例3：患者C ·· 276
　临床前信息 ·· 276
　临床检查 ··· 277
　临床检查指南 ·· 280
　微笑设计 ··· 283
　风险评估表 ·· 285
　病例展示 ··· 287
　治疗原则 ··· 287
　反思 ·· 291

附录：诊断观察表 ·· **293**
参考文献 ·· **296**
给读者的话 ··· **299**

第1章

我们为什么要微笑？
Why Do We Smile?

> 一旦开阔眼界，再难故步自封。
>
> ——Albert Einstein

在口腔领域，如今有大量可采用的临床器械及技术，所能解决的问题也不胜枚举。尽管口腔医生乐在其中，但仍应谨记：口腔治疗并非众人所盼。在日常生活中，相较于把钱花在牙齿上，人们有更多有趣的事情可做。那么人们追求的到底是什么？即使众说纷纭，但可以明确的是，既能大快朵颐又能喜笑颜开的健康状态是绝大多数人的共同期盼。很多人会因牙齿缺失而不得不佩戴义齿感到害怕，也有人会因微笑所展露的细节而倍感焦虑。人虽各有千秋，但一个有魅力的微笑却是共同的期盼。

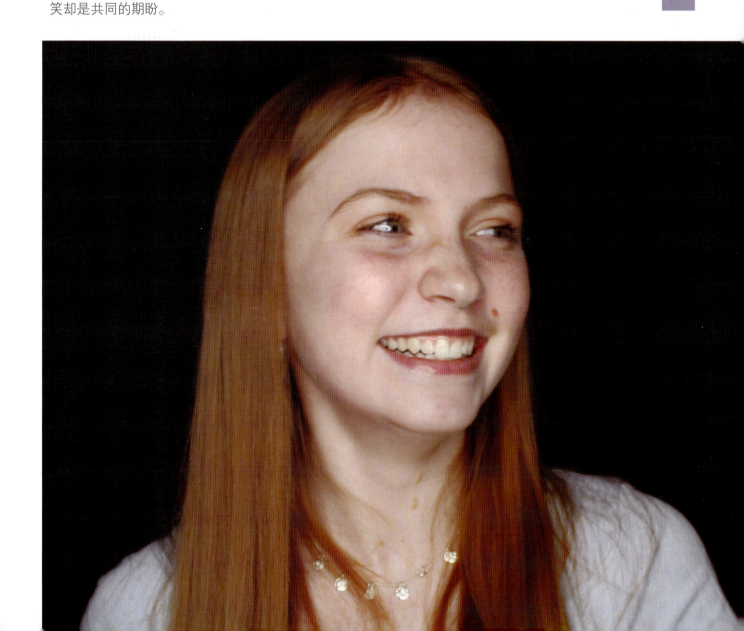

取得口腔修复学及美学硕士学位后，笔者虽然积累了众多如何开展口腔治疗的病例、照片以及临床技术，但仍一直困惑于深藏在口腔美学背后的问题。笔者坚信美存在于自然、存在于真实。现行的理论认为，美是可以用数学来定义的且具有"相同性"的，而笔者却对此持保留意见。笔者开始思索为什么中切牙应该完全相同？为什么对称会令人赏心悦目？笔者能理解作为人类，我们会根据外貌来判断彼此，而笑容就是其中不可或缺的判断依据，但我们想知道的却不限于此。

为此，笔者曾涉猎心理学、艺术、美学，甚至社会人类学，而其中的发现时至今日仍令笔者着迷。并且，随着神经生物学的不断发现以及社会行为研究的深入，生而为人的意义被逐步揭开，而笔者的理念也更加坚定。这听上去似乎与口腔临床相去甚远，但笔者相信这才是让人成为一个更好的沟通者、更好的微笑设计师的核心。

1994年，来自奥地利维也纳的进化人类学教授Karl Grammer参与在《Journal of Comparative Psychology》上发表的一篇题为《Human（Homo sapiens）Facial Attractiveness and Sexual Selection：The Role of Symmetry and Averageness》（Karl Grammer和Thornhill，1994）的文章。Karl Grammer在文中对面容吸引力的生物学基础展开了广泛的研究，阐明了面部对称性对颜值吸引力的影响。

2005年，基于Karl Grammer的研究，Fink和Neave在《International Journal of Cosmetic Science》上发表了另一篇题为《The Biology of Facial Beauty》（Fink和Neave，2005）的文章。他们通过图像合成处理技术，将一位白种人女性的脸逐渐转换成黑种人，再转换为黄种人，最后回到初始状态。Karl Grammer的著作则是向来自世界各地的人们展示了不同种族的面孔。这些学者发现在审美标准方面，尽管人们存在文化差异，但却有着基于生物规律的共通性，即实际上人们对吸引力的评价存在一种跨文化共识。

Fink和Neave提到："人们曾经普遍认为审美标准是千变万化的。然而，近期研究却表明，人们对面容吸引力的评价具有显著的一致性，无关种族、国籍及年龄。众所周知，面容特征会影响人们对吸引力的判断。进化心理学家认为，这些特征均与健康息息相关；以此推论人类已经进化到认为健康人群的身体特征具有吸引力。"

从进化论的角度看，吸引力和对称性与健康紧密相关。对称即"均衡"，实际上是体现健康的一种生物学信号。因此，当人们择偶时，往往为了找到最佳伴侣而倾向于选择具备上述特征的人。这点与我们对笑容魅力的评价非常契合。即当我们将健康笑容和病态笑容进行比较时，会发现一个健康的笑容，即使它并未拥有数学意义上的完美特征，也往往比一个病态笑容更加美丽。另外，当以恢复患者健康为己任时，通常也会收到改善外观的意外之喜。尤其是在颜面部，面容对称是健康的良好标志，而面容不对称者可能曾有过寄生虫感染或罹患疾病，并非择偶佳选。由此可见，选择的背后还深藏着生物学因素，而正是这些因素影响着我们对美、对吸引力的认知。

然而，知易行难，由于人们所认为的健康概念往往不一定与实际的健康状态相契合，因此明确健康的定义是必要前提。例如，人们通常认为牙齿白净是年轻和健康的象征。而当笔者思考人们为何会有如此认知时，竟在一个意想不到的地方找到了一些答案——Harry Beckwitt的著作。Harry Beckwitt常年研究服务文化和营销，在《Unthinking—The Surprising Forces Behind What We Buy》中提到"我们的爱美之心深入骨髓""当我们看到纯洁无瑕的便认为其是健康的，而看起来健康的则常被我们认为是美丽的"。

生物学可以部分解答这个谜题。人们对于健康个体的具体特征有一定的认知标准，且习惯将其他健康特征纳入其中。

艺术界紧随其后。人类关于美学的研究和理论从古希腊甚至更早时期就开始了。发展至今，其奥义广博精深，而笔者仅略知皮毛。事实上，在笔者的学习及成长过程中，艺术并未占据一席之地。笔者的儿子Hamish目前正在学习美术，他对这门学科的兴趣与热情也引领笔者走进这个与笑容设计和口腔美学有着千丝万缕联系的世界。人们可能会发现，由于以前口腔健康状况不佳，因而在早期艺术作品中，笑容并不常见。事实上，由于当时人们的口腔健康状况普遍很糟糕，因此当时人们对吸引力的衡量标准甚至不包括笑容。

Nicholas Jeeves在《The Serious and the Smirk—the Smile in Portraiture》中曾说：**"尽管画家和模特都对为何不愿开口微笑振振有词且理由万千，但这其中最显而易见但却又最容易被忽略的原因则是：维持微笑难乎其难。人们很容易发现，流传至今的正面肖像画中，具有灿烂笑容的画像并不多，而且这些画像没有让人产生愉快的共情。而自相机发明以来，当被要求微笑时，我们则能兴致勃勃地展现出来。如果这个过程太长，我们的笑容转瞬就会变得僵硬，似乎上一秒还是情不自禁，下一秒就变得难以忍受。微笑就像脸红——它是一种即兴的反应，而不是一种凝固的表情。因此，它既不容易保持，也不容易记录。"**

事实上，早期人们（尤其是所谓的"上层阶级"）曾认为，肖像画中的微笑多用于描绘一种酩酊大醉和行为放浪的形象。直至摄影成为主流，转瞬即逝的表情能被成功捕捉，其中便包括自然的、真实的笑容。

然而，在摄影发展的初期，照片主要用于记录某个重要时刻。与Abraham Lincoln同时代的Mark Twain曾在写给《Sacramento Daily Union》期刊的一封信中坚定地表示："照片应该是一种重要文件，没有什么比永远定格一个愚蠢的微笑，并将其流传给子孙后代更令人丢脸的事了。"

Nicholas Jeeves也曾提及："**如今，我们每个人都被记录在成百上千张照片中，其中许多人都笑容可掬。而这些照片汇聚在一起，能准确地代表所有的情绪和模式，因而我们无须再担心仅被一张照片所定义。事实上，不同于Abraham Lincoln，现代的美国总统试图确保能有足够多的照片来展示他们的人生百态，从不安的严肃到热情的喜悦。皇室也是如此，庄严肃穆的时刻应被记录，怡然自乐的时刻也应被记录。在21世纪，这些画面可以是任何人在任何场合所发生的任何事情。**"

漫步在英国伦敦的国家肖像馆，你将发现这种转变的完美例证。在Snowdon勋爵摄于1981年的肖像作品《Diana, Princess of Wales》中，戴安娜王妃打破了英国皇室传统，展露了美丽的微笑。

可能因为微笑是一种动态表情、一个反应过程，而绘画作品只能展示其中的一个阶段，因此当我们看到画作中的微笑时常常会觉得别扭。我们会发现如果没有见证微笑的全程或背景，就很难读懂一个微笑的初期阶段。许多被摄录的浅笑看起来如同假笑，从而让人想进一步了解它们的起源。例如，蒙娜丽莎的微笑可能是有史以来被研究及评论得最多的表情。

抛开艺术史上缺乏微笑设计的复杂原因，笔者仍在求索为什么对称的中切牙会更好看？为什么这是我们在学习微笑设计构成的第一准则？众所周知，完全对称看起来并不自然，如果我们追求自然、美丽的笑容，和谐才是关键，而并不是完全对称。

在艺术界，有一篇关于"Schotter/Gravel Stones"的论文（Georg Nees，2005）。《Schotter/Gravel Stones》是一幅由计算机生成的仿天然石块的作品。请仔细观察第5页第一张图片，在图片的顶部，石块规则排列成行，而随着其向下移动，石块逐渐出现随机的翻转或滚动。

一项跟踪观看者眼球运动的研究显示，人们的目光倾向于停留在该作品中1/3处至杂乱无章处之间的位置，大概是因为这个区域更具运动感和流畅性。

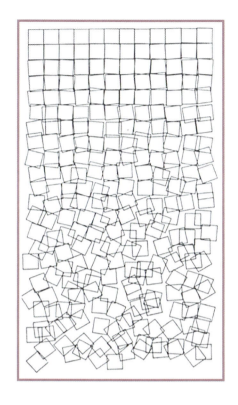

研究人员推断，对于我们的视觉感知来说，完全对称和秩序严密是无趣的、死板的和呆滞的，而一派混乱又令人焦躁不安。因此，人们更倾向于寻找一种模式和意义，既能呈现出总体有序的表象，又能穿插一些看起来有趣的或略显生动的表达。

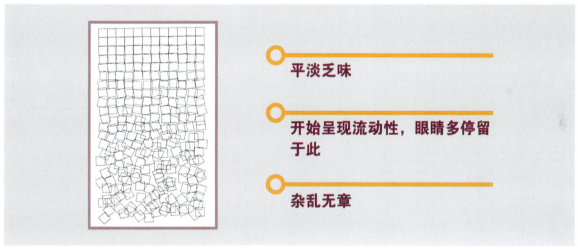

平淡乏味

开始呈现流动性，眼睛多停留于此

杂乱无章

这项研究可使我们得出一定的结论，即对称意味着健康。由于人们有追求健康的生物学倾向，因此对称就成了一个能否愉悦我们审美的影响因素。然而，绝对对称又是无趣的。作为人类，我们会试图寻求一种关联，进而寻求一种既生动有趣又含有一定模式化的审美倾向。过分偏离对称会产生视觉张力，笔者将在本书中把这个理念与微笑设计相关联。对人类的生物大脑来说，笑容中出现太多的杂乱是令人反感的，是一种疾病的信号，并会促使大脑联想出一系列其他负面的假设与判断。

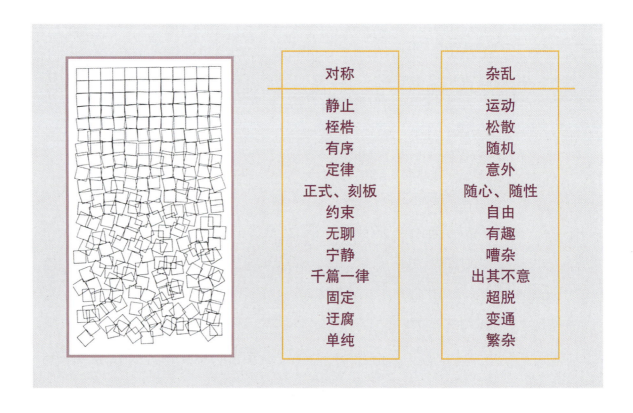

对称	杂乱
静止	运动
桎梏	松散
有序	随机
定律	意外
正式、刻板	随心、随性
约束	自由
无聊	有趣
宁静	嘈杂
千篇一律	出其不意
固定	超脱
迂腐	变通
单纯	繁杂

因此可以说，对称是构建和调节不对称的基调。关于微笑设计，曾有人如此描述：如果中切牙属于"同卵双胞胎"、尖牙属于"亲生兄弟姐妹"，那么侧切牙就像是表兄妹。换句话说，如果将美丽的笑容比作一个舞台，那么笑线的对称、颊廊的宽度和唇部的轮廓便为我们搭建了基础舞台；而侧切牙则像是这个舞台上的舞者，让整个舞台变得生动。

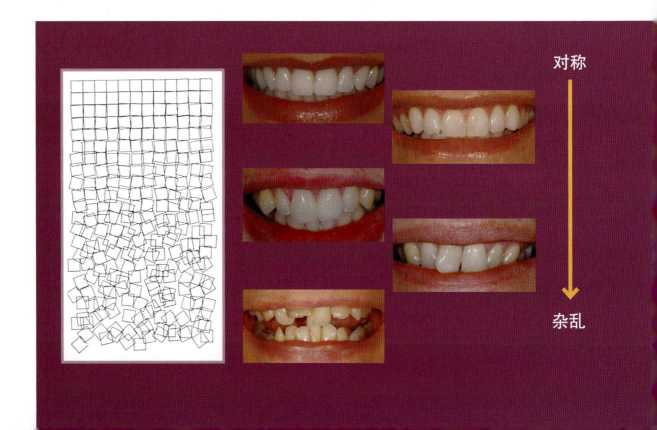

对笔者而言，解开谜题的最后一点，就是退一步思考为什么笑或不笑显得至关重要？ 撇开进化论中寻找配偶和繁衍后代的生物学需求不谈，为什么笑容仍然在社会交往过程中、在他人看待我们时扮演着重要的角色呢？

这就要讲到人类的社会进化。作为社会人，每个人天生就是社会群体的一分子。从进化论的角度来看，人类难以独自存活，为了保障安全、食物、庇护所，以及"Maslow需求层次理论"（Maslow，1948）中所提及的其他基本需求，人类需要以群居形式生存。因为这些基本层次需求（包括食物、饮水、温暖和安全感，以及随之而来的爱与归属感）要求我们形成社会群体，而其中的每一个人则是社会群体的一分子，这便是人的社会属性。

以此类推，就健康而言，当某一个体被认定为不健康时，往往会不受大众欢迎，难以成为其中一员。联想一下你所认识的人里最自信的人，当然此处不是指那种狂妄自大且刚愎自用的人，而是指那种温文尔雅并胸有成竹的人。提到魅力，有些人会独具人格魅力。如果回想自己认识的具有上述特征的人，或者具有上述特征的公众人物时，那么你的脑海中会浮现出哪些有关他们的肢体语言？

笔者认为，美国男演员George Clooney可作为典范之一。他自信、身姿挺拔、眼眸传神、双臂舒展，时常面带笑容。自信且有魅力的人往往喜欢微笑。他们的微笑可能并不完美，但却看起来很健康，而且与整体形象非常相配。这种可能不完美的微笑不会有损形象，反倒会相得益彰，让人放松且具真情实感。

曾几何时，社交媒体上流传过用数码技术去掉名人牙齿的合成照片，例如，将美国男演员Leonardo di Caprio或美国女演员Halle Berry编辑成无牙颌患者。虽然这些照片原本只想展示牙齿是使一个人具有吸引力的必要条件，但实际上失去牙齿的危害并不仅限于此。**在现实生活中，当一个人意识到自己的微笑不再被积极看待时，就会出于自我保护而采取一种防御机制——自发地不再开怀大笑**，甚至不愿咧嘴笑，更有甚者还会下意识地用手挡住自己的笑容。

回顾一下面部表情肌的知识点，微笑主要是由第七对脑神经或面部神经支配颧大肌而触发的。这束肌肉从颧弓延伸到嘴角，可引发微笑。然而，19世纪中期一位法国神经学家却发现，除此之外，微笑还有另一种形式，即当眼睛周围的眼轮匝肌也参与其中时所产生的"杜乡式微笑"（Duchenne Smile）。杜乡式微笑是一种动态微笑，被认为是一种情感的真实表达。而当没有眼轮匝肌参与时，微笑往往会使人觉得不真诚，甚至觉得是假笑。

而当一个人对自己的微笑不自信时，往往就会训练自己的颧大肌仅部分参与微笑的调控，从而尽量减小唇动度以实现笑不露齿。一般情况下，如果口轮匝肌不参与微笑调控，这会使旁人觉得这个微笑不够真诚，进而影响其主观评价。例如，这个人笑得不开心，他们不喜欢我，抑或是他们的笑容并不是发自内心的。

从神经生物学上来说，人类天生就是叙述者。就像我们的视觉喜欢寻求模式化和秩序感一样，我们的潜意识也在寻找肢体语言所透露的模式及信号。很多人会非常在意别人对自己健康状况及社会地位的评价，并因此感到害羞和敏感。这类人会下意识地维持自己的笑容，但这种有意维持的笑容往往不是全面舒展的、真诚的杜乡式微笑，更容易误导人做出错误的判断。因为，人有一种妄下结论的且会据此编造情节的倾向。

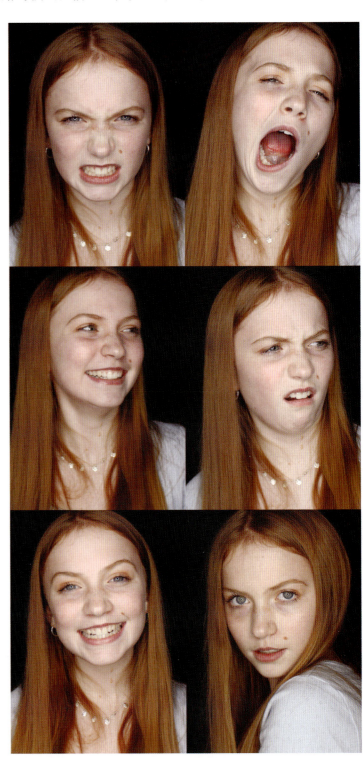

英国谢菲尔德大学、伦敦大学国王学院盖伊校区及圣托马斯校区曾联合开展过一项研究（Newton和Prabhu等，2003）。在这项研究中，研究人员数字化处理了一些肖像照，仅对笑容做了调整；再让受试者根据这些修改后的肖像照对画面人物的幸福感、可信度、受欢迎程度、犯罪倾向等进行评价。不出所料，照片中牙齿好的人能获得更高的好感度，且被认为收入更高、朋友更多；而那些牙齿不好的则被认为更可能债务缠身、信用不佳或更可悲等。从人们偏好健康的角度来讲，虽然这些评价具有一定的逻辑性，但人们擅长叙述的头脑在进行上述即时判断时所产生的联想之丰富，却令人十分震惊。

而在这些编辑后的照片中，人物依旧保持杜乡式微笑，只是露出的牙齿令人不悦而已。当我们的笑容不能取悦于人时，似乎就会下意识地启动自我保护模式，以防给人留下上述不良印象——

隐藏或改变自己的微笑。但是，不真诚的微笑又会引发另一组判断、假想和猜测。

微笑是快乐的表现。作为人类，快乐与安全感、归属感和目标感息息相关。

这就是为什么我们的职业如此重要。虽然健康至上，但除此之外，让患者自由地、不受约束地微笑，随心所欲地表达，并获得旁人的接受和认可，也至关重要。

笔者将在后面的章节中讨论更多关于动态微笑与静态微笑的区别。需要强调的是，微笑是一种表达方式，而非照相机拍摄到的一个静态位置。表达是一种"社交工具"，无论是在口头上还是在书面上，对于人类的交流联系和群体融入都至关重要。表达受到制约会使人们缺乏自信，继而产生其他心理问题。

扩展阅读

- David Brooks, The Social Animal, Short Books Ltd., 2012.
- Harry Beckwith, Unthinking, Orion Business Books, 1999.
- Robert Sapolsky, Behave—The Biology of Humans at Our Best and Worst, Vintage, 2018.

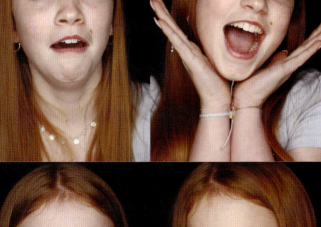
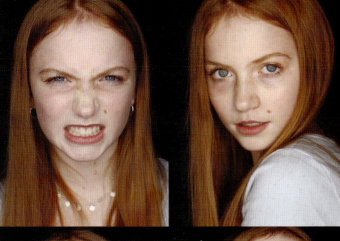
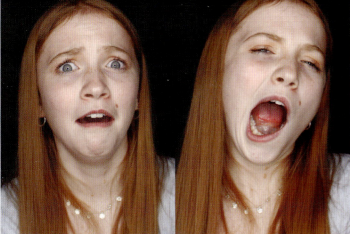

第2章

笑容背后的人是谁？
Who Is the Person Behind the Smile?

倾听是智慧的开始。

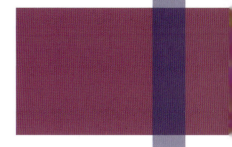

——Socrates

首先，倾听

口腔临床始于倾听，从听到的话语中去感受其背后的含义。医生及其团队应建立一种好奇心，一种探究患者的好奇心。感激患者能向你寻求帮助，但同时也要注意分寸——人们往往会误以为高品质的客户服务便是满足所有人的一切需求。

应该回归到问题本身，层层剖析，找出它们的原始驱动力和关键诱因是什么。正如Dale Carnegie在《如何赢得朋友和影响他人》（《How to Win Friends and Influence People》）一书所说，"要真切地感兴趣。"

笑容背后的人是谁？

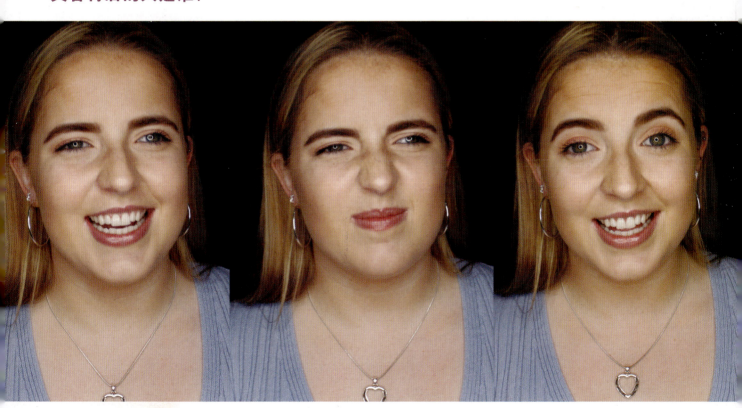

你可能会问：为何需要知晓这个问题？我是一名口腔医生，既不是人生导师，也不是心理医生。虽然前面已探究了笑容为何如此重要，但当处理单牙急症时，可能正如你所言——无论对患者了解多少，都不会对治疗方案产生特别的影响，患者还会感激医生能够治愈疼痛。事实上，当人们感觉到疼痛时，应先集中精力缓解疼痛。因为作为人类，当承受剧烈疼痛时，除了短暂的、生死攸关的决定外，我们是不能进行任何其他有意义的对话或决定的。但是，如果你的目标是提供全面的口腔服务以应对任何层次的需求，那么便需要笑容背后的人能够知晓你，并选择你作为他们的口腔医生，信任你并愿意向你支付费用。当然，最好他们还能向所有的朋友推荐你！

通过对一些关键技能的练习和提升，能帮助我们建立与患者之间的积极联系，包括寻求最初的理解，建立信任感和同理心，而这三者是相互交织的。在新患者就诊之前，医患之间就已经产生了一系列的关联，从而促使患者对我们产生足够的信任，做出相关决定并预约就诊。

建立信任感。我们还可以使用其他特定工具来快速建立信任，而这其中最重要的一项就是学会倾听。人们总是奢求自己能被重视、被倾听，且自身重要性能被认可。此外，如果患者没有感受到我们的关爱，那我们所建立的信任感则会快速消退。

同理心。同理心对于建立信任感而言非常重要。在笔者开业初期，母亲是第一位免费接待员。她通常要开车一个多小时才能到达诊所，打扫完门阶后，接下来开始电话预约。她穿梭于患者与笔者之间，向笔者描述患者的情况，仿佛她自己也正在遭受牙痛一样捂着半边脸，然后用戏剧性的语气描述每一位急诊患者的主诉。那时笔者的执业生涯刚刚起步，有很多这样的患者，非常高兴能够接待并治疗他们。但笔者不得不向母亲解释，医生及其团队不应像患者一样情绪化，否则就容易变得疲惫不堪！母亲极富同情心，却不是同理心，会给已经异常忙碌的工作造成负面影响。

可以上网搜索Brené Brown教授的视频，这是笔者认为将同理心与同情心的区别解释得最好的版本。Brené Brown是休斯敦大学（美国）的教授，致力于研究羞耻感与脆弱性。她有很多著作，包括经典的《Dare to Lead》和《归属感》（《Braving the Wilderness》）。此外，她还做过一个很精彩的TED演讲及Netflix节目。

从本质上来讲，同理心更为复杂，是高于同情心的一个层次。它是一种彻底的理解和真实的映照，进而能分享他人的表达、需求和动机的能力。因此，在对患者产生同理心之前，需要知道他们是谁，要怀揣真实的好奇心并切实地对他们感兴趣，应多提问并以开放的心态倾听。Ian Kerr博士是笔者的同行兼好友，来自英国肯特郡，也是一名才华横溢的作家，他曾这样说道：

> "我们是口腔专家,但我们的患者是他们自己的专家——请尊重这一点。如果患者做出了我们认为糟糕的治疗选择时,并不意味着他们做错了,他们只是与我们考虑的有所不同而已。我们对于他们的口内状况可能较为清楚,但对他们生活中发生了什么却知之甚少。作为口腔医生,我们的主要职责是为患者实现其自身口腔健康提供机会,并向其解释在这个过程中他们应发挥的作用,除此之外,他们可自行选择。"

我们希望患者能做出明智的选择,希望他们能清楚认识自身的现状,真正了解继续治疗或放弃治疗可能带来的风险及收益;即使当下时机不对,我们仍然希望维持医患关系。另外,我们也希望能够尽早发现哪些患者期望值过高、哪些患者不适合接受我们的治疗。

作为口腔医生,学会如何倾听是应该培养的关键技能之一。我们中的大部分人都认为自己是位很好的倾听者,然而事实却是我们把主要的时间都花在了交谈上,抓住机会说出想说的话,而不是真正地去倾听别人。如果我们能花更多的时间去倾听患者、了解他们的生活状态,那么就能为其制订更合适的治疗计划。这虽然是一个浅显的道理,但如果身处于一个忙碌的口腔诊所,且在操劳了一整天的情形下,是否还能依然注重倾听呢? 毫无疑问,我们应先认真了解患者前来就诊的主观诉求以及他们的价值取向,而不是力求尽快提供解决方案。

让我们回顾一下人类准则。Stephen Covey博士曾出版过一本经典著作——《高效能人士的七个习惯》(《The 7 Habits of Highly Effective People》)。据称,这些习惯是从长期的调查研究中提炼出来的,是高效能人士(注意,并非成功人士)应该具备的习惯。

笔者第一次听到这本书的有声读物版是在1995年,即诊所开业的第一年。那一年,笔者正努力应对作为一位年轻管理者所面临的所有挑战,并尽全力把自己打造成一位值得信赖的口腔医生。然而,笔者却经常感到不安、焦虑和自我怀疑,尤其是在面对人力资源问题、《英国劳工法》,以及与银行经理洽谈的时候。Stephen Covey博士在这本书中分享了一些永不过时的原则,笔者在后来的职业生涯中一直致力于如何能将这些原则更有效地应用于口腔临床,以及人际关系和雇佣关系中。

本书中所论及的"**习惯**",并非指那些需要遵守或打破的规则,而是特指高效能人士的习惯。它们是能够不断重复且贯穿始终的行为,是一种存在之道,而不是一种达到目的的手段。

这些习惯也同样适用于治疗计划的制订,尤其是习惯2——以终为始,不正说明了治疗方案

习惯：

1. 积极主动。
2. 以终为始。
3. 要事第一。
4. 知彼解己。
5. 双赢思维。
6. 统合综效。
7. 不断更新。

设计的重要性吗？而习惯4——知彼解己，也会使我们受益匪浅。特别是当开始对单牙进行诊断和治疗时，时常会忘记观察患者或询问其诉求，抑或是没花时间去了解患者的现病史、既往史等。

习惯1——积极主动，意味着要主动决策、积极行动，而不是被动应对事件。在口腔诊所，意味着当见到患者的第一面时，就必须决定好应该提问哪些问题；而如果是口腔诊所管理者，还应安排好患者的就诊流程。其实，预防医学和整个口腔医学都遵循"积极主动"的原则。例如，当我们为改善口腔卫生而采取措施的时候，便是在积极预防牙周炎；当我们想更多地了解临床护理的某个方面时，就会积极地扩展知识，以便指导和帮助患者。常言道：不知为不知。而我却喜欢将这句话与尽自己最大努力的理念相结合，正如作家及诗人Maya Angelou所说："当我们知道得更多，我们就会做得更好。"

笔者一直致力于为患者提供现代口腔所能提供的最佳口腔护理服务，并以此鞭策自己不断学习。对于那些因出于对笔者的足够信任而前来预约咨询的患者，笔者有一种责任感，要确保自己及时了解最新动态、熟悉所有的治疗方案。笔者坚持认为，即使自己所能开展的治疗服务范围有限，但仍然应该知道所有能解决患者特定问题的疗法。尤其对于普通口腔医生而言，这种观念上的改变，虽然能令人欢欣鼓舞，但同时也充满了挑战。我们根本不知道患者会有哪些问题的组合，因此如果我们想养成积极主动的习惯，就一定要建立起一套能让我们认真倾听、仔细观察、有效沟通的体系。

习惯4——知彼解己，这是关键，只有知彼解己，才能让人理解你。当笔者与年轻医生共事时，发现他们常常迫切地想要与患者交谈，急于交代最终方案，而不愿让患者参与到治疗计划的选择和制订中来。这可能是由教育体系导致的——因为在口腔医学院，口腔医生的培养过程是一个向本领域其他专家展示答案的过程。通常老师会提供一系列的临床数据，再要求学生据此制订一个治疗计划。即使是在开放性学习的过程中，我们也经常采用这种模式进行病例讨论：这些是所有的临床信息，这个是治疗计划列表，以下是应采取的临床操作步骤。

该过程缺失了一个很重要的环节：我们如何向患者解释治疗选择，患者又是如何或为何同意开展治疗的？

这恰恰是成功医生的秘诀：如何获取信任，如何通过有效沟通来让患者配合治疗。

Bill Robbins博士曾在美国美容牙科学会（AACD）的一次汇报中，对此做了最好的描述。笔者与Bill Robbins博士结识于美国西雅图读书会（Seattle Study Club），他来自美国得克萨斯州圣安东尼奥市，也是一位口腔医生，曾与同事Jeffrey Rouse博士一起出版了《全局诊断》（《Global Diagnosis》）一书。在笔者探求如何将面部诊断引入到微笑分析的过程中，这本书给了我很多积极的影响，因此在本书中，笔者将多次提及此书。

Bill Robbins博士曾在2016年加拿大多伦多市的AACD会议上表示，诊断数量与日俱增是口腔医生面临的挑战之一。医学日益专科化，逐渐专注于依据某一特定症状或一组综合征来得出单一的诊断。而在口腔领域，有单牙或分区诊断，有生物诊断、生物机械诊断、功能诊断和美学诊断，还有全局诊断。如此繁多的诊断，其中一些需要进行治疗，一些可能会影响治疗方案，还有一些则需要接纳、适应。

而所有这些都需要以一种能够让患者理解的方式来向他们阐释。Stephen Covey博士还曾说，我们需要找到"简单、明了而非复杂、难懂"的方式来向患者解释都有哪些治疗方案可供选择。**一位困惑的消费者不会进行任何消费**。就像复杂的全口修复病例，因其诊断难以明确且治疗选择多样，常导致患者因难以理解而忽视医生所提供的方案。因此，就算医生提供了最佳的长期解决方案，但如果不能以一种直截了当的方式与患者进行沟通，则还是会流失患者、错失良机。

每位来口腔诊所就诊的患者，都有他们自己独特的价值观和既往口腔疾病诊疗史，因此形成了患者独一无二的口腔现状。

我们通过程序性地询问患者一系列问题，来获知他们的一般情况、口腔专科病史和全身系统病史。虽然直接提问能够获得一定的信息，但培养一颗乐于探究患者价值观及个性特征的好奇心，才是能够成功解析患者的关键。

价值观。人人皆有价值观。Brené Brown在她的《Dare to Lead》一书中分享了一个用于明确价值观的测试。这个测试对于团队建设来说非常有用。为工作建立核心价值观，帮助在困难时期找到自己的定位。如果你知道自己的信念是什么，那么就可以在觉得自己偏离初心时或难以决断时，以此来进行自我检验。就患者而言，我们期望吸引到那些值得开展口腔治疗的患者。

笔者在开业初期，便确信自己想要提供给患者一个如酒店般舒适的就诊环境，而不是一般口腔诊所的环境；期待患者在就诊时能因此消除紧张情绪，甚至能忘却其正置身于口腔诊所内。曾经有一位患者建议，笔者没必要把钱投资在布置一个漂亮的休息区上，而且如果可以在移动舱里进行口腔护理操作、提供流动式服务，则将大大降低成本。当时，笔者便意识到自己与该患者之间价值观的差异。虽然，也有口腔医生愿意在临时诊所提供最实惠的治疗服务，但笔者并非此类人群。笔者坚定不移地坚持自己的价值观，并向该患者解释，如果想要的是价格最低的服务，那么这里可能不是最合适的，因为笔者的价值观要求把服务质量和患者舒适度置于降低成本之前。然而，20年后她仍旧是笔者的患者。有时候，人们只是单纯想抱怨一下。

Cherrybank口腔水疗中心的价值观：

- 拥抱并推动改变。
- 尽我最大努力。
- 一个快乐的团队。

你的价值观可能与笔者不同，团队成员的价值观也可能不尽相同。但重要的是，要明确并能讲明你在工作中的价值观，而且要与团队其他成员公开讨论这些价值观。定期确立团队的价值观，使每位成员都能有一种团队主人翁的感受，并促使其对自己负责。而那些价值观不契合的成员，则很快就会感到不适而另投他处。

从患者角度来讲，需要揭示的核心价值观是健康在他们的价值体系中所占的权重有多高。维护牙齿健康对他们而言是至关重要的，还是更倾向于外观考量？有些人会觉得外观比牙齿健康更重要，有些人十分害怕掉牙，而有些人却恐惧于为了牙齿健康而需要预约的就诊次数。有些人治疗开始前就要求确保获得良好的预后，而有些人却在明知预后不确定的情况下也要尽可能地保留患牙。我们的职责是明确对患者而言什么才是重要的，从而给他们提供选择，一一分析每项选择可能带来的风险及收益，但最终应尊重患者在知悉详情的前提下所做出的决定。

扩展阅读

- Dale Carnegie, How to Win Friends and Influence People, Vermillion, 2006.
- Brené Brown, Dare to Lead, Vermillion, 2018.
- Stephen Covey, The 7 Habits of Highly Effective People, Simon and Schuster, 2020.

第3章

就诊体验
The Dental Experience

> 在他人已觉得英明时多一份思考，在他人觉得安全时多一些冒险，在他人觉得务实时多一些梦想，在他人觉得可能时多一丝期待，这便能成就卓越。
>
> ——佚名

患者的就诊体验或"旅程"是能够被一个系统或流程所引导的。终极理想就诊体验应被设计得像一张挂毯，而诊疗系统就像是挂毯的背景纹样，每位患者独一无二的就诊路线就像是编织其中的每一根线。

其目的就是实现一种能让患者自觉被关注、被倾听且量身定制的就诊体验。此外，为了执行微笑分析策略，还需重视环境。如果能够营造一个让患者备受关爱的就诊环境，那么当我们向患者解释他们的口腔现状与相应的治疗选项时，便能获得事半功倍的效果，并且还能体现出诊所的服务风格。而这个就诊环境会成为患者就诊经历的一部分，与他们对我们的第一印象密切相关。

脆弱性和信任感

实际上，口腔治疗本身是一种对私人空间的侵犯。因为即便是最常规的检查，一旦患者躺在牙椅上，就已经置身于一个相对的弱势处境。而当一个人因为过去的负面经历或陌生的就诊环境而感到紧张时，这种脆弱感就会进一步加剧。人们往往喜欢确定性，因此应设身处地为患者着想，竭尽全力地消除不确定性，使其有宾至如归的感受，从而最终推动信任感的快速建立。

如果将信任感比作一个银行账户，最值得我们信任的人通常早早地便开始储蓄。

在我们的旧患者及曾接受过我们良好就诊服务的患者那里，都会有一个余额充足的账户。而且就算出了意外，例如让他们等待过长时间，或者技工室的工件没有按时送到，他们通常都能理解，因为我们已经建立了足够的信任。但面对新患者，尤其是我们需要从账户中"取款"时，例如不得不改约等，都会使其产生不好的体验。而一旦他们觉得我们的组织无序时，甚至会开始质疑是否应该选择我们的团队来为其进行口腔护理。

建立信任感：

- 患者感言——没有什么能比现有患者的好评更能让人建立信任感。可以将患者感言通过视频形式发布在社交媒体上，或者以书面形式进行展示。
- 展示类似病例治疗前后的对比照片。
- 培养团队成员的沟通技巧，学会通过说"你来对了地方"等语句来提升患者对口腔医生的认可。
- 公开收费明细并反复强调，使患者在接受任何治疗之前都能确切知道相应的费用。
- 反复向患者表明病情已得到控制。
- 积极倾听——倾听患者，并复述你的理解及感受，无须添加同意、反对或评判，只需简单地阐明你所听到的内容以及对其的理解。上述技巧功效强大，能有效地使患者认为你倾听了他们的心声。例如，"这听起来像是因为你觉得在之前的治疗中，医生并没有向你进行准确的解释，从而让你感到非常失望和愤怒。我的理解对吗？"
- 少承诺、多兑现。

Stephen Covey在《信任的速度》（《The Speed of Trust》）一书中，分享了可以快速建立信任的策略。如果你刚开启一项新业务，或者刚应聘一份新工作，这些对你而言尤为重要。许多口腔医生发现，自己正从即将退休的同事手中接手患者，那么花时间与这些患者建立起有效的信任感将是成功的关键。

患者所感即所识

在笔者职业生涯的早期就已经明白患者会认为其所感知到的就是现实。如果患者如约前来，结果第一眼看到的是一个杂乱无章的就诊环境，那么他们就会把这个感知延续至临床，会认为临床操作也将如此混乱。所以，第一印象非常重要，尤其对新患者而言。这也是为什么我们要密切关注并认真思考诊室环境留给他人的第一印象，以及新患者到来之后能否感到备受重视。

将患者的就诊体验比作一次患者与团队的共同之旅，将帮助我们对每一个阶段进行分解、对每一次互动展开思考。那么首先，我们要分析和命名这些阶段；其次，逐一确定在每个阶段谁做什么以及各阶段之间应如何衔接。患者就诊流程便如同对一个挂毯的欣赏流程，会有"开端""过程""结局"等不同阶段，最好还能设置成"循环播放"，即让他们成为诊所永远的患者！随着流程的推进，还需要编织一整套环环相扣的技能体系。当患者来诊所就诊时，可能有无数种不同的诊疗进程；如前所述，诊所的价值观将决定对我们而言什么是重要的，以及哪些种类的业务是我们计划开展的。

如果同笔者一样，执着于改善笑容所带来的变化，对全口治疗计划的制订持开放性态度和综合性考虑，那么提供给患者的治疗计划可能会要求他们花大量的时间与费用。然而，设施能否给患者留下足够好的第一印象，以促使他们做出这一选择？

患者所感即所识。当患者走进医生的办公室，迎面而来的却是嘈杂、混乱和年久失修的环境，那么他们会不会担心口腔治疗操作也会如此？这里有一个非常有用的测试：请以团队成员的身份走出诊室，然后再回到诊室并坐到牙椅上，换一种新的眼光来观察这个熟悉的环境，记下你所关注的每一件事。当然，你也可以让家人或朋友进行上述操作。

对你试图打造的就诊环境认真布局。切记患者很难客观地评价口腔操作，但工作和接诊环境却直接影响他们的第一印象。例如，备用耗材早已运到，但拆封后却仅收纳了一半。主诊医生整天忙得晕头转向，一直想把有裂纹的墙粉刷一遍但却数月都不曾动工——所有这些场景都会给人一种嘈杂、混乱的印象，从而对寻求"微笑设计"的患者的就医选择产生影响。

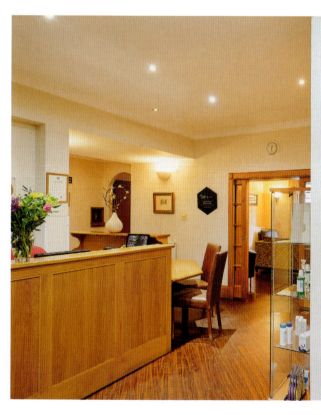
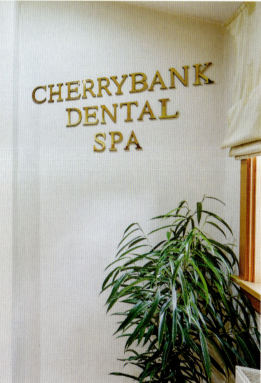

如果你正在规划患者的就诊流程，那么Paddi Lund的《Building the Happiness-Centred Business》将会是一本对你非常有参考意义的书。Paddi Lund是一名澳大利亚口腔医生，他曾认为工作令他痛苦，令他精神崩溃，甚至在诊室里摔器械以发泄情绪。当他意识到不能再任其发展之后，彻底改变了自己的工作方式。他摘下诊所的招牌，决定只接待他喜欢的且能彼此尊重的患者。他只受邀开展业务，并且随之不断壮大。这本书因阐述了一种不同以往的工作状态而成为商界畅销书。Paddi Lund还创造了"关键的非必需品"这个词，并以此命名所有能提升患者感受的小事。单独来看，这些事虽然细微且看起来并不重要，但如果赋予它们良好的层次感和序贯性，会使得一个"常规"或"普通"的口腔就诊成为一次非凡的体验。任何时候，你都可以做一些意想不到的事来使患者惊叹，同时你也向他们讲述了一个有关诊所的好故事，从而实现口碑营销。

嗅觉是与记忆联系最紧密的感官。对心怀恐惧的患者而言，如果他们在童年曾有过不愉快的就诊经历，那么临床气味可能会让他们回想起童年的情绪状态。 而你的设备闻起来怎么样呢？《Building the Happiness-Centred Business》一书的作者Paddi Lund则将这一问题的解决之道提升到一个新的境界：他在店内烘焙无糖松饼，并为来访的"客人"提供茶道服务（他不使用"患者"这个词）。在Cherrybank口腔水疗中心，我们通过利用面包机烤面包，从而使口腔业务被一种舒适的气味所萦绕！

就诊流程应遵循一定的程序，而终极的理想就诊体验应被设计得像一张挂毯——程序就像是挂毯的背景纹样，每位患者独一无二的就诊路线就像是编织其中的每一根线。

就诊流程时间轴

时间轴是一种对事件流程的图文表达形式，即根据时间顺序，将事件从左到右依次排列，从而串联形成相对完整的流程。通过创建时间轴，能够清晰地呈现必然事件的顺序，从而确保整个进程能从一个指定的起点推进至一个指定的终点。时间轴可以用于"头脑风暴"，特别是在可能出现瓶颈或风险的时候。它还可以帮助团队成员了解任务的紧迫性，因为通过时间轴，成员能够直观地看到，如果他们的任务不能及时完成，将会影响后续任务的实施。它还有助于在整个团队内部共享任务步骤。例如有时候，某些团队成员可能完全不清楚其所负责的工作对患者档案的构建起到什么作用。

时间轴可以帮助他们理解，从而确保能够及时完成任务。当开展口腔团队合作时，时间轴能起到很好的作用。它可以将患者的就诊过程分解为多个小步骤，从而有利于发掘每处细节，有助于分析团队成员在这个过程中所扮演的不同角色。每项业务都会构成一个独特的就诊流程，反映了负责人及其团队成员的价值观与风格。然而，业务上的变革往往很难贯彻执行，因此需要与整个团队一起思考就诊流程，听取每位成员的改进建议。

在Cherrybank口腔水疗中心，我们对在口腔诊疗过程中特定场合发生的所有步骤展开"头脑风暴"，并用时间轴来整理讨论结果。随后对所有步骤进行一一分解，明确每个步骤所需要的团队成员，从而为每个步骤组建任务小组。对于洁牙患者、复诊患者和处于就诊流程中的患者，分别有不同的时间轴，同时还将"候诊区菜单（舒适菜单）"纳入其中。"候诊区菜单"罗列了除要求最短预约时间外的一系列可选择的舒适用品，例如毯子或降噪耳机等，患者可以任意选择。

时间轴上的第一行各项可以进一步分解为任务。

例如，在每天开诊前进行一次10~15分钟的晨会，用于确定当天预约患者中的所有新患者，分享预约日记上由前台团队收集到的患者初始信息。并借此明确患者的主诉是微笑设计还是其他。这一过程被称为"接力棒传递"，就像接力赛一样——确保信息能传递给参与该患者诊疗的所有人员，这样患者就总是能感受到自己被认识、被倾听。但这仅在对信息传递制度及内容思考透彻时，才能发挥作用。

下列图表列举了患者就诊流程时间轴。以临床问诊开始，以患者同意治疗结束。

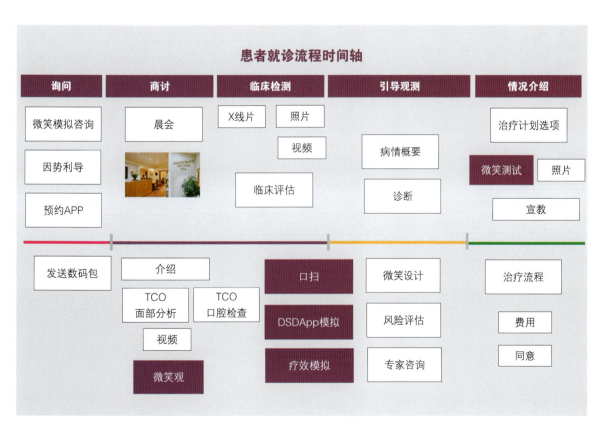

上图中,紫色方框代表可以培养与激发患者情感的触点,笔者将在后面的章节中对其进行更详细的描述。简言之,它们是患者就诊流程中的重要部分,利用产品或技术使疗效可视化——让患者能够直观地看到他们的潜力以及未来更好的自己。

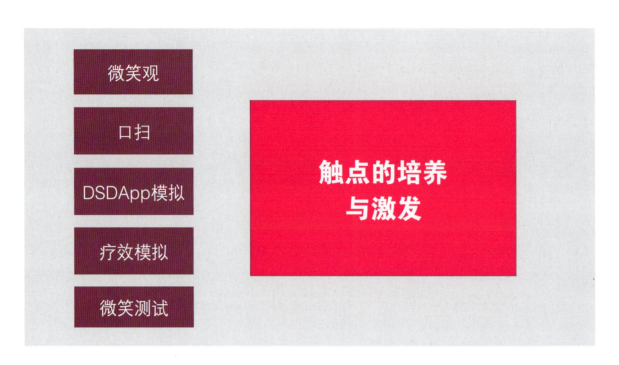

Keynote或PowerPoint有内置的时间轴模板可供下载,当然也可以在白板或练习册上自行绘制。

变革与学习的阶段

每当我们要对就诊流程进行一些改进时,笔者都会提醒团队:"混乱先于变革。"

了解认知的不同阶段将使我们受益匪浅——每当学习一项新技能的时候,都要经历这个过程:

1. **无意识无能力**:我们不知道自己在哪方面没有能力。
2. **有意识无能力**:我们知道自己在哪方面没有能力。
3. **有意识有能力**:我们有能力做到,但必须考虑好每个步骤。
4. **无意识有能力**:我们有能力做到,且不假思索。

阶段1出现在任何学习之前——不确定所学内容的意义。

在实施任何变革之前，通常都会有一段茫然期。此时虽然已经意识到应该做些改变，但却对改变后的模式不够熟悉。一开始会觉得无能为力，然后随着不断实践会逐渐获得改善，但这还不是认知的阶段2。

阶段2是最艰难的，对于团队新成员来说，这一点值得牢记。开始一份"脱胎换骨"的新工作，任何人都会感到自己不称职，即便有多年的工作经验。团队新成员需要获得一定的支持才能度过这个阶段。

最近，当笔者把全局诊断筛查引入新患者检查流程时，就感受到了阶段2的困难之处。几年前，笔者购买了Bill Robbins博士和Jeffrey Rouse博士的著作，从头到尾读了好几遍，还参加了一个实时在线培训课程来巩固学习成果。在课堂上，Jeffrey Rouse博士建议大家应测量所有患者的面中份和面下份，而笔者也承诺要努力遵循。此外，还要进一步测量唇的长度与灵活性等。然而，当真正开始上述操作时，助理不清楚要做什么，以至于笔者不得不反复重复自己的工作。另外，刚开始用大卡尺测量患者面部时，会显得非常尴尬，尤其对于因左上区域疼痛而前来就诊的患者。但笔者曾自我承诺过，要坚持从面部透视的角度对每位患者进行全局分析。时至今日才反应过来，笔者当时正在经历认知的阶段2。

而如今，当笔者看到正面照时，脑海里就会"自动"对其面中份和面下份进行计算。为了实现变革，我们必须认真且重复执行相应的行为，即使这样会减慢诊疗速度和增加混乱感。一开始，团队可能会屡屡犯错、常常疏漏，但却能最终养成一个良好的新习惯，习得一种看待和分析问题的新方法，从而使诊断能力提升到了一个新的水平。

价值观和领导力

> 就像对待你的重要客户那样对待你的员工。
>
> ——Stephen Covey

团队文化始于领导能力和态度。如果领导经验不足，那么还可以通过以身作则来影响身边的团队成员。我们时常忙于临床工作，因而更需要获得团队协助。团队成员负责咨询及解答疑问，确认患者的选择，建立我们与患者之间融洽的关系。花时间来建立一个拥有共同价值观的专业团队，你会得到相应的回报；如果忽视团队内部的问题，那么我们所有的努力都可能付诸东流。

人力资源问题非常具有挑战性，可以考虑从外部邀请人员或通过管理资源实践来协助自己。

笔者的建议是，要直面这些挑战，不要回避。只有当身边汇聚了较多有才华、有热情的人，才能将团队合作及业务能力提升到一个更高的水平，仅凭个人是难以实现的。

在笔者的职业生涯中，有几名团队成员与笔者共事了20余年，笔者完全信任他们，并享受他们的陪伴和建议；还有一些团队成员在共事了很长时间后离开了（有些是他们自身的原因，有些是笔者的原因），这是生活的常事，也是作为管理者所面临的常事。善良但要坚定，切忌感情用事，时刻将职责、患者服务意识及整个团队的需求放在首位。技能是可以教授的，而态度决定一切。对待学习要有热情、对待患者要真诚关怀，并坚信口腔医学能为人类实现美好。

Jim Collins有多部著作被列入《纽约时报》畅销榜单，其中便包括《从优秀到卓越》（《Good to Great》）。在该书中，Jim Collins研究了普通企业与成功企业之间的差异，并认为团队中不仅要有合适的人，而且要让这些合适的人发挥各自的优势、扮演合适的角色，这一点非常重要。他将企业比作一辆公共汽车：在你计划前往终点的旅程前，需要让合适的人上车并坐在合适的座位上。

习惯

要实现变革，首先要明确哪些习惯会导致结果偏离初衷。

在兰登书屋于2018年出版的《原子习惯》（《Atomic Habits》）一书中，James Clear教导我们：

1. 从一个非常小的**习惯**开始，让其简单得令你无法拒绝。
2. 运用非常小的方法来增加你的**习惯**。
3. 在**培养习惯**的过程中，可以将**习惯**拆分成几块。
4. 当你滑倒后，尽快回到正轨。
5. 要有耐心。

以笔者实践全局诊断为例，自订购电子卡尺后，笔者便测量了每位患者的面部高度，随后还增加了对上唇长度、息止颌位和微笑时牙齿显露量的测量。后来笔者还进一步用其测量前牙长度、龈缘到水平线的距离，以及颌骨中线与牙齿中线的位置。时至今日，这个序列测量已经成为每次检查的第一步，之后才开始颞下颌关节（TMJ）和肌肉的触诊。

此外，还进一步增加了气道评估。非常鼓励你用本书中概述的策略来进行类似操作。学习就像是搭积木，从现在的位置开始，一点一点地往上搭建新的习惯。根据现在所处的位置，明确要改变哪些小习惯或优化哪些措施，再据此逐步构筑，直至成功。

多年来，笔者及团队一直致力于将客户服务放在工作准则的首要位置。20世纪90年代，美国美容牙科学会的口腔医生给了我们很大的启发，他们兴起了"水疗"牙科概念，而这在当时的英国是闻所未闻的。Cherrybank口腔水疗中心是英国第一家如此自称的口腔诊所。现在看来，这个名字似乎有点过时了。虽然与时俱进很重要，但我相信这种精神依旧宝贵。对大多数人来说，口腔就诊会产生一定程度的焦虑，而"口腔水疗中心"的理念，则是致力于让患者的口腔就诊体验尽可能舒适得像置身于水疗中心一样。如果我们能巧妙地利用气味和氛围，让前来就诊的患者感受到如同置身于酒店或水疗中心一般，就可成功地帮助患者减轻焦虑。

笔者团队还开发了一份"舒适菜单"，患者可以在治疗过程中选择他们想要的舒适用品。几年前，甚至因为力图通过烤面包来掩盖临床气味而被当地电视台的新闻频道报道！

舒适菜单

暖暖我——润唇膏、舒适的毛毯、手套、拖鞋、敷脸热毛巾。

宠宠我——润唇膏、胶原蛋白眼膜、软蜡手护、按摩椅、怡人香水、敷脸热毛巾。

匆匆过——润唇膏，治疗，敷脸热毛巾——完成！

慢慢来——润唇膏、自选的音乐、按摩椅、敷脸热毛巾。

随意搭——以上任意项自由组合。在合理范围内，只要你说得出，你的愿望就是我们的行动指令！

喝咖啡吗？你想要喝点什么？请告诉我们，我们会为你准备，并让你全程享用。

咖啡菜单

拿铁	馥芮白
卡布奇诺	意式浓缩
美式	

要不要加点无糖型风味糖浆！

茶饮菜单

水果茶	薄荷茶
印度茶	伯爵茶
早茶	绿茶

笔者团队也曾得到过很严重的教训。所有提供的"重要的非必需品",其本身并不能让口腔就诊体验如同置身于水疗中心般舒适;而是团队在服务患者的过程中,所传递出的持续性、热情度和专业性,构建了这种体验。三者之中,持续性最重要,也最具挑战性。当繁忙的一天均能按计划推进时,执行上述所有事情,例如在较长操作时间的治疗中给患者涂上润唇膏和盖上毯子等,是相对比较简单的。关键是当操作落后于计划,而恰好又找不到润唇膏的时候,该这么办?

人们很容易认为这些"重要的非必需品"无关紧要。毕竟物品即使再好,也不是标准口内操作中必不可少的。但想象一下,如果一位情绪紧张的患者在第一次来到诊所时,就能感受到所有这些到位的服务。他就会觉得自己被照顾得无微不至,并感到非常放松。但当他第二次就诊时,却是另一番很匆忙的景象,甚至没有人来得及把润唇膏递给他。这时,他可能会觉得没必要抱怨,但离开时可能就会感到失望。设想一下如果口碑营销对诊所推广非常有效,患者将诊所推荐给朋友或家人,并且兴奋地告诉他们,你们的服务如何与众不同时,最后却发现他们的亲友没有得到相同的体验,而是在诊所有了一次全然不同的经历。

这就是提供优质客户服务时所面临的挑战,无论怎么强调都不为过。一旦提供了"重要的非必需品",第一次总能使人发出"哇"的一声惊叹,但与此同时也导致人们对你的期望值相应提高。不管如何,润唇膏现在成了一个最低期望,如果不能持续提供,这将对诊所不利。第一次创造出令人惊叹的体验相对容易,挑战在于维持预期,而更大的挑战在于不断思索超越预期的方法。

为了获得持续性,应对之策在于建立完善的制度体系和问责机制。创建一种团队文化及相关制度,明确个人需求,并确保相关需求能持续获得满足。无论好坏,团队成员都要相互支持,这一点非常重要。

人格类型

过去的25年里,笔者深入研究并传授给团队最重要的事情之一,就是对4种基本人格类型或特征的认知。最初,笔者是从Jameson Management公司接触到上述内容的。该公司是一家总部位于美国俄克拉何马州的实践管理公司,其创办人Cathy Jameson出版过一本名为《Great Communication Equals Great Production》的书。Cathy Jameson的丈夫John是一名口腔医生。多年来,夫妻俩经营着一家非常成功的口腔诊所。在此过程中,Cathy Jameson研究了经营的成功之道,同时向世界各地的口腔诊所传授这些经验,并得到来自英国和美国的研究支持。

她在书中写道,2000多年前,Hippocrates认为无论男人还是女人均有4种基本性格。

易怒型	控制欲强，想要结果和掌控权。
乐观型	热情开朗，想要得到关注和积极的"打击"。
忧郁型	平和适意，喜欢融洽与和谐。
冷淡型	冷静稳重，喜欢组织与规划。

在此基础之上，发展形成了现如今被称为"DISC"的系统，而笔者及团队曾对此开展研究。

如上所述：
D（Dominant）——支配型（易怒型）
I（Intuitive）——直觉型（乐观型）
S（Steady）——稳健型（忧郁型）
C（Conscientious）——分析型（冷淡型）

虽然解析版本多种多样，但其中有一个版本是运用鸟类进行类比描述，十分好记，应用于团队会议还能使议题变得生动。

- **D——鹰**。"D"型人格者就像一只鹰。他们是快速的决策者，直来直去，不喜自己的时间被浪费。他们是任务导向型人格，正如一只高高在上的鹰，用"激光"聚焦锁定猎物！如果你正在接诊一个"D"型人格患者，那么应尽量做到有条不紊。
- **I——孔雀**。"I"型人格者就像拥有华丽尾羽的孔雀，高度重视自己的外表。他们可以被更美的外观所激励，偏爱谈论人与感觉，而不是任务。
- **S——鸽子**。"S"型人格者尽责、忠诚、讨厌变革。就像美丽的白鸽所象征的一样，他们是和平的使者，习惯为他人着想，经常把他人的需求放在自己的需求之前。"S"型人格患者在决定是否接受复杂的口腔治疗之前，可能会寻求家人与朋友的建议，而来自其他患者的就诊经历也可以助其打消顾虑。
- **C——猫头鹰**。"C"型人格者满脑子都是关于许多问题的答案。他们善于分析，认为世界是非黑即白的，抑或是非对即错的。对一个"C"型人格患者来说，准确性异常重要，就像一只戴着眼镜、学识渊博的猫头鹰一样，透过眼镜看世界！应确保自己能够解答"C"型人格患者可能提出的任何问题。

有关这些人格类型的实用知识，可以帮助团队明白，每位团队成员以及每位患者都是独一无二的。用一成不变的方式与每个人沟通也是无效的。

首先，要对每种人格类型有一个基本的了解。然后，据此来调整你与每个人沟通时的表达形式或方法，从而减少冲突和困难，最终能使更多的人采纳你的建议。此外，了解自己的人格类型也是非常有帮助的，这样你就能知道自己与哪些人交谈会比较容易，与哪些人交谈可能需要更多的努力。

最近，笔者阅读了Thomas Erikson的《Surrounded by Idiots》一书，该书用颜色来描述这4种人格类型。

D——红色
I ——黄色
S——绿色
C——蓝色

作者在书中深入探讨了这4种人格类型的特点，例如肢体语言差异等。

与团队成员共事时，每个人都要铭记一个重点，即性格没有对错之分。没有哪一种人格类型比另一种更好的说法。每个人都有自己的优势与劣势，在一个和谐的团队里，可以看到所有这4种人格类型的典型代表。还有一个有趣的现象是，在工作中的主导人格与在个人生活中的主导人格可能会有所不同；随着适应能力以及自我认知的提升，主导人格也会适时地发生改变。所有人都具有全部4种人格类型的相关元素。

更关键的是要认识到人各有不同。这可以帮助我们更好地发挥团队的整体作用，并且更有效地与患者沟通。笔者认为如果要把业务开展得尽善尽美，就应该将上述观点融入团队文化和语言中。当提到患者是高"D"型人格时，团队成员都能认识到应该安排得更加有序、准时，并明白这类患者具有迅速做决定的特质。当患者是高"C"型人格时，便意味着他们会咨询大量的信息，团队成员则必须确保自己能够提供准确到位的信息，而且不能指望这类患者当天就能做出决定。

就团队成员而言，大多数优秀、忠诚、资深的团队成员很可能具有"S"型人格，且实际上团队构成中这种人格类型确实占据了较高的比例。出于他们的共性，"S"型人格者往往更加难以适应变革。记得在员工餐厅，笔者曾深深认识到两种人格类型的不同处事风格。治疗洽谈师Chloe的沙拉盘简直是一个艺术品！一切都排列有序得像彩虹一样。相比之下，笔者则是把所选的食物随机舀到盘子里，匆忙进食，因为笔者认为有更紧迫的事情要处理。Chloe属于高"C"型人格者，如果事情脱离了原本的计划，就会让她感到有压力。这给笔者敲响了警钟，即"我虽能抓住她所认为的重点，但却未必能够顾全她所关注的所有细节"。正如同大多数的管理者一样，笔者的"D"型人格特征相比"C"型人格特征更为突出。

与他人相处时，如果能有意识地对自我人格类型及时进行调整，那将会有效促使自己成为团队中效率更高的人，患者也是如此。如果我们的人格类型一成不变，虽然能与一些人相处融洽，但也会错过与其他人好好相处的机会。笔者工作室的墙上有一张图表，上面展示了所有的人格类型，以及如何与他们获得最佳沟通效果的提示。

学习风格

类似于人格类型差异，每个人都有不同的学习风格，大体可分为视觉型、听觉型和动（触）觉型。

过去，笔者常向他人提供书籍，以为每个人都喜欢通过阅读来学习。"听书"是我最大的消遣之一，每当出行时，笔者就会趁机使用Audible和有声读物（高"D"型人格者不喜欢浪费时间）来听书，特别是那些平时不常阅读的商业书籍。笔者认为听书能帮助自己以不同于阅读的方式来思考。如果是一本笔者认为的好书，那么会先听有声书，然后再购买纸质书来重新阅读并标记重点。

但终究不是每个人都喜欢这样的学习形式。例如，有些人会更喜欢先看技术演示，再跟着动手练习。就像人格类型一样，每个人的学习风格也不尽相同。适合其他人的学习风格并不一定适合自己，因此培养团队成员认识其自身的主导学习风格类型是十分必要的。

扩展阅读

■ Dave Logan, John King and Hallee Fischer Wright, Tribal Leadership, Harper Business, 2007. TED talk link: https://www.ted.com/talks/david_logan_tribal_leadership?language=en.
■ James Clear, Atomic Habits, Random House Business, 2018.
■ Michael Levine, Broken Windows, Broken Business, Warner Business Books, 2005.
■ Thomas Erikson, Surrounded by Idiots, Vermilion, 2019.
■ Jim Collins, Good to Great, Penguin, 2020.
■ Simon Sinek, Start with Why, Penguin, 2011.

第4章

决策点：单牙治疗还是全面规划
Decision Point: Single Tooth or Comprehensive Approach

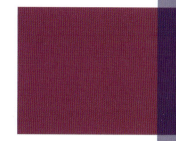

> 一片树林里分出两条岔路，而我选了人迹更少的一条。从此决定了我一生的道路。
>
> —— Robert Frost

当接诊一个有特定问题或特殊诉求的患者时，往往会出现一个**决策点**。我们需要确定这是一个简单的主诉，仅需处理单牙；还是牵涉范围较为广泛，需要收集更多的信息，研究后才能提出相应的治疗选择。而这实际上，就是风险评估的一种。

口腔医生通常认为，从单牙治疗到全面规划的转变，象征着个人能力及临床技术的进阶。是选择单独处理某一孤立事件，还是选择采取更广泛的诊断方法，从本质上来讲，是急诊护理与整体护理的区别。如果患者因牙折或牙痛前来就诊，其往往处于紧急状态，他们开启了"紧急模式"，急需你的帮助，根本不在乎自己是否喜欢或是否信任你这位口腔医生，只要费用合理，就会接受治疗。

之所以出现上述情况，可能仅仅是因为这是一种反射性操作。如果牙齿损坏，为什么会损坏？对一些人来说，当下还没到综合考虑的时候，几乎很少有口腔医生在这个关头向患者解释、宣教并提供选项。

作家、神经病学家及精神病学家、第二次世界大战幸存者Viktor Frankl告诉我们：**"在受到刺激与反应之间，有一个空间。就是这个空间，赋予了我们选择反应的权力，成长和自由的关键就在于此。"**

口腔临床中，这个空间的存在可以让我们有机会暂停下来。这个空间介于患者向我们提出诉求（或要求）与我们向其解释所能提供的对应治疗选项之间，它是初期观察性诊断与治疗计划之间的间隙。

例如，一位牙齿部分折断的急诊患者预约了一个繁忙的普通口腔诊所。

口腔医生：Smith医生

患者：医生，我的牙齿断裂了。我正在咀嚼一片软的三明治，断掉的碎块就掉下来了。牙齿不痛，但很锋利，把我的舌头划破了。

Smith医生： 首先，我们得对这颗牙齿拍X线片来判断它是否健康、是否有感染的表现。另外，这颗牙齿还需要一个全面的修复——全冠修复。它可以把牙齿保护起来，防止它进一步折断。我会给你报价，如果你觉得价格合适，我们就可以开始治疗了。

口腔医生：Jones医生

患者： 医生，我的牙齿断裂了。我正在咀嚼一片软的三明治，断掉的碎块就掉下来了。牙齿不痛，但很锋利，把我的舌头划破了。

Jones医生： 啊，是的，牙齿看起来好像是掉了一半。我觉得不是三明治折断了你的牙齿，那只是压倒骆驼的最后一根稻草，那颗牙齿可能早就出现了裂纹，尤其是在大面积充填物的周围。牙齿断裂前，你有什么敏感症状吗？

我对你的口腔做了整体检查，你似乎还有其他情况相似的牙齿——所有这些牙齿都是在同一时间补的吗？

让我给你展示一下口扫结果。这个光学扫描仪可以给你的牙齿拍照，然后将照片拼接在一起。你可以看到，口内还有其他几颗牙齿出现了裂纹。事实上，你的牙齿正在不断磨耗。有没有发现自己晚上会出现磨牙或咬紧牙的情况？

有时，随着牙齿磨耗，牙齿的受力状况会发生变化，而你的牙齿折裂，可能就是牙齿磨耗所导致的症状之一。我建议可以把这颗牙齿全部镶起来，也就是我们所说的全冠修复，但最好能够结合你的口腔整体状况及笑容来分析。另外，在你笑的时候这颗牙齿是会显露出来的，所以建议在对这颗牙齿进行比色之前，最好先进行牙齿美白。

患者： 是的，我正在考虑牙齿美白，因为几个月后我要参加一个家庭婚礼。另外，我也不喜欢这颗牙齿的邻牙的颜色。虽然担心费用问题，不过我能先了解一下吗？

Jones医生： 当然。如果你同意，我还要做些测量、X线片检查，并拍摄照片。这样就可以全面分析你的口腔及笑容情况，排除其他影响因素。虽然我担心其他牙齿可能会出现折裂，但如果我们只修复这一颗牙齿，就不一定要找出它折裂的原因，也不用考虑是否存在任何其他潜在的问题。这意味着我们不必在这次诊疗中就处理所有问题，但至少你能知道现在及未来所需要开展的相关治疗。当然，我也可以给你看看其他牙齿，进行微笑分析，并把所有的治疗选项及其利弊都告诉你。如果你感兴趣，我们还可以把报价也列进去，并且一起讨论如何分摊成本。我明白你很快就要参加家庭婚礼，所以时间紧迫。让我们尽快开始，今天就收集好所需的信息，然后再安排一个咨询时间，把一切信息都分析一遍，最后决定一个最佳方案。

Smith医生的治疗方案是单冠修复，很好地处理了患者的紧急症状并令其满意。

Jones医生的治疗计划至少包括牙齿美白、单冠修复，以及未来可能进行的微笑设计。这为患者之后的治疗"埋下种子"。虽然这需要花费更多的时间和精力，但是一旦实现了病例的全面分析，相关记录就会被存档。患者可能就会对这一段不同寻常的口腔就诊经历有深刻的印象，为口碑营销奠定了基础，从而能吸引更多的患者前来就诊，提高患者对诊所的信任度。就这位患者而言，他会有更大的意愿来接受治疗，另外还知晓了自己未来可能会面临的口腔问题。

Jones医生收集了患者的哪些信息？从患者预约到前来咨询，这期间她都做了什么？她是如何在向患者解释治疗选项的过程中实现对其就诊思路引导的？所有这些需要花费多长时间？是否收集到了所有的信息？或者是否可以委托他人进行信息收集？所有这些问题将在后面的章节中逐一讨论。

全面治疗计划的另一个术语是"综合治疗方案"，这部分内容将在第15章进行深入讨论。笔者倾向于用"全面"这个词而不是"综合"，因为它可以提醒我们：牙齿、牙周组织和微笑虽在一定范围内自成体系，但同时还与头部、颈部及躯干等身体其他组织和系统协同合作，从而形成一个完整个体。

《牛津词典》（《Oxford Dictionary》）对"全面"（comprehensive）的定义是：包括所有或几乎所有可能涉及的项目、细节、事实、信息等。这同时也很好地定义了理想治疗计划的属性。首先，我们必须收集（或采集）所有的细节和事实。然后，先对这些信息进行研究，继而再开展后续工作，从而有助于制订全面的治疗计划。

是进行单牙治疗还是全面治疗，这便形成了一个决策点；或者简单地说，是采取一个直截了当的治疗方案，还是退一步先做一个全面的分析、诊断及风险评估，然后再计划如何提出相对复杂的治疗方案？理论上，这两种策略有可能最终获得完全相同的结果，复杂的治疗方案要比直截了当的治疗方案花费更多的时间与精力。在上述例子中，Jones医生进行了全面分析，但很可能最终发现其他牙齿尚在稳定阶段，仅需要针对单牙进行处理。

这是在浪费团队的时间吗？当这类特殊患者出现时，每位医生都会问自己这个问题。

就笔者25年的从业经验来讲，自己从未对花时间做全面分析而感到后悔过。向患者展示主诊医生顾虑周全，并告知患者其病情可控且相关风险较低是同等重要的。每当你按照临床检查指南经历一遍流程后，都会学到一些新的东西。

情商

话虽如此，那有没有哪一种性格类型的患者，可能需要我们开门见山地进行治疗呢？答案是高"D"型人格（支配型）患者，因为他们不希望浪费时间。虽然坚持自身的行事准则和处事风格非常重要，但有时我们需要学会读懂患者的身体语言和情绪状态，从而及时调整策略。

2010年，笔者在苏格兰爱丁堡开了第二家诊所。当时正值金融危机和全球经济衰退的早期阶段，因此必须进一步深挖我们的价值，努力建立一个收费服务式私人诊所。正当笔者在传授爱丁堡团队如何能使新患者获得良好的就诊体验从而促进其复诊时，发现初次就诊视频可以很好地协助我们进行就诊反馈。初创团队对新诊所的所有口腔医生、治疗洽谈师和护士进行了角色扮演培训，确保其学会在临床检查前如何收集患者照片及视频信息。

随后，当笔者观看视频时，却发现新团队成员都太过刻意地去遵循这项制度。经过反思，笔者认为他们正处于"有意识无能力"的学习阶段，会由于不适应而变得更加专注于自己及正在做的事情，从而导致忽略了那位抱肘而坐的患者。当新团队成员摆弄相机时，患者看起来非常不耐烦，而新团队成员却继续花费很长时间来完成这件事。随着患者不适感的增加，这种短暂的不适逐渐发展为持续数小时的难以忍受。

当团队中经验丰富的治疗洽谈师看到这段视频时，都无法顺利看完——她随时想插进来纠正这一状况，希望与患者耐心交谈以使他重新复诊。这是一种情商，并非想批评那些已经尽力的新团队成员，但这表明，尝试新事物并同时留意患者微表情是非常困难的。这让笔者及团队成员意识到，需要及时使新团队成员习得足够的技能来应对这种情况。虽然他们能够按照已设置的制度行事，但对每位新团队成员的要求不仅仅是知道"我们下一步做什么"。我们希望他们如同经验丰富的成员那样，可以及时干预所有会导致患者流失情况的发生，而不是墨守成规。相信在你到访过的企业中，也曾遇到过类似的情况，他们一定认为制度比个人更重要。

挑战在于，在遇到棘手的患者时如何坚持自己的准则。挑战还在于，如何重新吸引那些因各种原因感到不满而流失的患者。笔者团队有一个规则，即碰到技术难题时，首先尝试两次，如果还不能成功就继续往后推进，之后再研究如何弥补缺失的部分。例如，当无法打开相机闪光灯时，那么就通过另一种方式将这个问题转达给其他成员，与此同时无缝衔接下一步的检查工作，稍后再补拍照片。优秀的团队会共同解决这些问题，而不是冒着流失患者的风险，因为我们正在与任何会降低患者复诊可能性的事件作斗争。

情商至关重要。它建立在倾听的基础上，包含同理心和读懂肢体语言的能力。如果你的主性格类型是"S"型（稳健型）或"I"型（直觉型），那么这些对你来说就非常自然。但如果你的主性格类型是"C"型（分析型）或"D"型（支配型），那么可能需要付出更多的努力。许多口腔医生都是分析能力很强的"C"型人格者——这与临床工作对我们的要求相契合，临床操作的核心要求之一就是要注重细节。这意味着我们可能更倾向于优先处理临床症状，而不是关注与患者的关系。假设笔者是一位患者，会更倾向于希望牙体牙髓医生是"C"型人格者——上完橡皮障后，他完全不用操心患者，只需要把根管充填做得"滴水不漏"！但对于年幼时期的笔者来说，则希望口腔医生是一位极富同情心的人！作为口腔医生，我们需要具备一定程度的情商来解读患者的肢体语言，理解他们的感受，并能及时意识到是否有必要暂停当前的诊疗并及时更换替代方案。

单牙问题

单牙治疗（事实上可能涉及2～3颗牙齿）在口腔领域绝对占据一席之地。

1. 缓解疼痛或稳定急症。
2. 患者体征稳定、健康，仅有一些简单的问题。
3. 患者曾接受过全面的评估与治疗，且疗效稳定。
4. 患者因经济或其他因素，中止进一步深入诊断。
5. 患者虽然理解但拒绝当下开展更全面的治疗。

上述列表中的一个关键是"患者体征稳定、健康"。笔者认为，明确这一点并确保没有错过任何早期迹象的唯一正确方法是花时间进行全面的分析。

何时实施不同的策略

时常有人问到，如果患者要求微笑设计时是否只是想让我们进行策略分析？而事实上，患者的要求对笔者而言并不重要，因为诊断过程始终如一。

来自巴西的Christian Coachman具有口腔医生和口腔技师双重资格认证，首创了"数字微笑设计"的理念。他在数字化工作流程和开发系统方面是一个具有远见的"思想家",他的理念使口腔医学对公众变得更具吸引力、对口腔医生变得更具可预测性。引用Christian Coachman的话来说,"微笑设计应该是修复治疗方案的核心驱动力"。

笔者从不曾将微笑与口腔剥离。无论患者对美学是否感兴趣,都不会对我的分析或计划产生影响。但如果患者前牙损伤,就需要做好开展微笑分析的准备。如果前牙完好无缺,则应分析其是否确实不需要任何改变。笔者会给自己提出一些问题,例如前牙的空间位置是否恰当而不影响功能。健康的口腔应该是功能与美学俱全的,缺一不可。

患者的治疗预期以及笔者向患者演示的方式因人而异。笔者和治疗洽谈师都认识到,不可以随意评判他人。那些经费紧张却选择全瓷微笑设计的患者,或者那些只是想固定一颗牙齿却选择全口正畸的患者,常常出乎我们的意料。多数患者需等到经济或生活状况改善后,才会进行更全面的口腔诊疗,但至少他们受到了教育,有了动力,知道了应有的选项及远期风险。笔者曾见过3个月后来复诊的患者和20年后来复诊的患者,他们都说:"现在是时候了。"

当患者要求改善微笑时,根据他们的面部标志点来进行微笑设计非常有意义。本领域的多位著名专家、学者,都对面部驱动的微笑设计进行过深入思考与探讨。本书第10章将对此展开讨论。一旦我们确定了理想微笑及其组成部分,就可以将理想微笑与患者的现状进行比较。然后集思广益,思考所有有利于实现这一目标的方法,以及一旦这一目标难以轻易实现时,又可以在哪些方面做出妥协。结合患者的价值观及人生观,尝试制订一个尽可能符合他们最初要求的方案。笔者习惯于给出一个非常明确的建议,解释清楚为何这样做会成效显著或疗效不佳。

对于首次咨询的患者,尽可能询问一些开放性的、探索性的问题,这将有助于了解患者已经考虑了多少,以及他们此时对什么感兴趣。

向患者展示方案却不采用视觉辅助手段,是很不明智的。因此,笔者将首次咨询定位为"埋下种子"。通过发掘问题并询问问题,从而为后续制定与该患者的最佳沟通策略提供参考。

- 如果移动牙齿是一种选择，你会考虑吗？
- 你以前了解过种植牙吗？
- 如果需要通过手术来矫正下颌异常，你会考虑吗？或者说得更委婉一些：有时候唯一的矫正方法是手术，但许多成人可能不太接受（暂停并观察肢体语言），所以我们的折中方案是通过调整牙齿来尽量弥补。

从过渡时期到指导治疗计划的预约策略

对于新患者，通常有3种策略可以将微笑分析安排到工作中，且该方法也同样适用于既定患者。这些患者可能是从牙病防治所转介过来的，也可能是因单牙问题而需要更多的参考意见。这又是一个决策点——哪些潜在的预警信号可以帮助我们知道什么时候该继续治疗，什么时候该换方案？抑或是保证达到预期的目标！

预约策略的3种可能性：

1. 新患者进行两段式检查。
2. 对可转为两段式检查的预约进行初步筛选。
3. 对可转为三段式检查的预约进行初步筛选。

1. 新患者进行两段式检查

这是迄今为止最有效的策略，应将其作为默认设置。花时间充分分析数据，精心设计演示文稿，从而使之成为最有效的沟通工具。

阶段1：信息的获取或收集。
临床检查指南：诊断、微笑设计、风险评估、问题列表、治疗选项、患者档案展示（不包括患者照片）。

阶段2：病例展示或第二次咨询，明确包括费用安排及知情同意等在内的最终治疗计划。

笔者的细节设计一直致力于改进新患者的就诊体验。直至本书出版时，仍会有一些变化和补充。笔者的目标并不是给你一个可以盲目遵循的清单，而是尝试呈现一个整体就诊体验的展望——思索如何去采集信息。患者有需求和期望，他们信任我们且愿意花费时间，而我们则应思考如何利用好这个机会。好好倾听、维持好奇，认真收集信息。

我们的责任是有效地、系统地、友善地、及时地采集所有需要的数据，以便能够评估、诊断、提出治疗选项或后续步骤。那么有哪些工具可以借用呢？这是实现信息采集的关键。信息采集需要什么？当主诊医生坐下来进行分析时，希望解答哪些问题？

随着知识和技术的革新，你可以更改模板、更换表单及工具，还可以充分利用数字化技术。严于律己，精益求精。罗列出依旧使人困惑的问题。

这样做的好处在于预约之前就会向患者解释整个过程，因此可以提前了解患者的意愿。患者往往不愿意你知道所有的答案，因为他们认为你会研究这些信息。而如果你通过提问和倾听提前做好准备，就能在复诊时，以一种让患者参与互动的方式向他们进行病例展示，更好地促进理解。另外，还可以将信息收集所需的设备器械提前准备好，例如提前设置好口内扫描仪等。第5章将系统阐述有关信息采集的详细操作流程。

首次与患者接触时，前台团队会向患者解释，在正式开始治疗前，需要进行二段式就诊预约。其中第一次就诊是为了收集信息，随后笔者研究收集到的信息，制定出所有可行的治疗选项并明确利弊。第二次就诊时，就向患者展示详细的评估方案，包括所有的治疗选项及相关费用，这样患者就可以做出最适合自己的选择。

上述机制很少会出现问题，最多会产生一些例如"她不会告诉我第一天我能做什么吗"之类的小疑问。这时候可以解释道："如果有显而易见需要你做的，我们会尽力告知。不过大多数情况下，需要先研究X线片及其他信息，才可以给你一些明确的建议。为了有确切的把握，需要一些时间来研究这些信息。对你而言，第二次就诊是时间难以安排还是交通不方便呢？"通常来说，当患者了解到医生会对他的整个口腔状况和所有关心的问题展开研究，而且自身也感受到了应有的照顾与关注时，就不会再有异议，而且很愿意复诊进行第二次咨询。

但如果碰到远道而来或异常忙碌的患者，则可能会出现问题。在这种情况下，团队可以调整为在同一天安排两次复诊预约。笔者会在午休时进行分析和计划，或者使用线上会议软件（例如Zoom）安排线上第二次咨询。虽然我们更偏向于有充裕的时间来研究病例并亲自汇报结果，但如果确实是一个简单的单牙病例，或者患者整体口腔状况健康，仅需进行口腔清洁，那么我们就不会在这种病例上浪费时间，安排不必要的预约。尽管如此，还应默认两段式就诊预约，而且这也有利于执行微笑分析策略。

第一次预约就诊是为了收集信息，然后安排时间进行分析（诊断与观察、风险评估、治疗计划与建议、患者档案构建）。第二次预约就诊时，则进行病例分析汇报或咨询。在该次就诊结束时，就能获得一个明确的治疗计划，同时商定费用，进一步完善信息收集，或者从远期预后的角度出发对第一阶段的治疗达成一致的协定。

这种方法也有缺点，就是需要在预约本上同时安排好两次预约。原则是在理想状况下，希望患者能在1周内复诊。因此，在第一次预约时会尽力提升患者的兴奋度，并且在向他们展示治疗方案之前，避免兴奋度因长时间的等待而消退。我们会在专门的咨询室进行病例分析汇报，即第二次咨询。预约开始前20分钟，医生会到场提供临床信息，治疗洽谈师会在预约结束后提供费用信息。有时治疗顺序清晰、明了；有时则需要在一定的治疗后，进行再次预约咨询，讨论后续方案并获得知情同意。我们将在第10章详述第二次咨询的病例汇报细节。

2. 对可转为两段式检查的预约进行初步筛选

这意味着当你意识到某位患者需要进行全面诊疗时，可以在首次就诊时就立即切换到信息收集模式。如果不能立即将每位患者转换成新患者两段式预约，要么是因为你不是所在诊所的主管，要么是因为你不喜欢这样做。笔者对如何筛选患者一清二楚，知道什么时候该当场展示单冠修复方案，什么时候该切换到更全面的信息收集模式，并对患者进行复诊预约。收集信息时的最大困难是没有提前准备好所需的设备，尤其是当预约的就诊时间很短，而且你又在争分夺秒地工作中。当你确定这个病例是个复杂病例后，让助手拿着相机和扫描仪四处搬动或取模，都不是一个有效的策略。

3. 对可转为三段式检查的预约进行初步筛选

如果首次预约时间很短，可能无法轻易地收集到所需的所有数据，那么就需要预约患者复诊进行全面评估，然后再进行病例汇报。如果遇到这种情况，最好开诚布公、摆事实、讲道理，激励患者继续参与到治疗过程中。口内扫描仪或摄像头可以让一些问题变得可视化，例如修复体断裂或牙齿磨损等，可以借此来向患者展示。为了能提供更为全面的治疗选项，需要收集更多的信息，因此需要预约更多的时间来彻底完成这一工作。然后，才能根据这些信息进行全面分析，从而确保在复诊咨询时，对患者选择的方案及其相应的利弊、风险与费用等提供更为专业的建议，并最终协助患者做出最佳选择。

有时笔者会说：

"我习惯全面考虑到针对现有症状以及将来可能出现的症状的所有治疗选项。这并不意味着现在就需要进行所有的口腔治疗，但至少可以明白未来会发生什么，并据此制订计划。"

患者喜欢这种方式，因为这样不仅能消减当下的困扰，而且还能防患于未然。

有效的沟通可以定义为：接收的信息与发送的信息是一致的。作为口腔医生，我们会不由自主地使用专业术语，但无口腔专业背景人士却很难理解这些术语。

数字化采集

随着数字化采集设备的出现，我们可以真正地将"采集"定义为一个"创造"数字化患者或虚拟患者的过程。这是一个改变游戏规则的方式。利用数字摄影、摄像和口内光学扫描技术，我们可以通过远程操作的方式，实现在对患者进行检查的同时开启"信息收集"模式。

根据医生自身的风格和临床技能，可以将患者提问与拟采集的信息交织在一起。笔者有一个临床检查记录的模板，可以引导医生完整地记录需要采集的所有细节。与诊断不同，数据采集与测量不需要特别费时思考，这就意味着我们可以轻松对待。只用对检查结果保持一种真诚的好奇与兴趣，不必考虑要如何解释治疗计划。笔者进一步将这个模板与后期继续教育的成果及英国的法律要求相结合，并在临床诊疗软件中设置了一个新的模板，使其能服务于每位患者。

1. **术前采集**：口腔现病史、系统病史、既往史、患者预期目标、患者主诉和患者性格评估。
2. **临床摄影、摄像**：口扫。
3. **临床检查**：气道及颞下颌关节检查、颌面部软组织检查、面部测量、牙位记录、牙周系统检查、咬合系统检查。
4. **必要的X线片检查**。
5. **辅助检测或诊断信息**：例如牙髓活力测试、面弓记录、CBCT——初次预约时适当进行或推迟到第二阶段。

分析是一门学问。作为口腔医生，在看到一个病例或一个问题时，会犯"职业病"，想要尽快开展治疗，就像教室里一名求知若渴的学生举手说："哦，我知道答案了。老师，我知道！老师！"然而，惨痛的经验教训使笔者认识到，如果过早、过快地切入到治疗程序中，就容易犯错。虽然不是每次都会出错，但我们确实会有遗漏。全面治疗计划的制订非常复杂，有太多方面需要考虑，不可能匆匆一瞥就知道该如何治疗，也不可能有足够的沟通技巧，既能让患者正确理解情况，又不让他们认为你在营销。有职业操守的口腔医生需要能做出正确的诊断。如前所述，用口腔医学术语所述的诊断往往具有一定的误导性。诊断些什么？错殆畸形？牙周状况？美学？关键是要遵循一定的流程——笔者将其称为"临床检查指南"。

很多专家告诉我们要从生物学、结构、功能和美学角度来思考，这非常有用。另一种很有用的方案是由外向内地逐步深入：系统病史、全局诊断、气道、颞下颌关节、微笑设计、正畸、牙列缺损、逐颗牙的牙体牙髓治疗/活力测试、牙体牙髓未来风险、龋病、牙周状况、X线检查结果、生物力学状况、酸蚀/磨耗导致的牙缺失等，以及不稳定因素。要考虑的因素不胜枚举！笔者发现，设立良好的模板既可以引导完成相关评估，又有助于建立一定的标准，从而使信息收集工作能够顺利且完整地进行。

就治疗起点而言，微笑设计更侧重于功能考量和患者档案的建立，因此应先明确并罗列出主要的难题。将问题分类，其中哪些问题是可以向患者讲解的，而哪些问题是不得不妥协的。优先处理那些持续恶化的问题，例如龋病或进展期疾病。有些问题属于增龄性改变，例如70岁患者的第二磨牙出现磨耗是可接受的，但24岁患者则不应有此表征。

虽然人工智能的日益普及与其对治疗计划的影响一直是引人关注的热点；但就目前而言，我们仍然需要通过医生的眼睛和思维与患者一起来把握全局、采集信息、明确优先事项、考虑替代方案的风险与收益，并能够以易于理解和可供选择的形式向患者阐释就诊流程时间轴。在采集信息、分析数据和方案制订上投入时间将有助于实现良好的医患沟通，有益于双方朝着一致的最终目标共同努力。提前设定患者的预期值，认真计划并反复斟酌口腔临床治疗的实施步骤，可以有效提升患者的满意度、降低患者的焦虑！

筛查与诊断

筛查与诊断是有所差异的。从流行病学的角度来看，筛查是指对无症状人群进行某种疾病的检测，从而明确哪些人患有这种疾病，以便能够开展早期治疗。常见的筛查包括测量血压以筛检高血压患者，检查血液以筛检糖尿病患者及筛查皮肤癌等。而诊断性检查则包括检查所有临床症状以用来鉴别和诊断，并进一步深入检测，逐一排除各种可能性，直到获得明确诊断。

口腔临床诊断的挑战是患者通常没有临床症状。大多数情况下，龋病、牙周病和咬合磨损是无症状的。患者前来"检查"或"筛查"，以明确他们是否有需要尽早处理的症状或患病风险。如前所述，我们应从多个角度进行筛查：

1. 头颈肿瘤筛查。
2. 颞下颌关节健康。
3. 肌肉健康。
4. 牙周状况及口腔内软组织健康。
5. 牙齿结构完整性，是否有龋病，修复体的完整性。
6. 牙体牙髓病学。
7. 骨及支持结构的病理状况。
8. 非龋性牙体表面缺损。
9. 牙列缺损及相关咬合或功能问题。
10. 美学问题。

还可以从口腔医学的各个专科角度出发，以口腔全科医生的身份对患者进行下述所有专科领域的筛查，以了解哪些方面需要转诊：

1. 正颌外科。
2. 口腔正畸。
3. 颞下颌关节和面部疼痛。
4. 牙周。
5. 牙体牙髓。
6. 缺失牙、磨损（口腔修复）。

7. 需要拔牙（口腔外科）或病理检查。
8. 需要种植牙（口腔外科/牙周科）。
9. 生长发育问题（儿童口腔及肌功能）。
10. 一般健康（医疗/睡眠）。

如果我们知道这10个领域的健康标准，那么就能在检查中及时发现问题，能对偏离这些健康标准的症状做出诊断。其中有些诊断可能超出了我们的诊断范围，或者是没有充分依据，从而难以确诊，这种情况下我们可以与患者沟通并进行转诊。以下是口腔医生能够"筛查"但难以确诊的例子：

1. 气道问题。
2. 颞下颌关节紊乱。
3. 日间嗜睡。
4. 高血压。

跨学科专家可以为我们的工作提供宝贵的建议。我们可以通过参加当地的社交联谊活动来主动了解本区域的相关专家，并寻求他们的帮助。根据我们的学科专业及特殊专长对相关领域疾病进行诊断和治疗，超出范畴的部分则推荐转诊。这就是本职业的魅力所在。我们可以专注于一个特别感兴趣的分支领域，而对领域外的其他情况进行转诊。对简单病例我们可以选择开展治疗或转诊的时机。

不知为不知。 我们越是致力于终身学习，就越能更准确地筛查和更全面地诊断，并恰当地把握转诊时机。

当涉及转诊时，沟通技巧也同样重要。对患者来说，转诊意味着去另一家诊所和额外的预约及未知。如果对患者而言转诊最有利，那么拜访转诊医生的诊室将会对你有所帮助。建立诊室间的合作联系，确保患者转诊后依然能够获得同等质量的服务。因为在患者心中，你所推荐的临床治疗也能反映你本人，所以要谨慎选择。此时需要把握的关键是，要确保两家诊所之间的沟通程序与传达信息的一致性，以及患者自始至终均能受到良好的服务。如果你是在多学科诊所工作，那么这个问题就能迎刃而解了。

来自英国伦敦的种植学专家Eddie Scher博士是一位出色的教师，在笔者攻读硕士学位期间他曾说过，口腔全科医生应该是一位"船长"，这些被转诊的患者依然还是我们的患者。我们的工作是找到合适的团队，帮助我们为患者提供最佳的治疗方案，以适当地改善他们的口腔健康、功能和美观。

预警信号

因此，一些提示需要进一步检查分析而非即刻单牙治疗的预警信号包括：

1. 单牙牙折并伴有牙折史或戴有大修复体。
2. 各种类型磨损，尤其是年轻患者，应注意检查下前牙、尖牙及导平面。如果磨损至牙本质暴露且患者年龄<80岁，需进一步分析。
3. 严重程度超过局限性牙龈炎的牙周问题。
4. 牙列缺损且缺牙间隙需进行牙位调整的患者。
5. 任何有关改良微笑设计的诉求。

可以肯定的是，这个清单并不全面。原则上，当你从全局观的角度整体看待口腔情况时，你会好奇地想："嗯，我想知道现如今的口腔状况是如何发展而来的。"花点时间，遵循临床检查指南来进行系统分析，答案就会显而易见。在此背景下，从最初的患者接诊到完成治疗总共需要10步，而信息采集到治疗计划的制订则将占据其中4步。这些步骤包括：

1. 信息采集。
2. 临床检查指南——基于患者信息的检查和诊断。
3. 微笑设计。
4. 风险评估。

5. 挑战或问题列表。
6. 治疗选项。
7. 病例展示。
8. 明确治疗计划，包括知情同意。
9. 顺次预约。
10. 临床实施。

临床检查指南包括对牙齿逐一进行微笑与功能分析。

微笑设计包括对牙齿逐一进行理想的微笑设计，并考虑其与功能的相互影响。

由此可见，**临床检查指南**与**微笑设计**不尽相同。

临床检查指南提示我们目前所处的位置——"A点"。

微笑设计提示我们最终目标或想要达到的效果——"B点"。

临床检查指南将每块"拼图"都调整到正确的方向以方便观察各个组成部分。

微笑设计是绘制一幅将这些拼图拼搭完成后的终稿画卷。

临床检查指南引导我们进行诊断和风险评估。诊断和风险评估是通往"B点"的"路标"。然而，并非我们自己"开车"前往"B点"；作为口腔医生，我们是"引路人"，应为患者展示"路标"和危险（风险），并指引他们做出必要的决定，以便最终达到"B点"。

治疗计划则是用来解决问题的。应该如何从"A点"到达"B点"？应该选择哪条路线或哪个方向，以及这些路线又会带来哪些风险和收益？

通过**病例展示**，则可以清楚地阐释如何从临床检查到方案设计，以及二者之间的关联。以这样一种教育及鼓励的方式向患者进行展示，并让他们知晓情况，从而与他们一起成为从"A点"到"B点"之旅的共同领航人。

患者需要了解的内容还包括：

1. 患者个人风险状况。
2. 如何在一定范围内降低风险。
3. 相关风险因素将对其未来的口腔治疗产生的影响。

治疗计划便是双方协商一致的"旅程"。

临床实施即是对治疗进行合理排序，从而提高治疗效率并使疗效可预测化，确保治疗计划的有序开展并保障疗效。

下面的时间轴阐释了一个完善的、系统的微笑分析所涉及的过程。我们将在接下来的章节中详述每个步骤。

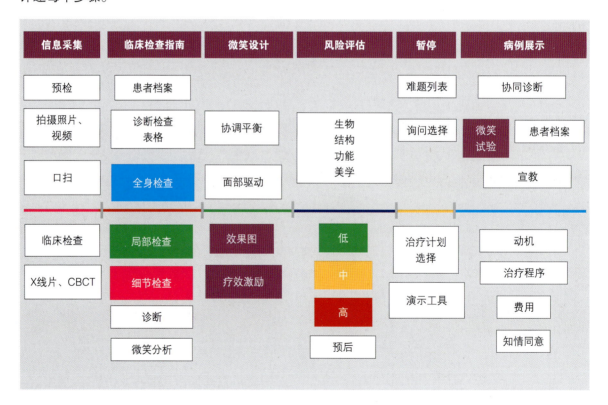

扩展阅读

- Daniel Goleman, Emotional Intelligence, Bloomsbury Publishing, 2020.
- Adam Grant, Think Again, Penguin, 2020.
- William Robbins and Jeffrey Rouse, Global Diagnosis, Quintessence International, 2016.

第5章

信息采集
Capture the Data

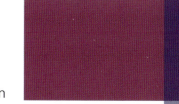

羞愧是难以言喻的。它无法战胜同理心。

——Brené Brown

当然，并不是每一位来找你看病的患者都会为自己的口腔或牙齿状况感到羞愧，但有一点很重要且值得我们谨记，很多人都有这样的想法。也许一部分人可能因为很多原因不去诊治，而另一部分人则可能会因为过去曾忽视看牙而倍感羞愧。对这些人而言，存在被责骂不好好刷牙或吃了过多的糖的童年记忆。

Brené Brown的研究已经证明，羞愧或试图诱导他人羞愧并不是实现社会正义的有效工具。笔者很庆幸Brené Brown没有从事口腔医学工作，事实上二者是可以建立相关性的。不难看出，让患者感到羞愧没有意义，因为这对于建立医患间的信任关系毫无帮助。

再加上患者在面对医生时，不得不敞开心扉的那种脆弱性，我们可以从Brené Brown身上学到许多东西。

诊疗步骤应该确保让患者感到安全和被倾听，医生不应该评判患者的个人情况和经历。在患者第一次就诊时就可以开始采集患者的信息。而且在患者就诊前，我们掌握的信息越多，就越能快速地让患者建立信任，并相信我们能为他的病情进行量身设计。

信息采集包括：

1. 就诊前——患者就诊原因、口腔病史、系统病史、社会经历、筛选问卷。
2. 照片和视频。
3. 数字化口扫（IOS扫描）。
4. 临床检查。
5. X线片/CBCT。

就诊前

需要团队的所有成员都准备好倾听和关注患者。新患者的预约可能来自：

1. 新的电话咨询。
2. 社交媒体或电子邮件咨询。
3. 虚拟咨询。

至少，需要知道患者的就诊原因：

1. 一条他人的意见。
2. 一个独特的美学问题。
3. 一种特殊的症状或疼痛。
4. 口腔综合护理（例如搬家、以前的口腔医生已退休等）。

团队接诊前都必须接受培训，告知患者通常需要两次就诊：第一次就诊要收集相关资料，然后医生花时间对其进行研究；在患者第二次就诊时，我们就能更详细地说明所有的治疗选项，包括各自的优缺点以及相应的具体费用。第一次预约时所告知的费用将包括第二次预约的费用及所有必要的X线片等检查费用。

非常有必要在最初接诊患者时说明这一过程，其原因有二：首先，它允许患者有提出异议的机会。例如，如果他们当天出现需要治疗的症状，那么我们可以改变预约的类型或时间。其次，如果有必要，可以允许在同一天进行两次预约，而医生则可利用午休时间完成患者资料的分析。此外，这样做也调整了患者的期望值，知晓医生不会在第一次预约时就告诉他们所有的答案。我们也会听到反对的声音，例如患者希望医生能够立即给出答复，如果延期他们就会很失望。但在笔者25年的行医生涯中，只有2位患者提出过反对意见。大多数患者都会很高兴他们的主诊医生对收集到的所有资料进行研究，给予他们应有的考虑。

提前发送医疗信息表会很有帮助，可以做成链接在线提交，也可以打印出来。这使得患者能够在保护个人隐私的情况下填写保密的医疗信息。预约前，我们需要认真检查是否已填写医疗信息表。

还需要询问患者的口腔病史及主诉。你可以按照自己的喜好将这些表格做得简约或详细。例如，一些教育机构制作的表格就非常全面，但一些从业者更喜欢亲自完成信息收集。表格的设计源于医生的需求。

无论你在预约前已经收集了多少信息，关键还是在于你或你的团队在接诊前已经知道并参考了这些信息，切忌在接诊时重复询问同样的问题。对于客户来说，当自己认真细致地填写好一份表格，而相关人员毫不关心又再次询问同样的问题时，是非常令人失望的！

在Cherrybank口腔水疗中心，新患者就诊体验的诊前部分由咨询师来完成。在第一次电话预约里就需要说明这一形式，这样就可以提前设定好患者的期望值。交谈可以安排在非临床区域完成，类似成人间的普通交流，不会使患者觉得很被动或无助，这种无助就像要求一位有牙科焦虑症的患者直接坐上牙椅时的感受。

笔者所有的咨询师都是合格的牙科助手或护士，他们的自我介绍可以让患者知晓自己在与专业的口腔诊疗人员交流。咨询师可以避免医生直接与患者谈费用，并且也可以作为患者与医生之间沟通的桥梁，回答患者可能不方便直接询问医生的一些问题。

在第1章中，我们探讨了微笑在人类社会中的重要性。它是一种动态表情，人类可以利用面部表情来相互交流，并与他人建立联系。开放的表达能让我们更真诚地与他人建立联系，而记录这种表达的最佳途径就是视频。

照片和视频

正如前文提到的被大量文献记录的杜乡式微笑，其面部肌肉群里的眼周肌肉及口周肌肉都被激活了，这种微笑被认为是真诚的（Bogodistov和Dost，2017）。当有人试图让自己笑不露齿时，可能只激活了口周肌肉，从而难以显得完全放松。这样的微笑被认为是谨慎的或不真诚的，甚至还会引发他人做出其他猜测。

这种不自在的表现一直以来都没有与口腔专业人士的理想微笑——微笑设计，联系起来。当患者在潜意识里认为别人在观察他们时，他们的表达就会不自在。与更容易被视频捕捉到的动态微笑相比，这种不自在的笑容较易出现在患者不同的微笑摆拍照中。已有大量文献研究静态微笑与动态微笑的区别，其中一项研究发现，动态微笑时的上唇位置与各种微笑摆拍时的上唇位置之间有30%以上的差异，这意味着与静态微笑时相比，动态微笑时上颌前磨牙区的上唇位置要升高

30%（van der Geld和Oosterveld等，2008）。

该方法也同样适用于下唇线。说话时牙齿的显露量与微笑时相比有所不同，视频诊断能进行捕捉和分析（van der Geld和Oosterveld等，2007）。这可能也是有些患者诉说没有人能看到他们下前牙的原因之一。当我们看自己微笑时的照片，通常也看不到下颌牙，但在说话或做其他动态表情时，更多的下颌牙就会显露出来。

因此在微笑分析时，一开始就需要同时采集技术层面和情感层面的图像，然后再使用Keynote、PowerPoint、其他特定软件或iPad应用程序（例如DSDApp）。选择用哪种方法取决于用户，因为都能达到共同的"终点"。其基本理念就是，可以通过在面部和微笑照片上画线来对图片进行标准化处理。视觉系统会让我们不断地进行比较，因此通过在面部画线，可以发现可能忽略的面部和唇部的不对称。此外，系统化地画线条是这个程序的开始，有助于我们连接牙齿的位置，并根据面部形态进行理想的微笑设计。

技术摄影与情感摄影

临床上，我们可以将采集的数字摄影图像分为技术图像和情感图像。技术图像是指用于临床诊断和标准化采集的临床照片。例如，英国美容牙科学会和美国美容牙科学会都要求有一系列治疗前、治疗中、治疗后的临床照片，以检验协议认证的牙科诊疗质量（Dentistry，2017）。技术图像在放大倍数和视野方面通常是标准化的。

情感图像是为了获取患者的个性和表情。它们是非标准化的，可以根据患者的个性来分析面部表情的动态特性。情感图像可以包括照片（通常是自然肖像）以及面部表情的视频。也可以从视频中剪辑捕捉静态帧来获取静态图像。据此可以分析嘴唇运动、牙齿显露的动态特性，以及在运动和说话时牙齿位置与面部的关系。

摄影可能是将实施细节分析与实现患者共同参与诊断过程进行微弱关联的关键环节。因此，对诊疗团队人员进行继续教育培训，学习如何拍摄一套效果好的、可重复的照片，这是必不可少的。当你坐下来进行分析时，发现正面照上的牙齿对焦不准，患者的头转向一侧，或者缺少如侧面照这样的特定图像，则会令人无比沮丧。

建议训练助手、咨询师或保健师来拍照，但要有适当的系统来提供反馈信息和升级培训，以便及时纠正错误。让各类人拍摄照片时都保持一致是非常困难的。在某些临床实践中，医生习惯自己来操控这个过程。有些诊所做得很好，有一位内部摄影师，负责拍摄所有的照片，并把照片按顺序编排后放入患者档案中。总之，你需要找到一个适合你和团队的方法。

在笔者的诊所里，咨询师会拍摄一系列正面照、侧面照等，以及一段短视频来获取表情和发音口型。然后再将任务转交给口腔护士，由护士用牵口器或拉钩来为牙椅上的患者拍摄剩余的口内照片。

正面微笑照

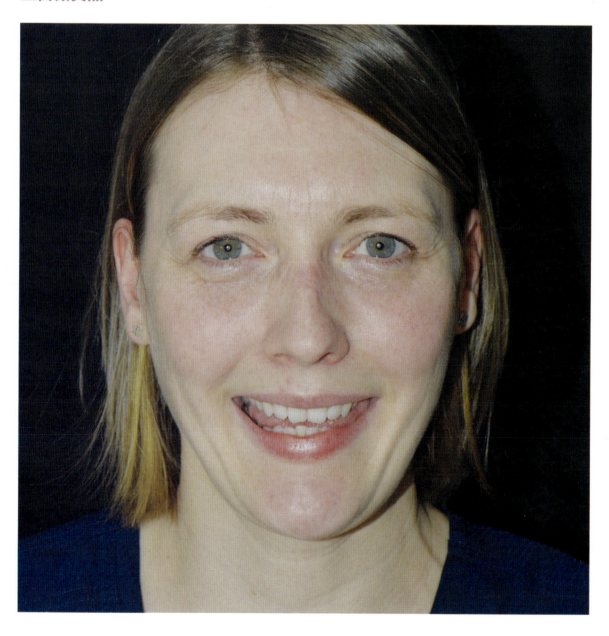

微笑分析技术中关键照片的特征要求：

1. 照片应直接从前方拍摄，患者眼睛直视前方的相机。
2. 照片应从唇部稍上方拍摄，以避免不自然的反向微笑。
3. 相机应聚焦在牙齿上，而非鼻尖上，可以拍照后在相机上进行放大检查。
4. 头发别至耳后，摘掉眼镜，下巴微收。
5. 上下颌牙应微微分离。
6. 如果在大笑时没有显露上前牙区牙龈，那么有必要在同一头部位置上拍摄一张正面牵拉微笑照。
7. 照片不应该在牙椅上拍摄，因为这时患者往往向后倾斜。理想情况是患者坐在凳子或直背椅上，眼睛直视前方。

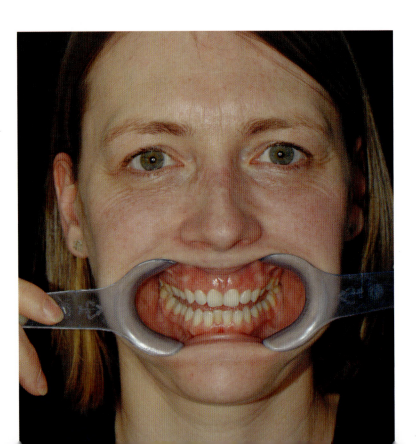

正面牵拉照

如果正面微笑照没有显露完整的牙龈，那么正面牵拉照在设计阶段可以提供帮助。同样重要的是，让上下颌牙稍微分离，头部直立，头发别至耳后，下巴微收。

息止颌位侧面照

息止颌位侧面照用来检查骨骼层面的A/P特征。重要的是让患者直视前方，可以看到下颌角和下颌下缘。拍摄照片时，患者座位朝向必须与拍摄方向成90°，而不是简单地把头转向一侧，否则会导致颈部扭曲，看起来很奇怪。

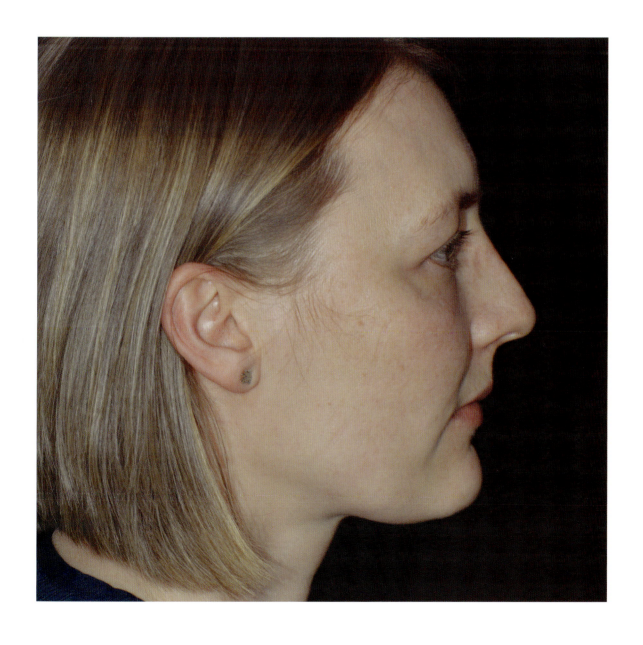

大笑侧面照

在这张照片上,我们可以看到上颌切牙在A/P关系中的位置。拍摄时与前述一致:患者座位朝向必须与拍摄方向成90°角,眼睛直视前方。

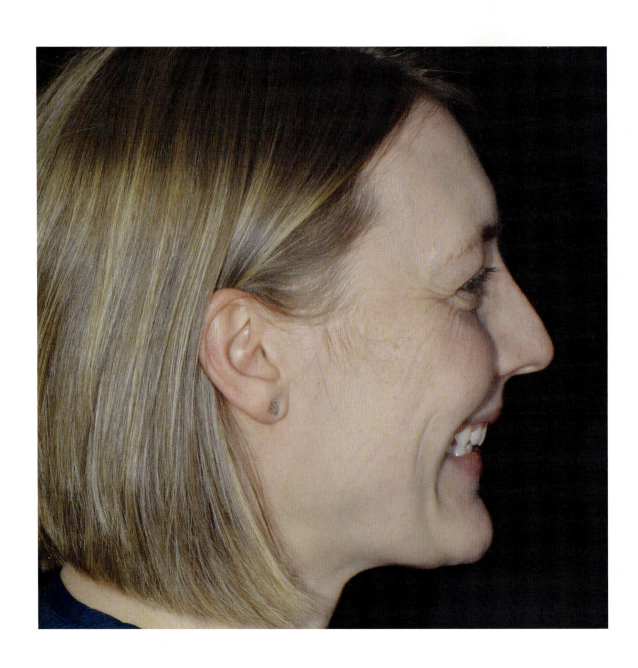

息止颌位正面照（M位）

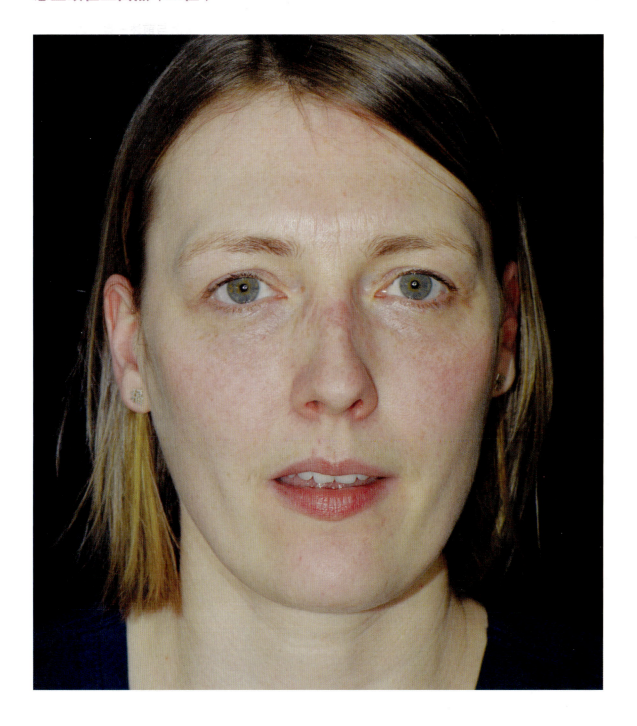

息止颌位牙齿显露量

让患者发"M"或"Emma"音,然后在唇和牙齿微张时的息止颌位就可以显示出牙齿的暴露量。可以将测量结果直接记录下来,或者将其作为一张正面照,后续再进行测量。

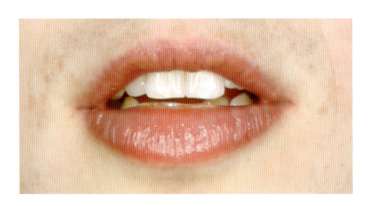

患者息止颌位时显示上颌切牙暴露5mm。

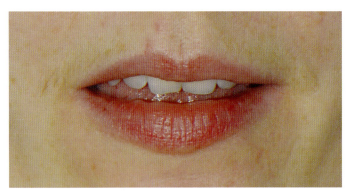

上颌切牙暴露3~4mm。

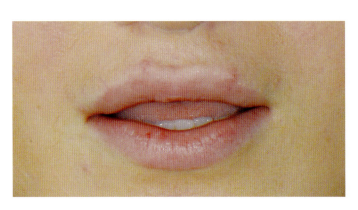

患者在9岁时,两颗中切牙脱位并进行了再植。两颗牙齿发生骨粘连,限制了牙槽骨的生长。**导致在16岁时出现相反的微笑曲线,且息止颌位时−3mm的上颌切牙暴露量**。用牙周探针很容易测量出从上唇下缘沿唇内侧直到上颌切牙切缘的距离。这对年轻人来说显然不理想,也是患者寻求帮助的原因之一。

微笑分析摄影的常见错误：

1. 牙齿显露量不足。如果患者非常害羞，那么掌握一些让他们露出牙齿的技巧则至关重要，例如让他们发一个夸张的"E"音。
2. 上下颌牙未分离——导致切牙边缘难以评估，尤其是在设计阶段。
3. 张口过度——扭曲面部，使微笑设计图像的任意一种尝试都看起来很奇怪。记住，上下颌牙分离所需要的张开程度会根据患者的咬合情况而改变，对刃𬌗需要张开的量少，而深覆𬌗需要张开的量多。
4. 头转向一侧，照片中就无法显示真实的正面微笑。

有很多优秀的摄影方案值得借鉴，例如英国美容牙科学会和美国美容牙科学会都曾推荐过系统性记录临床摄影的方法。选择拍摄哪些照片取决于你的兴趣，以及你是否打算将这些照片用于出版或文章发表。

建议将检查清单放在每个要拍照的诊室，并且提醒需要哪些照片。

咬合摄影注意事项：在反光镜下拍摄高质量的全牙弓照片极具挑战性。但如果有口内扫描仪，那么还需要全牙弓照片吗？口内扫描仪可以从不同角度向患者展示牙齿，而且比全牙弓照片更加完整，但是扫描显示的色彩可能不够逼真。因此，可以自行决定选择哪种方法，但需要考虑时效性及患者的舒适度。

更多的照片

你可能有自己的摄影喜好或方案。笔者习惯以45°角或对话角度来进行拍摄。可以向患者解释,这是人们在与多人交谈时所看到的一个角度。此时上颌侧切牙为焦点中心。

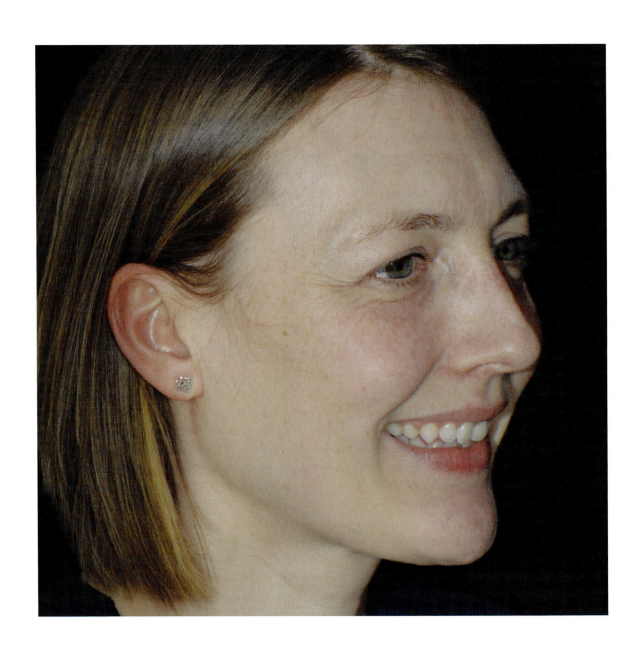

口内照

遵循流程有助于口内照的拍摄。这么做的目的不是规定应拍哪些照片,而是希望能保持拍摄的一贯性。

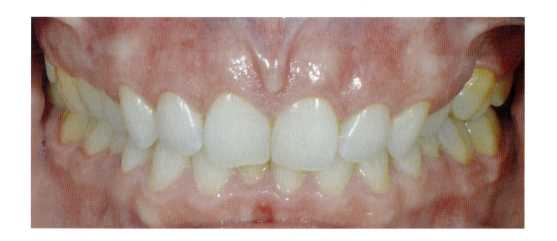

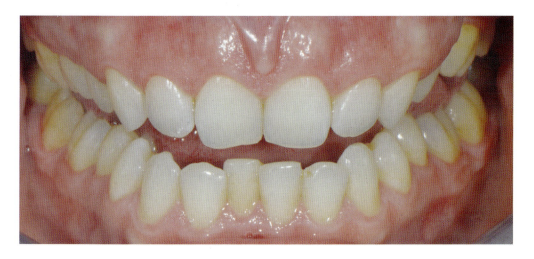

关于义齿:如果患者佩戴可摘局部义齿,需要拍摄佩戴义齿的正面微笑分析照,同时分别拍摄佩戴和未戴义齿的口内照。口扫也是如此。这意味着在进行分析时,掌握了关于当前治疗方案的美学情况以及义齿下方牙列和软组织状况的所有信息。

视频拍摄程序的价值

记住，微笑是一种动态表情。摆拍的微笑与动态的微笑之间有很大的区别。

因此，对于真正的微笑分析来说，采集视频表情与对静态的摆拍照片进行分析决策同等重要。视频可以用带三脚架的数码单反相机拍摄，也可以用智能手机在合适的光线下拍摄。笔者非常喜欢Louis Harding教授设计的微笑线灯，它可以为任意一款智能手机提供动态光线解决方案，而且便于携带。

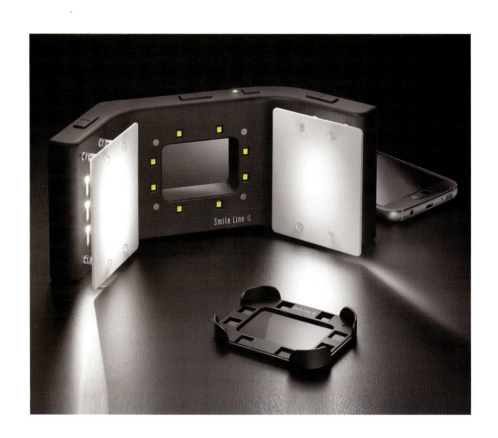

自由——视频的重要性

"表达就像一只蝴蝶，自由时刻才美丽。"（Florin Cofar，Dentcof，Timisoara，Romania）

为患者拍摄视频可以验证这个概念。如果拍摄前与患者的交谈被录下来，那么就可以从视频中获取动态表情。当患者被要求做一个"最大的"微笑时，患者会从心理上限制自己，而但凡对自己的微笑有所担忧，结果就会非常不同，这就是不自由。当然，理想情况是，摆拍的表情与自发的表情之间没有区别。从微笑的角度来看，个人可以毫无保留地、自由地表达自己。

摆拍微笑照示例。

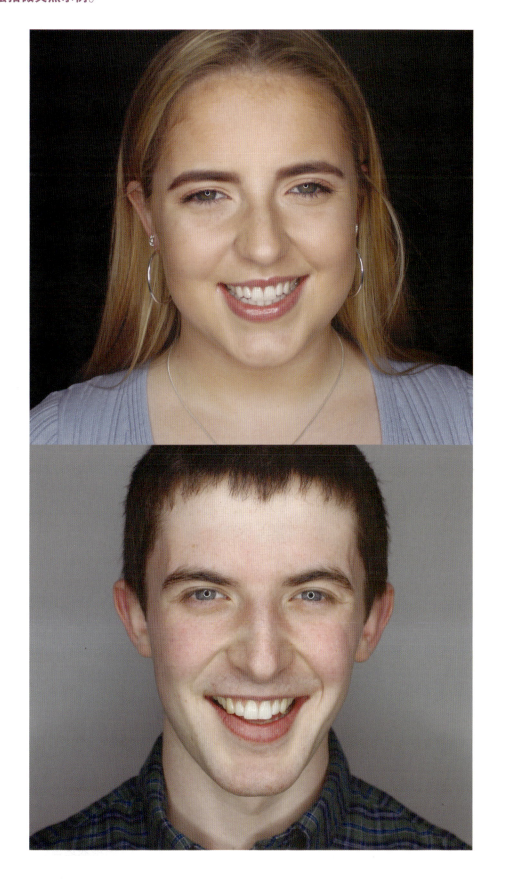

自在的、有表现力的微笑照示例——注意牙龈显露的差异。

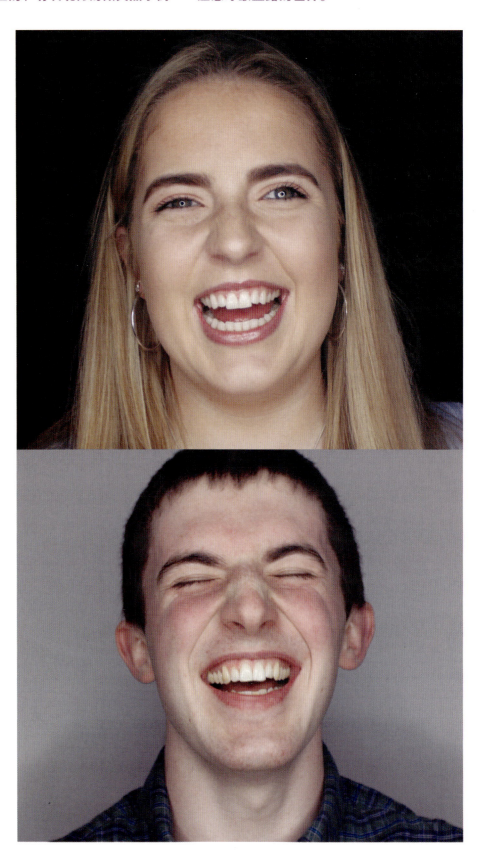

观察患者的面部肌肉，第二张照片清楚地显示了杜乡式微笑。第一张微笑照上的女孩明显有所顾虑，她的面部肌肉显得更加柔软，眼睛也没有第二张照片中的那样"闪亮"。

视频的作用：

1. 简短的主诉视频：为患者拍摄一段视频，让他说明为什么不喜欢自己的微笑，这非常有助于设计计划阶段的评估。如有必要，也可以与口腔技师或专家分享。
2. 功能性视频：拍摄患者戴牵口器时咀嚼的视频可以提供有用的指导信息，也可以与口腔技师或同事分享。
3. 发音侧视像：让患者从40到50来回数一次，研究"F"和"V"的发音。说这些字母时，上颌切牙切缘应该来回轻触下唇的干湿线。通过观察，可以判断这种情况是否是附加的，或者在评估试验性微笑或发音时，上颌切牙切缘是否干扰发音。
4. 采集完整、真诚的微笑：并不是凭直觉让患者从50倒着数到40，如果患者习惯了紧闭唇且试图让自己笑不露齿时，倒着数时就不会这样。这是一种很好的方式，可以让氛围变得轻松，使你能友好地提醒患者这并不是一个检查。这甚至能够促使患者自在地露出真诚的微笑。
5. 视频尤其适用于修复体试戴后发现问题并需要技师重新调整的情况。技师可以借助视频直接了解你和患者的想法，而无须利用照片再次注释说明。
6. 患者的推荐视频十分利于社交媒体营销。

视频应该交给团队中最有亲和力和同理心的人进行拍摄，目标是采集到完整的、真诚的微笑。有时，团队成员会做得更好，例如咨询师，因为患者面对他们时往往比面对口腔医生更放松。

视频成功的关键:

1. 充足的光线——没有充足的光线,视频会模糊不清。微笑线灯在这方面很有帮助。
2. 视频要短,不超过2分钟,否则文件会非常大,难以发送和传输。
3. 如果录制高清视频,就可以使用任何视频截图作为静止图像进行分析。
4. 不要离拍摄对象过近。

决策点 如果你是摄像新手,思考一下你将给谁拍摄、如何拍摄,以及在哪完成拍摄。拍摄视频很有帮助、很重要,也很容易做到。拓展自己的舒适区,把录像作为一个目标,它会给你带来回报。自行决定是用智能手机还是用有录像功能的数码单反相机。还可以借助低成本的三脚架、额外的灯光及背景。

数字化口扫

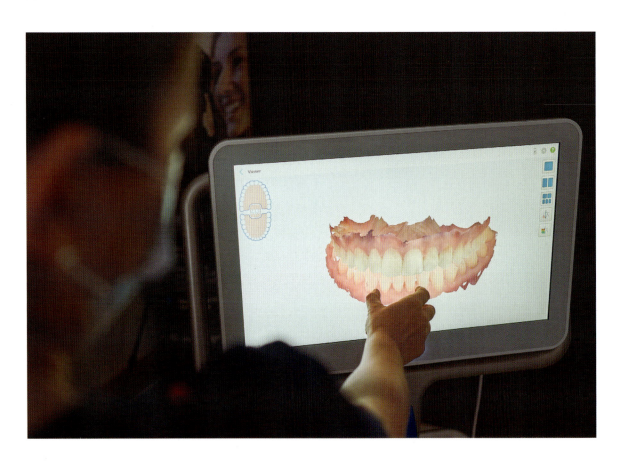

口扫的本质是将患者"数字化"的过程，从而可以在患者缺席的情况下继续研究并进行微笑分析（Suese，2020）。

临床上笔者采用iTero口内扫描仪。但无论用何种品牌扫描仪，都建议制订一套方案，包括完整的上下颌口扫和正中咬合记录，作为每次全面检查的基准。

决策点 口扫还是研究模型？

如果没有口内扫描仪，建议研究藻酸盐制取的有咬合记录的上下颌石膏模型。根据治疗重点与经验，也可以采集其他记录，例如面弓和正中关系位记录。这些记录也可以在下一次复诊中完成。大多数扫描仪系统都可以采集多个数字化咬合记录。面弓和数字化模拟构建的拟合是解答谜题的最后一环，也是数字化工作流程的主流。

购买扫描仪必须确保可以远程访问扫描结果。例如iTero，可以通过远程登录MyiTero.com来访问所有的扫描结果，从而确保在不能使用扫描仪或扫描计算机的情况下可以研究病例，这点至关重要。

临床检查

全面检查包括软组织检查、颞下颌关节功能检查、牙齿检查、牙周病检查等。数字化记录能够采集图像、图表，以及关于患者的书面记录。通过手工或数字化方式测量牙周袋深度可以制作牙周图表（Marks和Low等，1991）。

需要记住，收集信息时，一些语言技巧可以帮助"播种"，切忌使用"轻描淡写"的言语。同样重要的是，不要在一开始就给出解决方案。信息收集完成后，需要进行系统分析，才能向患者提供具体的治疗选项及费用。

"播种"是对患者宣教的开始。例如，在进行牙周检查之前，可以向患者解释健康的牙龈不应该出血或有压痛，如果在检查时感到有压痛，请举手，患者就与医生一起发现了问题。

注意慎用"只是一点儿腐烂""一些小填充物""一点儿出血"这类"轻描淡写"的言语。我们经常用这些词来鼓励患者，但可能会适得其反，让患者误以为一切都很好。

多提问一些问题来了解患者的诉求和期望。例如，患者是否了解种植或是否接受正畸治疗。了解得越多，再次复诊时就能提供更合适的治疗方案。

在诊疗管理软件中使用模板有助于采集下一步所需的所有临床数据。临床检查时尽可能多问、多说，其目的在于帮助助手记录，对患者来说这也是口腔健康宣教的开始。如果有机会，尤其在复诊能够获得令人满意的疗效时，与保健师一起鼓励患者参加初始的牙周检查。

决策点 以前，需要让患者坐在牙椅上来进行所有检查。这样做既费时又低效，但却是必要的，因为一旦患者离开，所有的数据都会随之而去。因此，需要决定从患者身上采集哪些数据来进行下一步的研究。临床检查模板与诊断和观察（D&O）模板不同，后者引导我们进行微笑和口腔分析。本书提出了一些建议，但这些模板会不断优化，并会因个人兴趣而有所不同，应找到适合自己的。

X线片/CBCT

采集的图像有助于验证是否需要进行X线片检查，而必要的X线片则会被纳入研究所需的所有信息中。如果治疗方案中包括种植，并且患者同意，则需要拍摄CBCT。

笔者常向患者解释，X线片是解答谜题的最后一部分，可用于检查牙齿、骨骼及修复体的状况。借此就可以对所需的所有信息进行研究，从而制订出不同的治疗方案。

新兴技术

MODJAW：有一些新兴技术旨在解决数字信息中的"虚拟𬌗架"部分。使用传统面弓转移颞下颌关节开闭运动存在一些问题。基于石膏模型的传统𬌗架不能很好地安装打印模型，而校准过的照片则不会产生上述问题，因此MODJAW可以帮助口腔技师对齐上颌的水平位置以及减少中线的倾斜。

例如，MODJAW使用一个由传感器和摄像机组成的系统来记录下颌运动，然后将其与加工中心设计软件Exocad集成，技师就可以将模型拟合到虚拟患者的下颌运动中，而不是将平均值输入到一个通用的虚拟𬌗架上。

在不久的将来，这一领域可能会出现更多的新兴技术。

还有一些通过数字化技术采集面部信息的方法，例如Bellus3D Dental Pro和Planmeca's Face Hunter应用程序，也可以帮助制订计划。

提升说服患者接受方案的沟通技巧

虽然只是刚刚接触患者,但让患者接受方案的"通道"已经打开。每个细微体验都会增加或减少患者的信任。现在开始共同诊断,不同的患者会有不同的诉求和个性特征,为其量身定制沟通策略的能力将是决定后续成败的关键。

有一种说法很有帮助也值得分享——折磨被安慰的人,安慰被折磨的人。这可以帮助我们富有感情地思索并通过最佳的沟通策略来激励或安抚患者。

沟通策略的应用始于采集信息的那次预约。如果能发现问题,我们就会"播种",尤其当现实状况无法达到其期望时,患者就能开始认可存在的问题。另外,如果患者感到非常紧张和害怕,则需要提供明确的治疗方法给他们希望,让他们感觉来对了地方。

换言之,如果患者完全没有意识到口腔问题,则属于"被安慰"型,需要向他们展示健康与自身状况之间的区别。记住,谨慎地展示视觉证据可以有效地协助达成这一目的。另外,如果患者自认为有很多口腔问题,则属于"被折磨"型,需要更多的安慰。如果我们过于严苛,从一开始就指出所有的问题,则可能会导致患者过于绝望!

带口内摄像头的口腔数字化扫描技术对临床检查后的继续"播种"大有帮助。约诊结束后,可以让患者坐起来,然后告诉他:"让我们看看扫描结果。你可以看这里,牙齿结构已经缺失了多少。我需要考虑的另一个问题是,当你咬合时,牙齿是如何接触到一起的。你再看这里,虽然从外形来讲我们希望你的牙齿能够长一点儿,但当牙齿咬合时却没有足够的空间来进行增长治疗。当然也可以选择移动牙齿来创造修复空间,但你会考虑这样做吗?"

"如果……考虑……"的问题有助于收集信息。即使答案是否定的,也并不意味着这不是一个治疗选项,而是意味着需要强化患者病例展示过程中的宣教和激励部分!

笔者会在约诊结束时说:"你做得很好。这是我现在需要的所有信息,这样我们就能了解所有情况,并找出所有的治疗选项。当你下次来诊所的时候,我们可以更具体地解释你所选择的治疗方案及费用,然后我们可以讨论你对此的想法。你还有什么疑问吗?"

一旦资料收集完成,患者就可以离开。你已经拥有了进行下一步所需的一切。

如何管理采集的数据

一旦采集了所有图像，我们需要进行下载和存储。最好是立即将照片下载到自己的存储系统或安全云存储系统（例如Dropbox）中的患者文件里。图像可以复制粘贴到模板上，形成患者档案。

经常能看到有些口腔医生采集的信息散落各处，有些在手机上，而X线片又在诊所管理系统上，需要用回忆来进行临床记录。在这种情况下，基本上难以实现病例的整体性研究。

决策点 **思考你的团队在这个阶段如何提供帮助：**

1. 谁来拍摄，用什么设备？如果用iPhone拍摄，那么就需要设置一个iCloud账户。如果用单反数码相机拍摄，那么可能需要一个读卡器。
2. 如何从软件中导出X线片？
3. 口腔护士可以做口扫吗？
4. 可以远程访问扫描结果吗？还是需要截屏？

把归类存放所采集图像的步骤作为患者的预约流程之一是一个很好的习惯。因为，如果不归类存放，整理图像就会很耗时，也有可能出现混淆。

很多一流的教育机构均能提供PowerPoint或Keynote模板。笔者使用并修改了Christian Coachman的Digital Smile Design（DSD）共享的原始模板（请扫描右侧二维码查看）。你也可以自己开发。关键是要有一个标准化的格式，能便于下载和访问图像，最好能远程访问。可以在每张或第一张演示文稿上添加标志。

检查完毕后，可将图像加载到演示软件中。可以导出X线片，也可以截屏。然后，以患者姓名命名该文件。在编写本书时，我们有一个Dropbox账户，每位医生都有一个文件夹，文件夹里还有两个子文件夹：一个是"诊断与检查"，另一个是"演示已就绪"。当口腔医生开始制订方案时，就可以利用笔记本电脑从工作站中访问这些文件夹。一旦"诊断与检查"的表格完成后，将患者档案文件转移到"演示已就绪"文件夹中，提示咨询师病例已经准备好并可用于展示了。

早期开发的患者档案举例——Keynote。

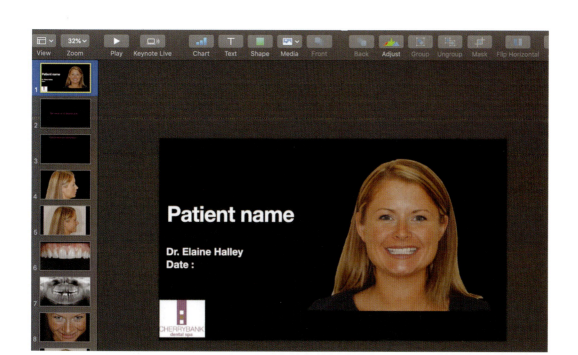

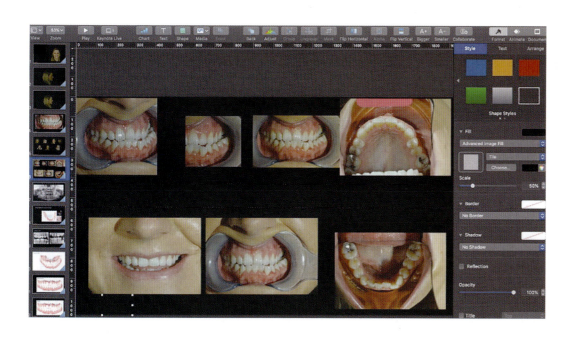

总结一下，假设现在已经采集并整理了数据，那么你所记录的内容应包括：

1. 就诊前——患者主诉、口腔病史、系统病史、社会经历、筛选问卷。
2. 图片和视频。
3. 数字化口扫（IOS扫描）。
4. 临床检查。
5. X线片/CBCT。

当你已经准备好并可以使用患者档案时，就可以为下一阶段安排时间。

扩展阅读

- Louis Harden, Protocols for Mobile Dental Photography with Auxiliary Light-ing, Quintessence International, 2020.
- Amanda Seay, Art Esthetics Dental Photography, Edra Publishing, 2022.

第6章

临床检查指南
Guided Observation

艺术诞生于对自然的观察和探索。

——Cicero

笔者居住在英国苏格兰,这里冬季的日照时间很短。冬至及圣诞节假期时,大约上午9点日出,下午3点30分日落。天黑之后笔者最喜欢的一项消遣活动就是点燃炉火。在餐桌被用于圣诞夜大餐之前,笔者还喜欢在上面铺散开1000片的拼图碎片。这是一项家庭活动(尽管大多数时只有笔者自己参与),而且笔者还对自己喜欢的拼图非常讲究。今年正待完成的是一个发明家的橱柜,里面有放满小工具的货架。笔者不喜欢蓝天、单色或有空白区域的拼图,因为这类拼图需要更多细节!去年我们完成了一个书店的拼图,前年则完成了一个放满不同颜色纱线和线程的缝纫橱柜的拼图。

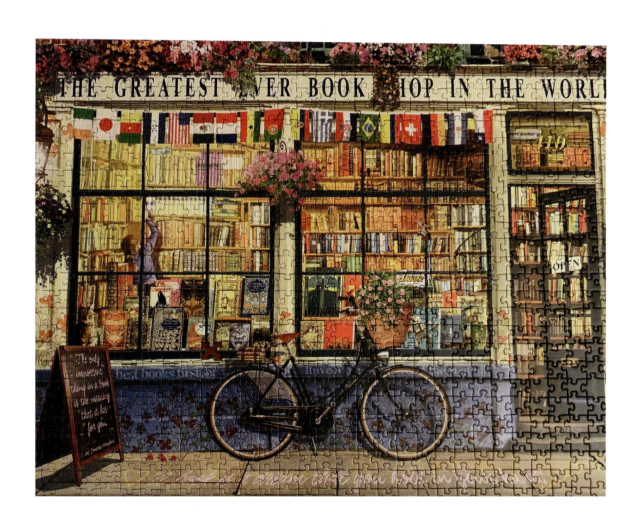

首先把所有拼图碎片倒在桌上。第一步：保证所有碎片正面朝上，找到边缘和角落的碎片。第二步：把拼图边缘和角落拼好。第三步：寻找颜色和图案，并且完成整个拼图。你要依次查看每块碎片并找出它们之间是如何相互联系的。我们不能只是简单地观察参照图，找到要点后把一些相似的碎片放在一起。拼图没有捷径，必须以可重复的顺序仔细观察细节，找到互相匹配碎片之间的联系。这时，会注意到一些在第一次整体观察参照图时没有注意到的不明显的小细节。最终成品的美来自每块碎片的细节，就像是艺术家创作画作时的每个笔触。作为观察者，我们观察整体，但这个整体又是由一系列更小的部分逐一组成的。

这是笔者对于观察的观点——对微笑和整个口腔（以及与人的整体联系）的系统性分析。事实上，笔者经常对患者解释，他们的口腔就像是一个3D拼图。我们不但要研究它，弄清楚应该做出哪些改变来实现目标，还要确保实施改变后的整体和谐。

这是设计的途径。如果一开始就没有进行系统性分析，我们就不可能设计出可预测的美丽微笑。因此，应该从开始进行分析时就接受训练。

定义：分析——对事物系统而仔细地检查。分析是为了解释说明某些事物，将复杂的课题拆分或将物质分成更小部分的过程。分析还可以理解为细看、研究和检查，这需要一个规范或体系来帮助我们将大量混乱的信息整理得有序。这一规范/体系被称为"临床检查指南"。

对于大多数牙科工作者而言，每个人都有迥然不同的个性和风格，制定一个统一的规范并不容易。而且我们常常过早得出结论并试图编造故事去佐证它。这很自然，也是我们理解这个世界的一种方式。加之患者繁忙的日程，以及对医生应该迅速解决问题的要求，导致人们常常忽视了分析这一步骤。

根据经验，我们确实能通过简单的口腔检查迅速确定治疗方案。即使在经验不足时，我们常常也会想当然。但这两种情况都会给我们带来风险，因为可能会遗漏一些细节，导致最终难以解决某些问题，或者忽略了某些细节而使得某些状况会随着时间的推移而恶化。

事实上，经过学习我们可以通过观察、理解，得到一个非常好的解决方案。但如果没有一个体系来指导我们思考和记录结果，可能导致无法全面地理解和分析。

获取信息之后，进一步完成临床检查指南。系统性分析能引导我们进行诊断和风险评估。结合数字化手段，我们可以整合、研究所有信息，找到和定义"A点"。"A点"就是我们起始的地方。这是在日常忙碌的临床工作中常常被忽略的关键步骤。就像拼图，我们要把所有的碎片在面前铺展开，然后按照一定的顺序来整理。

决策点 **Keynote还是PowerPoint？** 笔者是Mac和Keynote用户，平时办公和居家都使用一台MacBook Pro。你同样也可以使用其他操作系统的计算机和PowerPoint软件。如果你偏好使用PowerPoint，那每当笔者提到Keynote时你用PowerPoint替代即可。二者的快捷键很类似，用"CTRL"（PowerPoint）替代"CMD"（Keynote）即可。就笔者个人而言会觉得Keynote更直观，处理图片和视频更简单，但如果你熟悉使用PowerPoint也一样。笔者的办公室和诊疗管理系统都是基于Windows系统的计算机，还有两台MacBook Air供诊疗助理使用。另外，我们使用Dropbox（云存储平台）线上传输关键文件。

分析临床数据的系统：临床检查指南

1. 准备好收集到的数据。
2. 准备好全面的表格并逐一填写，它将会引导你按照既定的顺序全面检查（诊断观察表）。
3. 使用指导说明。尤其在对不熟悉的内容进行筛查时，或者需要将学到的新知识整合到日常临床实践中时。
4. 填表时，及时对图片和X线片进行注释。对口扫的关键内容截屏，可以同时在Keynote的病例记录中为患者构建一个可视化的档案。
5. 填写表格，提炼要点，完成诊断和问题列表。
6. 现在可以开始制订治疗计划了。

关键是要让你所需要的一切触手可及。为了能够全面分析，你需要准备好一切——这非常关键。

分析临床数据的系统：临床检查指南

1. 图片和视频。
2. 临床记录和牙周检查表。
3. X线片/CBCT。
4. 口扫或研究模型。

以前，诊疗助理会帮笔者准备好图片、研究模型和X线片，团队成员一起坐在诊室计算机前。助理读临床前记录，笔者读椅旁记录，然后笔者把想法说出来让她及时记录。这在当时很有效，但并不系统与高效。而且费时、费力，需要两人同时在场，笔者必须在办公室完成这项工作。如今，利用数字化流程，笔者可以灵活地获取想要的任何信息。在临床中，我们需要做一些工作来确保所有的数据都在它们该在的地方。建立系统和指南可以确保高效地完成这项工作。

时间管理

对这个流程来说，时间管理是一个非常现实的难题。笔者鼓励一起工作的年轻医生（常常是助理牙医）把自己看作是一个同时需要临床时间和管理时间的整体。如果他们花一些时间用于规划而不是处理患者，那么临床时间会更高效。虽然，这在忙碌的临床工作中很难做到，因为诊室或牙椅的时间都是提前预约好的。为了使临床医疗收入可负担管理开支，医生几乎会在一切有空的时间接诊患者。数字化技术的出现意味着医生能远程访问相关信息。医生可以将每周的工作时段分为临床接诊时间和日程规划时间，也许对有些医生来说，在家看不到患者的状态，让他们能更专注地完成分析。但像这样把所有重要的工作放在晚上或午餐时间完成是不可持续的。如果他们的工作时间大都是治疗单牙或初诊患者不多时，是可能实现的。但这不是最理想的状态，可能会导致压力增加和思考不充分。

我们很难找到不被打扰的时间，甚至对诊所主管来说也很难。加州大学伯克利分校优秀的线上课程——《工作中快乐的科学》（《The Science of Happiness at Work》）——发现即使只是在旁边的桌子上放一部手机也会使你的工作效率降低30%。我们都知道这一点。即使将手机调成静音，还是想要查看手机通知和消息。在意识到这点之前，我们很容易从手头的任务分心，而且压力倍增，因为心里明白还应该要完成其他"任务"或者应该回复其他人。这样就很难将注意力集中到分析与思考中。

建议将每周的时间规划成一块一块的，用于分析和制订治疗计划。需要多少时间取决于每周接待多少患者。找到一个可以高效、专注、不被打扰的时间和地点，关掉所有邮箱，并把手机放在另一个房间！

笔者自己进行调查/分析的检查列表：

- 视频和图片已经下载到Keynote或PowerPoint演示文稿中（被称为"患者的病例记录"，这个内容通过Dropbox共享），助理已将X线片截屏添加在内。
- CBCT软件（如果有）。
- 可联网的口扫（诊所使用的是MyiTero平台）或研究模型。
- 保存临床病历记录的诊疗管理软件。
- 填写一个电子或手工表格来指导我们的观察与思考以做出全面的诊断。推荐使用诊断观察表并将其作为模板上传至临床管理软件中。
- 指导说明——任何关于如何通过已收集的临床检查信息进行诊断的指南，例如新的牙周分类流程图、正常值、微笑设计步骤和颞下颌关节分类等。
- 微笑成像软件（例如Christian Coachman的DSDApp）。
- 风险评估表。

如今很多诊疗管理系统都有云存储功能，方便医生在任何地方安全登录。对其他人而言，获得诊疗机构主管的准许才能设置远程访问。

笔者喜欢用Mac笔记本电脑来设计病例，还可以远程使用临床诊疗管理软件。在浏览器上，我们可以在打字的同时打开软件的两个页面来阅读临床检查资料，同样还可以打开MyiTero平台连接到口扫资料，再打开Keynote中的患者档案，方便笔者在二者之间来回切换。

以上任何一项都可以使用纸质资料。重要的是需要获得所有的信息来完成诊断观察表。如果遗漏了任何信息，都将无法继续进入治疗计划的阶段。

在浏览器中打开多个页面的截屏

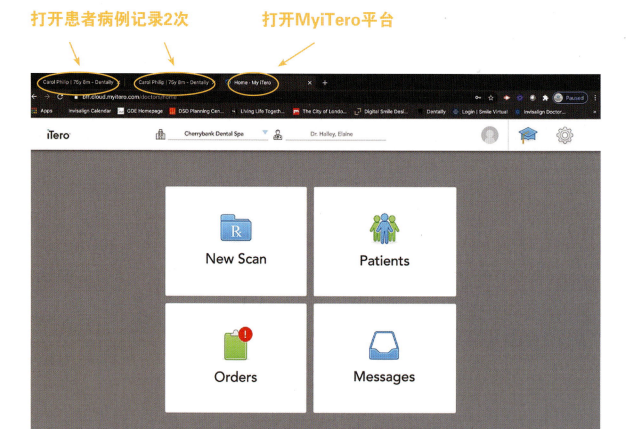

运用Mac笔记本电脑触控板的"三指操作"可以在Keynote患者档案和表格（诊断观察表）之间自由切换。

在回顾临床检查记录表中，我们可以获得临床前信息、临床记录和病史。在全屏模式的诊断观察表中，我们将信息及时输入诊断观察表中。这个表格也是一个指导清单。要填写这个表格，需要在这些页面与Keynote患者档案中的图片或X线片之间来回切换。记住，触控板上利用"三指操作"可以在Keynote患者档案与浏览器页面之间切换。

回顾临床检查记录表(Dentally软件)

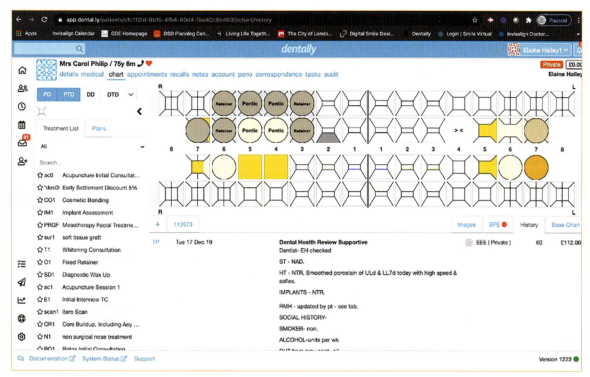

全屏模式的诊断观察表(Dentally软件)

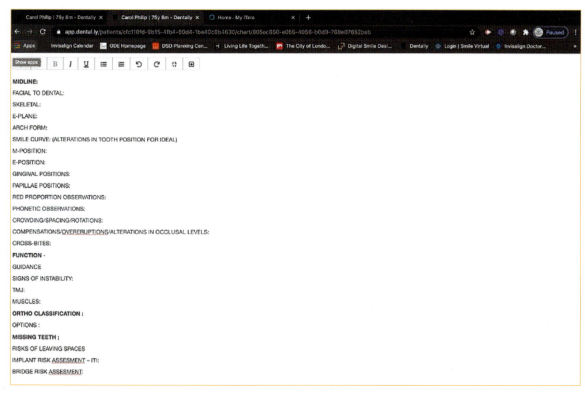

MyiTero网站上获取的虚拟研究模型

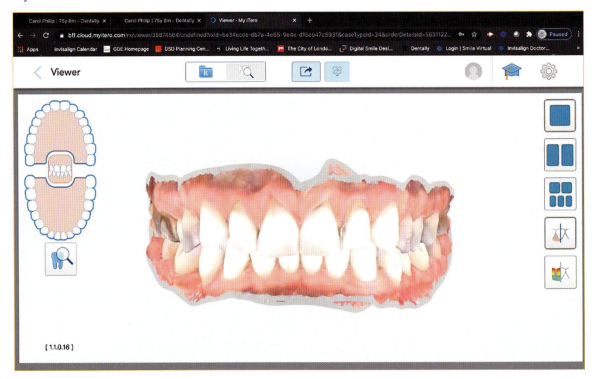

向患者展示的Keynote患者档案

图片和X线片。

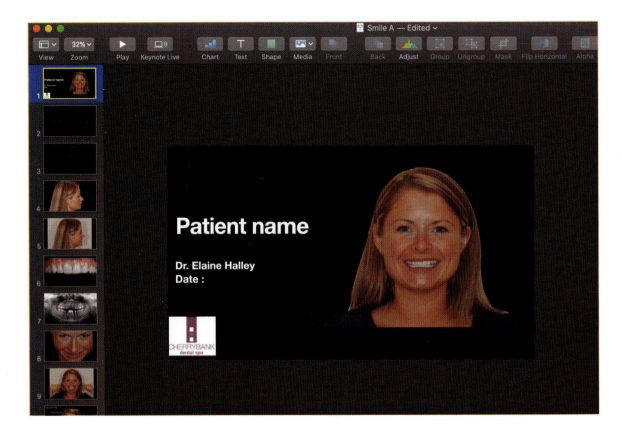

注意：在Mac笔记本电脑上截屏最简单的方式就是使用快捷键"CMD-Shift-4"。屏幕上会出现一个小的指示框，你可以点击并拖动它来获取对所需区域的截图。这个截图会出现在屏幕的右下方，如果你已经打开了患者档案，就可以把这个截图直接拖动到所选择的演示文稿中。如果停顿一会儿，这个截图会保存在桌面上，可以从桌面上将它拖动到你想要添加的地方。

在Windows计算机上用到的是"Windows"键和"PrintScreen"键。

如果以上操作都无效或者你忘记如何操作，上网搜索"如何在XX上截屏"即可。

请参见附录中诊断观察表的空白模板。

通过临床检查指南进行分析的步骤

开始之前，需要注意3个要点：

要点1：在临床记录表格上方，填写以下条目：

回顾审查临床记录、病史、患者档案中的图片、X线片和MyiTero。

建议像临床预约一样输入这些条目，并明确患者没有在现场。在查看和回顾数据的专用时间内完成，输入这些条目，并由软件生成日期。这一操作还明确了患者档案、图片和口扫是临床记录的一部分。如果有人需要查看患者记录，则可以清楚地看出分析过程中的考量。

要点2：此诊断观察表是从笔者后期学习过程中不断改进演化而来的。例如，在美国佛罗里达州的Dawson学习机构接受培训时，医生会手动填写表格，以便对逐颗牙齿和咬合进行分析。来自不同教学机构的表格大多都很优秀，而且是由临床医生设计的。所有人都在努力解决同一个难题——试图找到一个在现实世界中有效的分析系统。

由于每个人的教育经历不同，表格中的某些条目可能比其他条目更能引起你的共鸣，你也可能已经使用了一些不同的条目。我们需要的是一种从面部全局出发的方法，在早期阶段就考虑到微笑层面，但仍然与缺牙、正畸和牙齿结构相关。这是一种考虑美学、结构、功能和生物学的方法。

要点3：考虑到填写的表格是自用的，用它来指导调查/分析和回顾审查，并帮助助理牙医或其他同事了解病例，因此不需要以患者友好的语言来填写条目。

笔者一般会使用缩写词和专业术语。而患者档案则用来解释这些内容。

要完成对患者的全面分析，我们需要认真完成诊断观察表的九个分析步骤。

第一步：全局诊断
第二步：一般风险因素（整体）
第三步：整体美学考量
第四步：全局功能
第五步：正畸概览（局部）
第六步：缺牙分析
第七步：逐牙分析［牙周风险、现存牙髓情况、牙髓风险、修复体、龋病、牙面缺损（酸蚀/磨损/磨耗/楔状缺损）］
第八步：美学评估的细节（细节）
第九步：风险评估总结

诊断观察模板或表格是系统中的一个工具。可以根据自己的喜好和临床经验随意调整这一工具。以下几章概述了表格使用建议。

第7章

整体观察
Macro Observations

我不会增添一些无用的东西使简单的变复杂,相反我会使我的生活由复杂变简单。

——Oliver Wendell Holmes Junior

第一步:全局诊断

按照第5章的描述完成初始临床记录和测量。结合临床检查记录和照片来填写这些详细内容,以此指导笔者根据全局诊断进行初步分析。《全局诊断》(《Global Diagnosis》)一书以一种非常系统的方式涵盖了所有能从这些测量中做出的诊断,包括不同的治疗选择。

记录顺序:

1. 面中部至面下部。
2. 唇长度。
3. 唇动度。
4. 牙齿长度。
5. 釉牙骨质界(CEJ)的位置。
6. 上颌倾斜。
7. 颊廊。

1. 面中部至面下部

息止颌位从眉间中点至鼻底测量的面部高度等于鼻底至颏下的距离。这意味着面中1/3应大致与面下1/3相等。

其中面下1/3大致由口裂上方的1/3(上颌)和口裂下方的2/3(下颌)组成。

从眉间中点至鼻底的面中部测量。

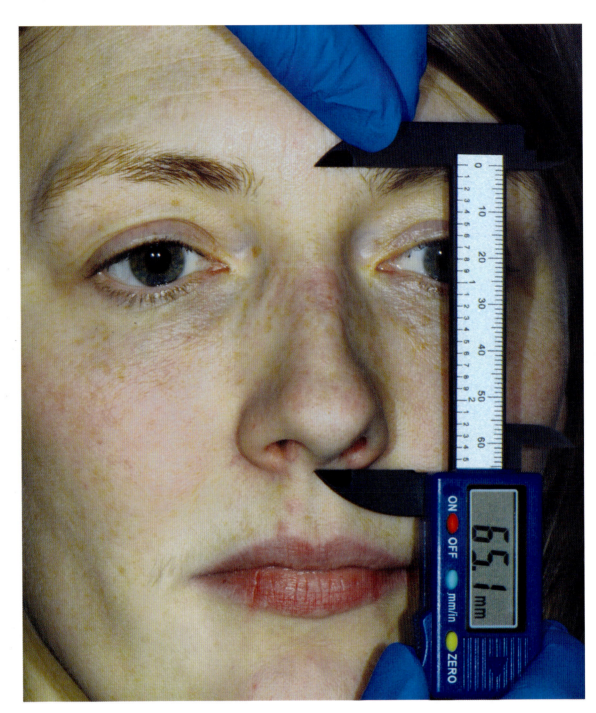

息止颌位下从鼻底至颏下的面下部测量。

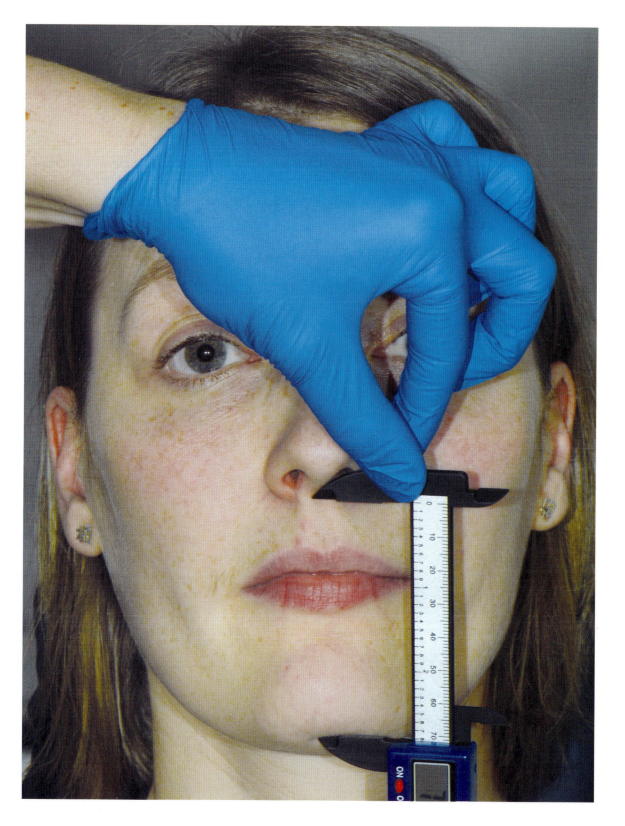

面中部与面下部的比例应为1∶1。如果面中部测量值为59mm，而面下部为60mm，则比例接近1∶1。但如果面下部测量值为75mm，则比例不再是1∶1，面下1/3更长。

2. 唇长度

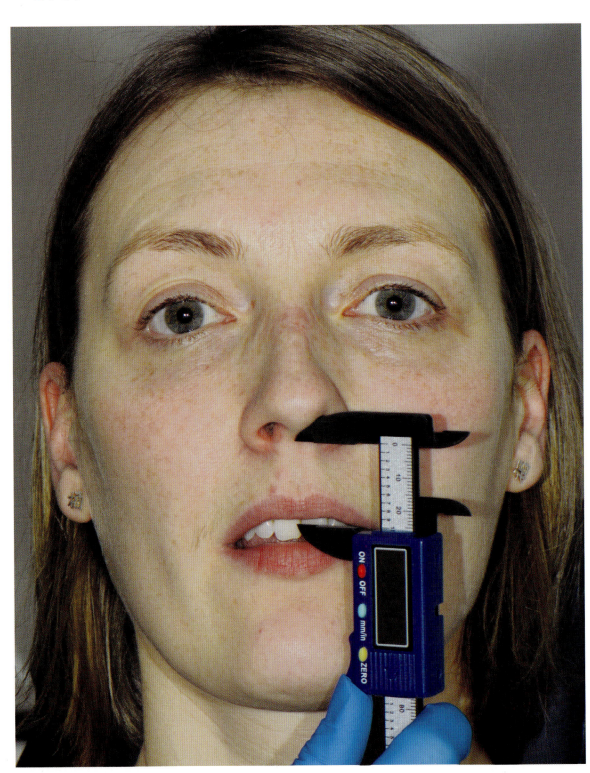

年轻成人息止颌位时从鼻底至上唇下缘测量得到的唇长度：

女性为20~22mm。

男性为22~24mm。

上唇长度随年龄增加——40岁起每10年伸长约1mm。

3. 唇动度

计算唇动度需要知晓中切牙长度：测量息止颌位时中切牙的暴露长度，以及大笑时上唇高于中切牙龈缘的距离，或者记录中切牙未能高于龈缘的情况。例如，如果上中切牙长度为10mm，息止颌位时仅切端2mm可见，大笑时在上唇下可见3mm宽的牙龈暴露，那么嘴唇起始位置为10mm−2mm=8mm，并移动了8mm+3mm=11mm。上唇正常动度范围是6~8mm，相比之下该患者的上唇动度过大。

在另一个示例中，如果牙齿长度为10mm，息止颌位时牙齿不可见，大笑时上唇仍遮盖牙齿2mm（−2mm），则此病例中上唇动度为10mm−2mm=8mm，在正常范围内。

例如，如果患者有过度露龈表现，我们应该先考虑原因。这个原因会影响我们对治疗方案的选择。在这个病例中，患者有过度露龈表现，测量却显示上唇长度及上唇动度均正常，但面下部长于面中部。因此，诊断可能为上颌骨垂直向发育过度（VME）。

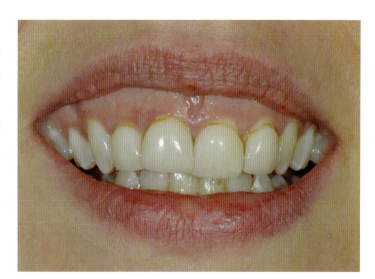

拥有正常面部结构但上唇动度过大患者的治疗方案选择大有不同。

4. 牙齿长度

平均长度为10～12mm。

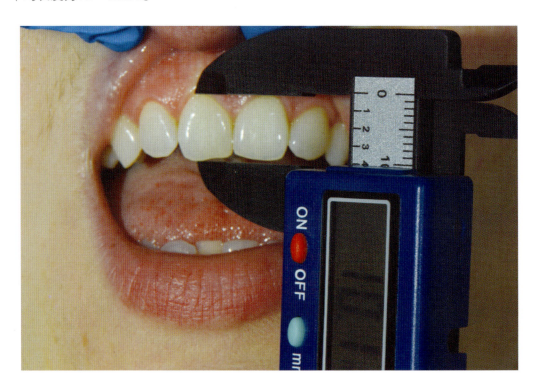

同时，也测量从一颗中切牙远中至另一颗中切牙远中的距离。这项测量对校准微笑设计非常有用。我们将在第11章看到Christian Coachman的DSDApp使用该测量校准设计。

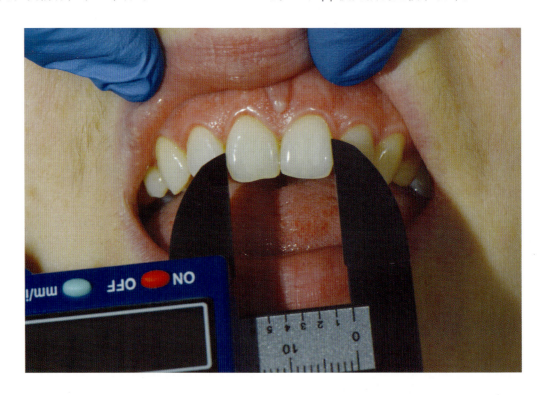

5. 釉牙骨质界（CEJ）的位置

根据使用牙周探针能否在龈沟内探及釉牙骨质界，结合牙齿长度，提示我们考虑做出被动萌出的诊断。牙齿变短的原因可能是磨损导致的切端长度损失，或者在牙齿萌出期间牙龈退缩不足，导致牙龈附着在牙釉质上。正如我们将在后面章节中所讨论的，治疗计划会因诊断而有差异。

6. 上颌倾斜

了解患者的上颌骨是否有任何水平的倾斜非常重要。这可以通过比对牙龈连线与水平面的差异检测到。

在这张MyiTero图中，即使没有面部图像也能看到上颌左侧向下倾斜。

红线所示的前牙牙龈连线与水平面并不平行。

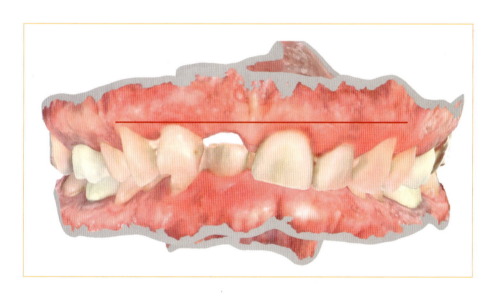

上图中的患者因为"单牙"的问题紧急来到笔者的诊所。患者失去了使用了10年的修复右上中切牙的粘接桥，来就诊咨询是否可以选择种植。使用本书描述的过程，笔者带患者了解了口腔现况，包括下颌切牙磨损以及下前牙的牙槽骨代偿。向他解释现在的咬合状态与10年前不尽相同，目前下颌切牙很可能已经磨损到了牙本质；磨损加速，最终失败的粘接桥成了薄弱环节。笔者向他讲解了目前治疗存在的挑战与风险。患者表示理解并且正在进行修复前的正畸治疗以改善咬合，为后期修复预留空间，使笔者能以更可靠的方法修复缺失的牙齿结构。向患者解释为什么在没有这些步骤的情况下不可以简单更换粘接桥或者种植是一个挑战。

7. 颊廊

这项评估很有难度，因为它无法依靠经验测量。从微笑分析的角度来看，我们希望看到丰满的颊廊，在脸颊与上颌前磨牙及磨牙颊面之间仅有很少的黑色或未被填满的空间。相反，如果颊廊过大，则提示上颌骨发育不足，也可以看作牙列外形较窄。上颌骨窄小通常意味着上腭高拱，这会导致呼吸和/或睡眠困难。根据医生在这个领域的学习程度不同，可能会提出更多问题并进一步对气道进行检查。对我们中的大多数人来说，如果想从功能性的角度进行诊治则需要转诊至相关专家。但如果我们能辨别出功能性的疾病，并与患者讨论其存在的可能，就已经是在为患者服务。

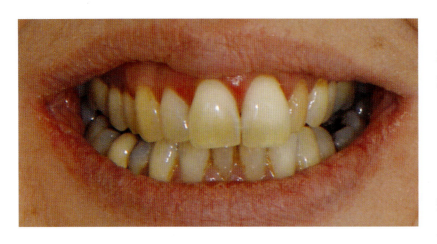

示例1：上颌骨宽度发育不足和过宽的颊廊空间。

治疗后：在这个病例中，患者拒绝正畸治疗，因此我们选择维持中切牙现有的位置，进行美白和冠延长，并对上颌两侧的侧切牙至第二前磨牙进行贴面修复。治疗效果是人工加宽牙弓外形以改善颊廊，提高美学效果，还有效转移了患者对中线偏移的关注。然而，从生物学角度来看，通过手术辅助的正畸治疗，来进行上颌扩弓并拓宽气道是更合适的方案。患者可能依然会选择仅改善外观的方案，但是当了解到更多与气道诊治的关联及可能性，笔者就能与患者进行更深入的讨论。

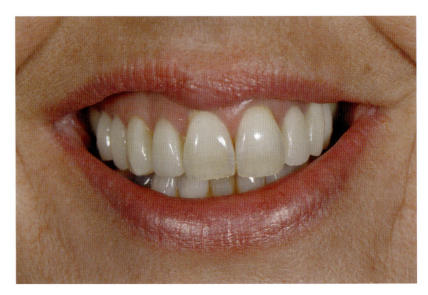

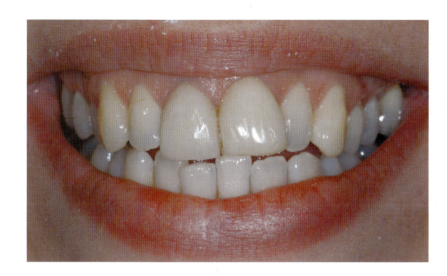

示例2：术前前磨牙区的颊廊表现。

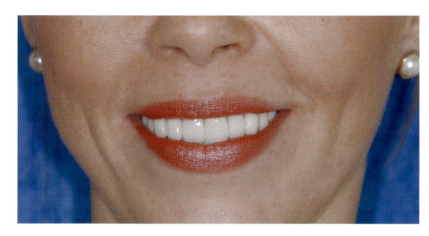

经过微笑分析以及新的贴面修复后——更宽、更明亮的微笑充满颊廊。

第二步：一般风险因素（整体）

1. 药物史及进一步研究

在诊所管理软件中可以回顾病史表和任何特定的药物，并进一步研究其可能对牙科治疗带来的影响。在这一步骤中，笔者的指导材料来自Lesley Fang博士的《Ultimate Cheat Sheets》。笔者认为这本手册非常有用，因此与药物学同事Jonathon Bell一起将其翻译成英文。

2. 副功能

患者是否意识到自己磨牙或紧咬牙，以及是否使用夜磨牙𬌗垫？在诊所，经常能遇到终末期牙列的患者。有时他们的牙齿处于一种非常差的状态以至于完全不能咀嚼。根据经验，在这个阶段我们可能会漏诊肌肉力量很大的夜磨牙患者，单纯用固定义齿修复了衰退的牙列，却发现肌肉的力量才真正摧毁一切。

这就是为什么笔者一定要在这项分析的最初回答并详细说明这个问题。不能错过任何副功能病史，因为在后一阶段考虑多种不同治疗方案时，这将非常关键。有时，笔者会注意到牙齿相当大的磨损、齿痕舌及强有力的咬肌，但患者会否认相关信息或不知道磨牙症的存在。笔者也想在早期知道这些信息，我们需要在患者档案为患者留下这些磨牙症的证据。

3. 牙周分级

牙周分级参考牙周基础检查（Basic Periodontal Examination，BPE）、X线片及新分级流程图。

BPE结果会出现在临床检查记录中。笔者以此为参考，并通过流程图获得诊断。推荐读者从这个网址获得BPE指南：http://www.bsperio.org.uk/assets/downloads/BPE_Guidelines_2011.pdf。

使用带黑色区域的世界卫生组织（WHO）牙周探针进行的WHO牙周基础检查。

指数	出血	牙石/龈缘退缩	探诊深度
4	可能存在	可能存在	完全覆盖黑色区域 ≥5.5mm
3	可能存在	可能存在	部分覆盖黑色区域 3.5mm < PD < 5.5mm
2	存在	存在	未覆盖黑色区域 ≤3.5mm
1	存在	无	未覆盖黑色区域 <3.5mm
0	无		未覆盖黑色区域 <3.5mm
X	区段内牙列缺失或少于2颗牙齿		
*	可以加入任何一项指数中以提示需要评估的额外牙周问题：根分叉病变、牙齿动度、膜龈缺损、牙龈退缩>3.5mm		

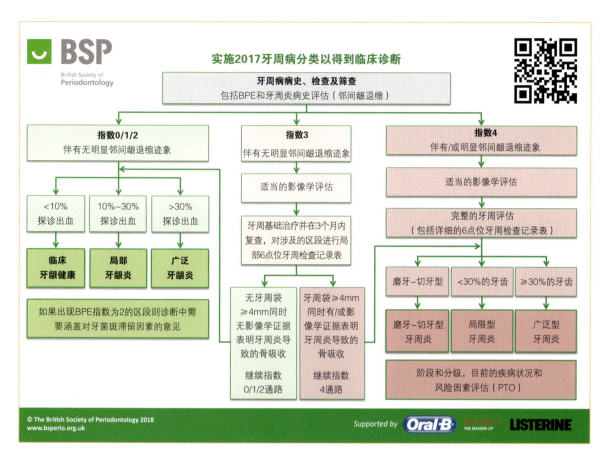

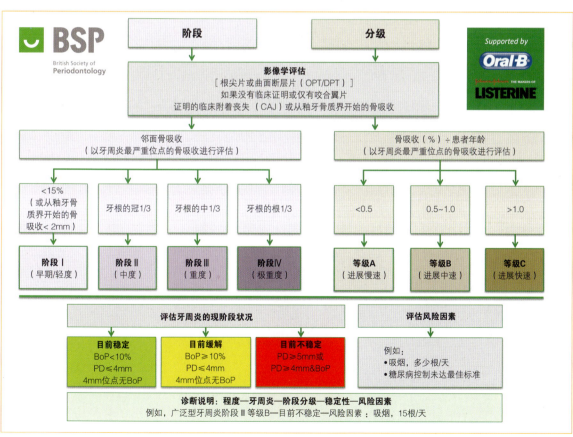

除了局限型牙周炎，其他类型的牙周炎都需要参考影像学表现以判断严重程度等级。这个阶段，在Keynote患者档案中切换幻灯页面进行观察并将结果记录在表格中。

4. 软组织考量

记录其他因素，例如舌系带、上下系带附着、齿痕舌、地图舌和颊白线，以及其他可能影响下一阶段治疗计划的问题。牙龈生物型观察和面部不对称也可以记录在此。

可能你还希望在这一部分记录更多的气道评估，例如Malampatti评分和扁桃体分级。

扩展阅读

- J. William Robins and Jeffery S. Rouse, Global Diagnosis–A New Vision of Dental Diagnosis and Treatment Planning, Quintessence International, 2016.

第三步：整体美学考量

这里我们需要提醒自己关注患者的主诉。如果与美学无关，笔者依然会完成所有步骤，但是要记住在构建患者档案时，不要把美学作为重点。如果患者有特殊需求（例如贴面），笔者就需要一边评估这是否是一个可行的选择，一边思考其他方案。

现在可以开始微笑分析了。为了填写这部分，笔者会综合参考正面照的微笑评估演示文稿和患者档案中的照片文件，以及MyiTero中的上下颌模型。

1. 中线。
2. 骨面型。
3. 磨牙和尖牙分类。
4. Ricketts E线/Andrews线。
5. Arnett真垂线。
6. 牙弓型。

7. 微笑曲线（理想状态下牙齿位置的变化）。
8. M位（或息止颌位时的牙齿排列）。
9. E位。
10. 牙龈位置。
11. 龈乳头位置（上前牙）。
12. RED比例观察。
13. 宽长比。
14. 语音观察。
15. 拥挤/间隙/扭转。
16. 代偿/过度萌出/殆平面的改变。
17. 反殆。

1. 中线

记录相对于面部的上中线，也可以记录牙列中线偏移的观察结果。

首先从临床记录和患者档案展示中的照片开始。确保第一张演示文稿是一张高质量的患者正面微笑照。

接下来，需要一张微笑的技术性照片。为了微笑分析，笔者倾向于从患者前方拍照，颏部微收、头发别至耳后、摘掉眼镜、牙齿轻微分开。将这张照片剪切并复制到面部分析的演示文稿中（引自Christian Coachman，DSD）。

学习正在使用的演示软件的基础知识是一种很好的练习，包括复制、粘贴、调整大小、遮罩/裁剪组项目及置于底层等。

在这张演示文稿中的操作顺序是将照片复制进来、置于底层、遮罩/裁剪多余背景，以及调整图片大小使面部适合图中的圆圈。这个圆圈不是诊断性的，只是作为一个导板。

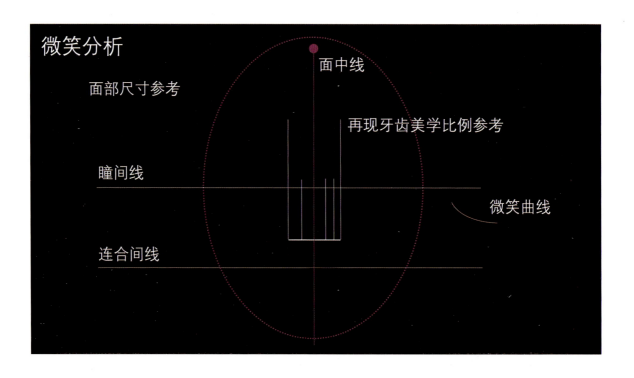

上图的组成部分：

1. 一个可以使面部外形与之契合的圆圈作为确定照片大小的导板。
2. 垂直线——用来评估垂直面上的面部标志点并确定面中线。
3. 水平线——用来使照片平行于水平面并根据水平线评估面部标志点。
4. 基于重复牙齿美学比例的栅格。用来评估正面观时6颗前牙的相对宽度。
5. 弧线——用来评估微笑曲线，并被复制用来评估牙龈曲线和龈乳头水平。

在一开始，将微笑照导入这张有两条水平线和一条垂直线的面部分析演示文稿中非常有用。这实际上是一个电子面弓，可以与视觉系统相关联，让我们得以在视觉上进行比较。我们常常只观察了细节就开始面部的评估，这种管中窥豹让面部评估变得困难。在判断墙上一幅画的上缘是否与水平面平行时，我们往往不需要使用电脑来辅助，将上缘与天花板和墙面的连接处进行比较就可以立刻知晓。但因其形状和复杂程度不同，面部评估没有那么容易。如果我们在面部简单地画一些线条，将面部旋转至瞳孔间连线与水平面平行并画出面中线，自然而然地就可以观察到之前可能忽略的面部不对称。

面部照尺寸以及"置于底层"。

第一步是观察照片中的瞳孔间连线是否水平，也被称为"校正图片至水平"。你可以将水平参考线上下移动以检查耳朵上端、眉弓上端和连合间线。在上面的示例中，需要将图片向右旋转来校准水平。

Keynote小贴士：如果将鼠标悬停在图片一角的白色方块上并按"CMD"键，则会出现一个旋转箭头，可以用两指在触控板上旋转图片。

将图片旋转至水平。

Keynote小贴士：如果双击照片则边缘的方块会变黑，鼠标悬停在角落方块上并按"CMD"键。双箭头出现，可以用来更改图片的轮廓使之看起来无旋转。

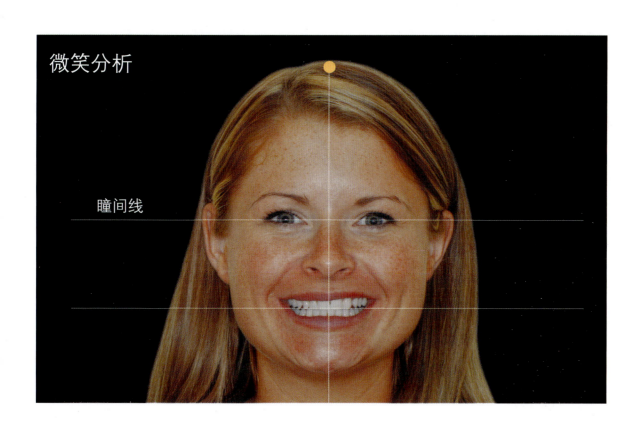

第二步是将长垂直线与面部垂直线对齐以确定面中线。这条参考线是眉间中点、鼻尖点、人中及颏顶部的连线。这一步需要一定程度的主观判断，因为人的鼻子和颏部有可能偏斜，所以这些点仅供参考。最终还是要通过观察面部整体来决定中线的位置。

一旦标出这条参考线，就可以评估牙列中线是否与面中线一致了。

注意：骨骼中线由系带附着和人中决定。牙列中线由两颗中切牙之间的龈乳头顶部决定。这是因为中切牙的角度可能导致牙间隙偏离中线，但可以被纠正。如果牙根偏移并因此导致龈乳头偏移，则难纠正。

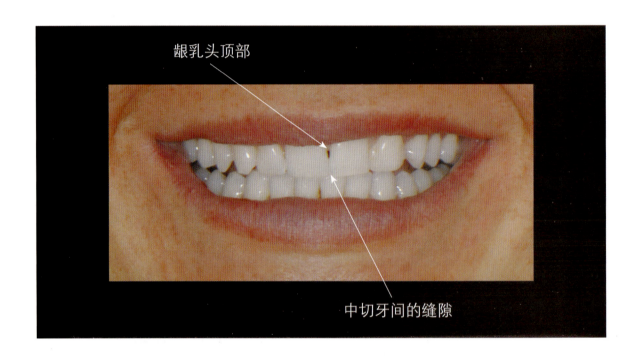

注意：绘制这些参考线时，照片质量非常重要。如果发现照片中患者一侧耳朵露出得比另一侧多，那可能是拍照时镜头并没有正对患者，需要参考视频和临床观察来确定中线。要始终仔细检查所得出的结论，并且确保没有基于有偏差的照片而做出假设。

在微笑分析一开始就对患者面部绘制这些参考线可以帮助我们用肉眼进行观察，因为它们提供了一侧与另一侧比较的基础。在绘制面中线时，如果面部结构有较大的偏差并且需要做出判断，医生需要记录下这个假设。例如，笔者可能会写"鼻偏向右侧"或"照片中显示颏部偏向左侧，但是拍照时可能角度不正——需要再次确认"。

此时，可以返回到表格中对牙列中线做出评价。它是否与面中线重合？是否有偏移但是与面中线平行？是否倾斜？整个骨骼中线是否偏移，即上颌骨是否旋转？

应用面中线参考线时记录的面部不对称示例。

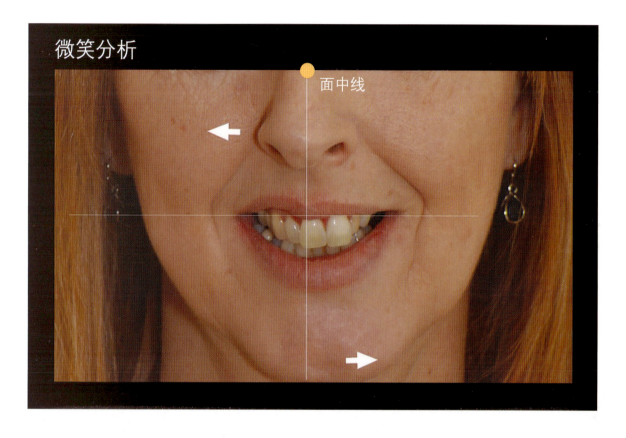

上图也记录了唇部不对称。

如果面中线与牙列中线之间有明显的偏差，可以返回患者档案并复制这张演示文稿（在左侧演示文稿预览列表中点击演示文稿，使这张演示文稿的轮廓变为黄色，按"CMD-D"键复制演示文稿）。接下来，可以在下一张演示文稿中记录偏移。在工具栏点击形状选项插入一个形状，然后选择一条线进行说明。有时最好再次复制演示文稿并进行遮罩/裁剪至仅保留微笑部分的图像，这样会显示得更加清楚。

确定好的面中线及相应的牙列中线。

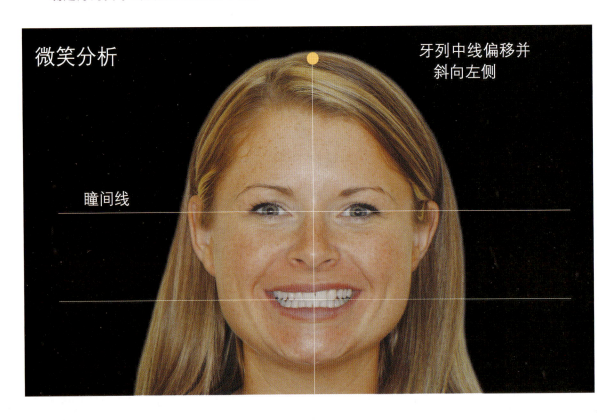

面中线显示微笑时牙列中线轻微偏移和倾斜。

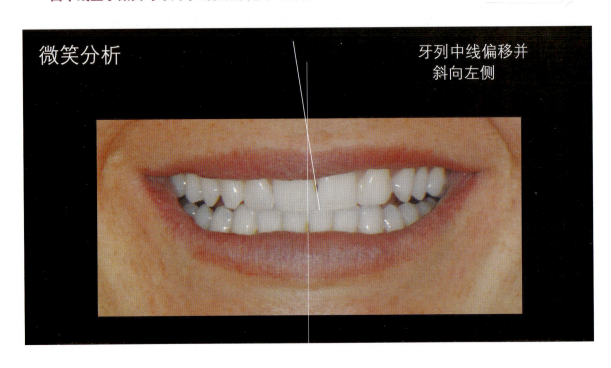

注意：裁剪或遮罩有注释的照片时，放大图片前记得将各项内容组合在一起，否则它们会失去彼此之间的位置关系。"组合/取消组合"选项在工具栏，或者双指点击数控板。

近距离观察这张图时，还可以注意到唇部的不对称，相比于上颌右侧牙齿，左侧牙齿上方有更多的牙龈暴露。这可能是由上颌倾斜或唇部不对称导致的。在这个病例中，患者唇部左侧看上去比右侧抬得更高。请记录在表格中。

总之，将面部调整至与水平面平行并标出面中线的操作可以提供以下3个方面的信息：

1. 比较牙列中线与面中线。
2. 面部不对称。
3. 唇形与唇部不对称。

在患者面部照片上绘制参考线有助于眼睛更准确地观察。付出这些精力是值得的，经过不断地练习，眼睛的观察力能够提高。

2. 骨面型

一般口腔诊所里，大多数患者不需要拍摄头影测量片。但它对于筛查患者面部/骨骼结构趋势非常有用。请记住，如果不能确诊，那么只需要进行观察。不需要每位医生都成为正颌专家，但可以通过训练我们的眼睛来观察和评估，不断学习并能够对一些需要咨询专家意见的情况有所警觉，或者至少帮助患者理解只治疗牙齿的局限性。

我们已经在全局诊断表中做出面形的诊断，因此这里指的是在矢状面上患者的骨面形。

根据患者档案中的照片文件，判断患者是骨性错𬌗是Ⅰ类、Ⅱ类，还是Ⅲ类?

鼻唇角

这时，笔者会参考鼻唇角的所有观察结果。因为前牙治疗计划可能影响到在前后向上的唇支持角度，所以需要了解鼻唇角。

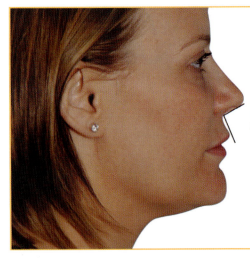

鼻唇角由鼻底和上唇确定。
男性的鼻唇角平均角度为90°~95°。
女性的为100°~105°

相比于平均数值（20~22mm），下图的患者上唇较短（18mm），但是唇动度正常（7mm），因此她的鼻唇角为锐角。

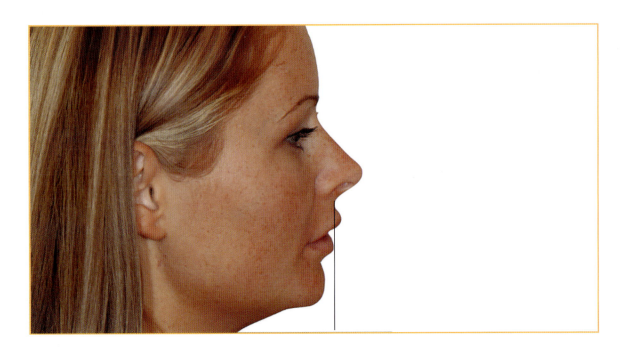

3. 磨牙和尖牙分类

记录第一磨牙和尖牙的分类。如果患者有正畸治疗史，牙齿分类可能与骨面型不同，尤其是拔过牙的患者。

来自MyiTero中展示磨牙Ⅲ类关系的咬合示例。

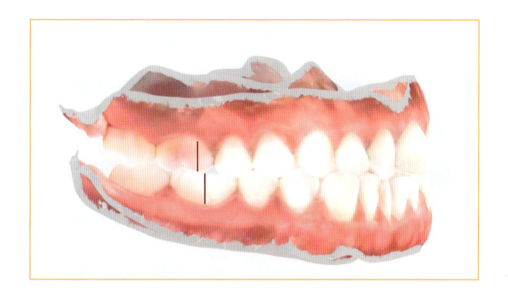

查看MyiTero时，需要及时截屏添加至患者档案。在Mac笔记本电脑中，按"CMD-Shift-4"键截屏，高亮想要突出的区域并拖动至演示文稿中（请扫描右侧二维码查看）。

4. Ricketts E线/Andrews线

当我们教学微笑分析时，经常发现口腔医生很难确定患者的骨面型，因为通常没有头影测量侧位片。如果有，就会从影像学层面上了解上下颌骨之间的关系以及与颅底的关系，也就是我们所说的"骨面型"。

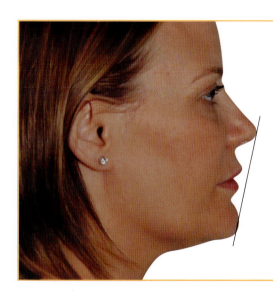

Ricketts E线连接鼻尖和颏点。上唇距此线平均距离约为4mm，下唇距约为2mm

不需要所有口腔医生都成为正颌专家才能做出诊断，但是如果对骨骼关系掌握得越多，就越能理解潜在的牙科治疗改变美学的局限性。这也是为什么笔者会观察一些"平面"，虽然无法由此给出完整的诊断，但确实能够帮助了解患者的骨结构特点。

首先提到的便是正畸医生Ricketts提出的**Ricketts E线**，可被用作观察指南但不作为诊断原则，因为由它引起扁平面形使其备受指责。如果从侧面鼻尖至颏部画一条线，骨性Ⅰ类患者的上唇应该距离此线4mm，下唇距离2mm。任何相反的观察结果都需要记录下来。

Ricketts E线是一条从鼻尖至颏前点画出的线，它显示了上下唇距离线的远近。Ricketts医生认为对于高加索人的平均面型来说，如果想拥有美观的侧面轮廓，那么下唇应该位于线后约2mm，上唇位于线后约4mm。对于不同种族的患者而言有差异是正常的，但是有一些相似点是适用于所有患者的。唇部越接近Ricketts E线，在一些病例中甚至超过Ricketts E线，唇部和牙齿就会越主导微笑，而鼻子和颏部的存在感会变弱。唇部距离Ricketts E线越远，鼻子和颏部就会越主导微笑。关键在于正畸治疗前应先评估Ricketts E线关系，以确定是拔除前磨牙收回牙齿，还是扩大牙弓。

对于非正畸医生，Ricketts E线评估也很有价值。通常唇部越接近Ricketts E线，牙齿和唇部会越凸显，而唇部越远离Ricketts E线，鼻子和颏部会越凸显。

Ricketts E线的替代方案是**Andrews线**，它认为在自然头位（NHP）且鼻翼耳屏线平行于水平面的情况下，经过眉间的垂线应该通过上中切牙的唇面。如果上中切牙在这条线的后面，则提示上颌骨不足；如果在这条线的前面，则提示为骨性Ⅱ类。

在这个病例中，患者的上颌切牙在线后方，提示矢状面上可诊断为上颌骨发育不足或上颌后缩。

上颌切牙在垂直线后。

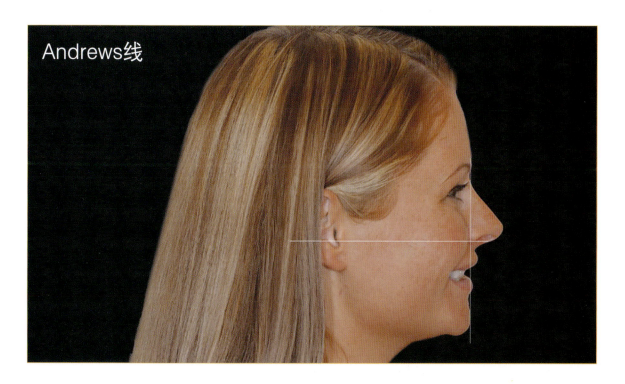

5. Arnett真垂线

笔者习惯用的第3条骨骼指导线是Arnett真垂线，也是在自然头位得到的。如果一条垂直线从鼻下画出，那么应该是：

- 距离上唇2~5mm。
- 距离下唇0~3mm。
- 距离颏部-4~0mm。

这些测量结果有助于我们将头影测量的结果投射到面部。

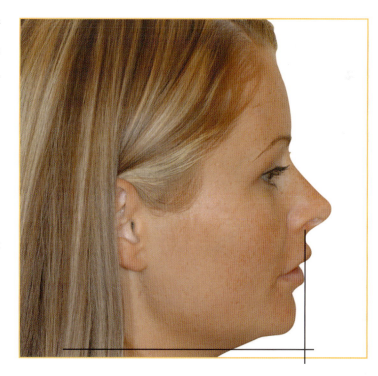

6. 牙弓型

有关上下颌牙弓型的任何观察结果可以参考MyiTero。

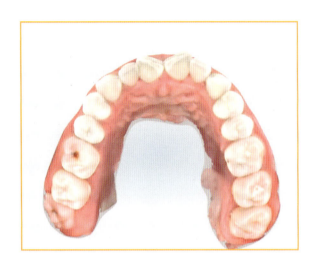

宽牙弓型，右上第三磨牙颊侧移位。

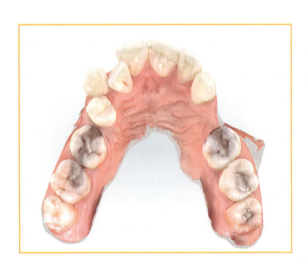

窄牙弓型，伴右上颌严重牙列拥挤，牙齿缺失，左上颌牙齿间隙，左上第二磨牙颊侧移位。

7. 微笑曲线（理想状态下牙齿位置的变化）

理想状态下，上颌切缘的曲线应该平行于下唇。中切牙和尖牙在曲线上，侧切牙稍短于曲线。后牙在口腔后部而不会有咬合曲线的升高或降低。

在患者档案的正面照上，可以插入沿切缘放置的曲线，使其贴合左侧中切牙至尖牙，并向后弯曲至后牙。接下来将曲线复制并水平翻转［按"CMD-D"键，翻转选项在Keynote最右侧的整理（Arrange）菜单中］，再将精确复制的曲线置于右侧，在中线处将两侧曲线对齐，并记录需要调整以适应该曲线的地方。这可以引导我们观察微笑的对称性。在这个阶段，笔者可能会注意到下唇是否有不对称，并记录下来。

同时需要记录微笑曲线是否理想，抑或是不规则的、反向的——曲线中央高于两侧边缘。如果照片里看到的是反向曲线，必须确认是否由照片角度所致，可以参考全方位的微笑视频及临床记录帮助确认。

微笑曲线与下唇线平行的示例。

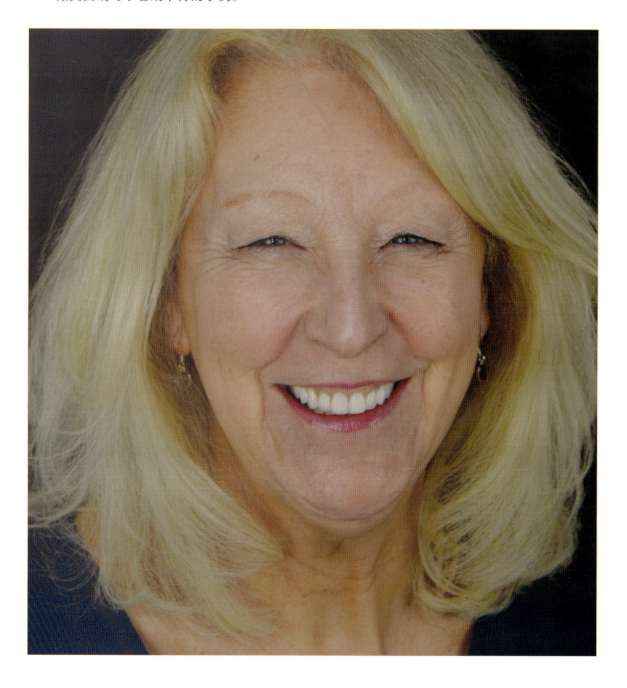

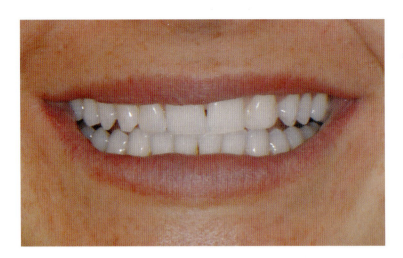

在这个示例中,笔者观察到患者的微笑曲线是不规则的。

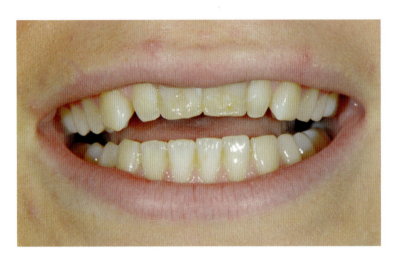

反向微笑曲线的示例,其中连接中切牙切缘与尖牙的曲线在中间较高。

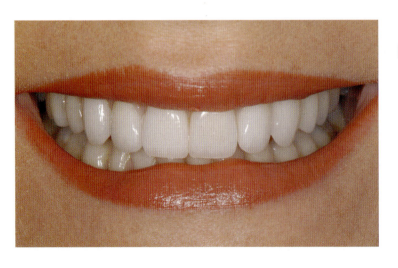

有时患者的下唇是不对称的,这值得记录下来。

在患者档案的微笑分析模板中，可将一条曲线从牙列中线起始并沿着牙齿切缘的曲线延长，以协助微笑曲线的评估。

曲线的前半部分就位。 **按"CMD-D"键来复制曲线。**

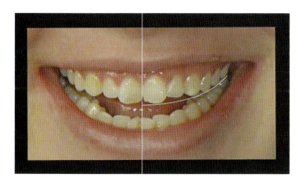
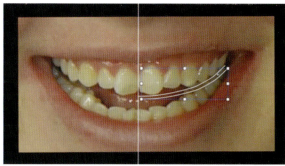

使用整理（Arrange）菜单中的"水平翻转（Flip Horizontal）"选项，将微笑曲线翻转到另一侧并在中线处对齐以评估对称性。图中的微笑曲线确实平行于下唇曲线，并且非常对称。

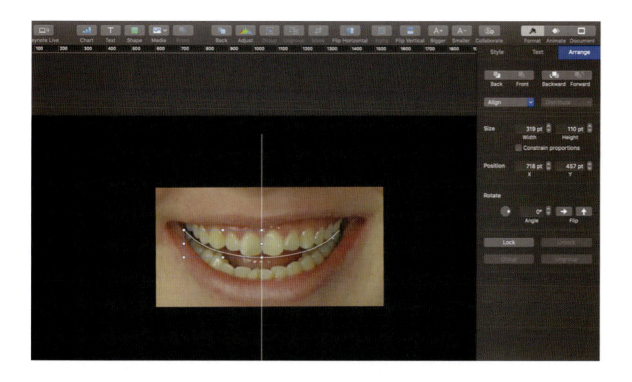

8. M位（或息止颌位时的牙齿排列）

为了达到这个位置，笔者要求患者发"M"或"Emma"音并放松，记录息止颌位状态下可看到的中切牙长度。在年轻患者的微笑中，我们能看到约3mm的牙齿暴露。看不到牙齿暴露时，可以记录口内牙齿距唇部的距离。在临床记录中以负数注明，例如–2mm。

M位：息止颌位时2mm的暴露。

患者可能会提到他们不会露出足够的牙齿，或者笔者发现无法看到患者牙齿表面。当开始微笑设计时，第一步是决定微笑时上中切牙切缘的理想位置。如果牙齿有磨损但息止颌位时仍然有2~3mm的牙齿暴露，那么可能有一定程度的牙槽骨代偿。因此，如果不移动牙齿或不考虑冠延长术，就无法将牙齿延长至磨损前的尺寸。

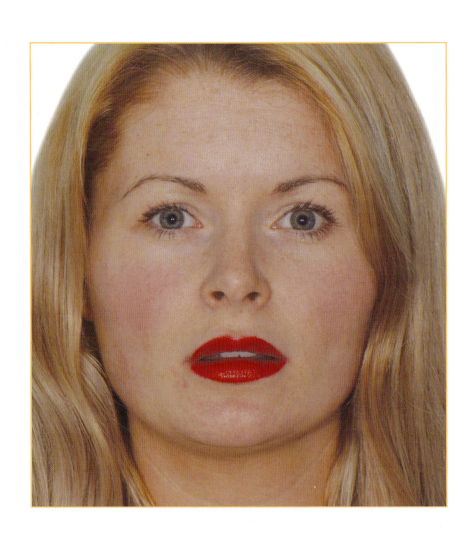

9. E位

让患者夸张地发"EEEEE"音可以得到一张大笑的照片。在这个位置,上颌牙会填满上下唇之间50%~80%的空间。笔者从微笑照片和视频中进行评估并记录它是否合适。

E位。

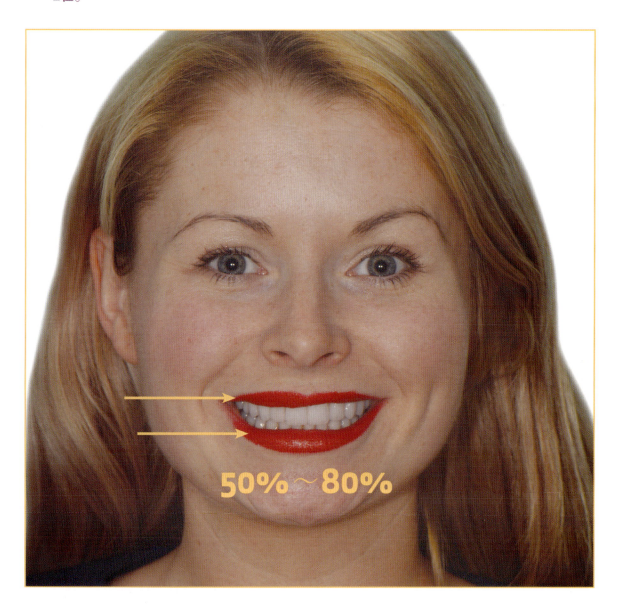

10. 牙龈位置

笔者会复制患者档案中微笑分析页的演示文稿，并在新复制的演示文稿上开始工作。进一步评估上前牙根方的牙龈是否可见。如果可见，复制左侧的微笑曲线并将其上移，将中切牙的龈顶点（牙龈曲线外形最高点）与尖牙的龈顶点连接起来，再使牙龈曲线延伸至微笑的后牙区。一般情况下，牙龈曲线比微笑曲线更平坦。

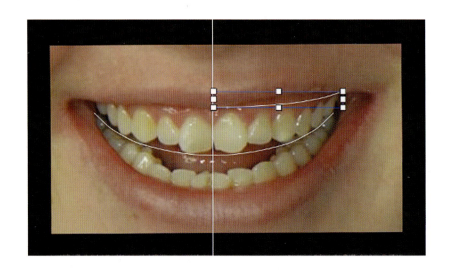

接着，将曲线复制并翻转，类似前述对微笑曲线的操作，将它移动到相应的位置，记录口腔组织与曲线不协调的地方。在这个病例中，尖牙相较于曲线略短，如果尖牙的釉牙骨质界在龈沟中不可探及，那么这可能提示被动萌出异常。在上颌窄牙弓中，牙龈水平有时在前磨牙区降低。任何牙齿颊倾或舌倾都会影响牙龈曲线的位置。这条曲线也会吸引我们注意到唇不对称。例如，在这个病例中，上唇左侧高于右侧，一侧的牙龈暴露多于另一侧。这些观察都应该被记录下来。

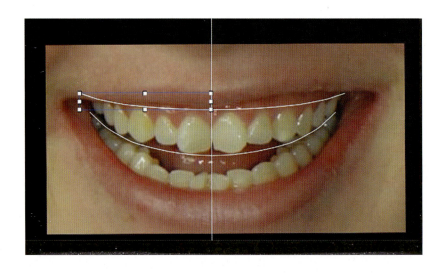

如果大笑时牙龈被唇部遮挡,则可以利用未被选择的照片,通过观察或剪切、粘贴到患者档案中。如果未选用的照片与选用的照片拍摄角度一致则效果最好。你也可以将MyiTero模型定位到与微笑相同的位置,并以此作为参考。

笔者更倾向于替换成未选用的照片。如果微笑曲线贴合照片,那么我们就知道这张照片是以相似角度拍摄的。

接下来可以继续对这张未选用的照片进行评估和设计。

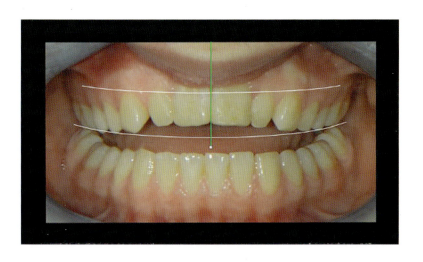

11. 龈乳头位置(上前牙)

牙周健康的龈乳头尖端位于牙齿龈上约40%处(Chu和Tarnow等,2009)。这意味着上前牙邻接触点也应该在牙齿龈上40%的位置。这可以通过肉眼观察。"黑三角"的存在可能与牙周疾病导致的骨吸收有关,应该记录下来。钝形的龈乳头可能预示着潜在的疾病,肿胀的龈乳头也是如此。

牙龈健康的前牙示例,22由于扭转显得略短。

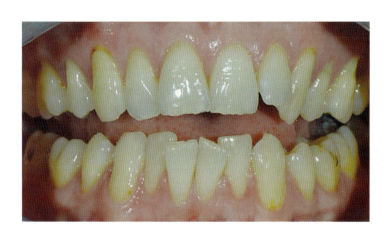

在这个病例中，上中切牙旧贴面中间有一个"黑三角"，并且双侧的上颌乳尖牙滞留。

治疗计划包括从腭部拔除埋伏尖牙，同时拔除乳尖牙并植入种植体，更换12-22的贴面。这样操作，还可以同时矫正曲线和"黑三角"。

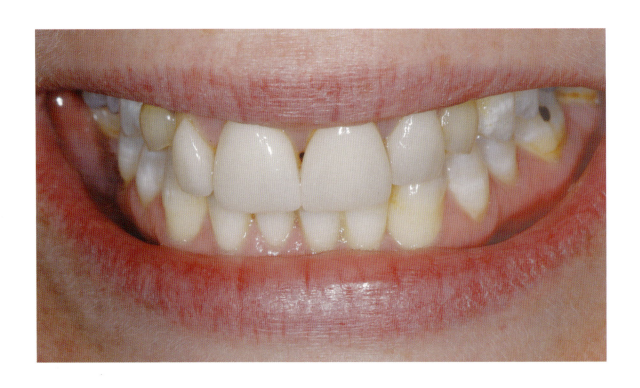

种植体植入后和12-22的新全瓷贴面。

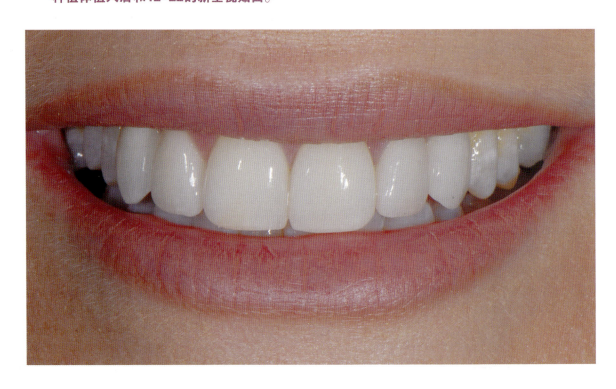

种植体和龈乳头

保留龈乳头是美学区种植的挑战之一，正如病例中的这位患者，左侧有多次种植体植入史（由于出差工作，所以在世界不同地区完成种植）。与右侧固定桥修复的天然牙相比，左侧的龈乳头缺失。

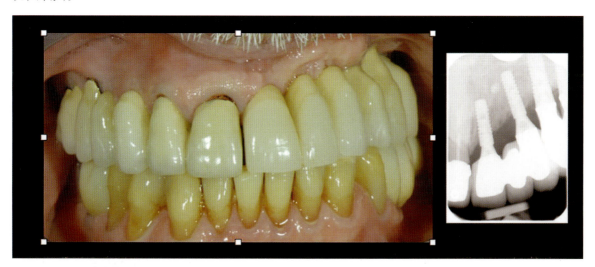

12. RED比例观察

RED即再现牙齿美学比例，可作为前牙相对比例正面观的参考标准。这并不是牙齿的实际宽度，而是正面观的相对宽度。

RED比例与黄金比例相似，但已被证明与自然微笑的相关性更大（Lombardi，1973）。

RED比例表明如果中切牙宽度为1，正面观尖牙宽度为中切牙的0.5倍，侧切牙介于二者之间。

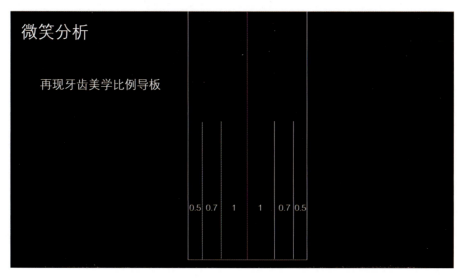

在Keynote演示文稿中使用已设置好相应比例的栅格。只要在Keynote右侧的整理菜单中勾选"限制比例（Constrain Proportions）"选项，那么这个栅格可以在保持相应比例的情况下变大、变小。

在微笑分析时，将这个栅格放置在微笑照上并将绿线居中，与牙列中线对齐。再调整栅格大小使中线两侧的白线与中切牙远中平齐。接着观察侧切牙和尖牙是否位于栅格内。过小侧切牙会显得更窄，向颊侧扭转的尖牙会显得更宽。观察牙齿是否符合一定的比例，并将结果记录下来，如果不符合，尝试找出原因。

注意：如果有正中牙间隙，这个牙齿比例就不适用，因为中切牙和牙间隙的总宽度会导致模板整体变得非常宽。但是，这能观察到牙间隙是在正中还是偏向一侧。

另一个模板是面部视角，最远中的线指示的位置是尖牙的远中，应该与内眼角和鼻外侧平齐。可以帮助分析6颗前牙的排列范围，尤其是当牙齿大小与牙弓长度不匹配时。

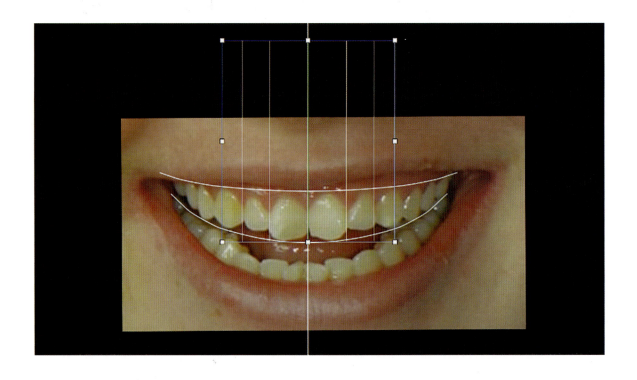

在上述示例中，尖牙位于线外，这可能是由于患者的尖牙颊侧扭转和中切牙拥挤所致。上中切牙如果没有拥挤就会显得更宽，尖牙会更多地进入线内。目前，左上侧切牙处于线内，因此该牙可能比理想宽度要窄一些。

重要的是，请记住现在的流程仅供分析。并不需要制订治疗计划使每位患者都符合RED比例，目前的操作只是对理想微笑的指导，帮助医生认识偏离理想状态的牙齿美学比例。所有的观察结果都应该记录下来，即使现阶段并不能够就有些问题做出解释。

牙间隙病例

在如下图示例的牙间隙病例中，RED比例非常有用。在这张图片中，将中切牙的远端与栅格对齐，发现尖牙位于指导线外。

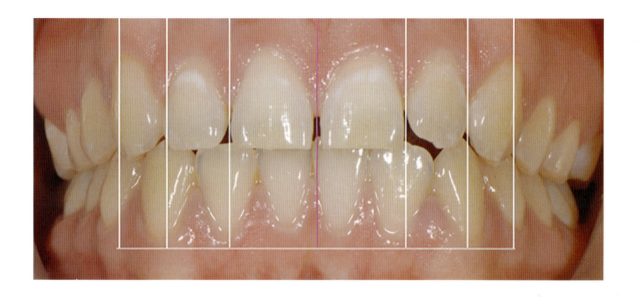

但是尖牙仍处于安氏Ⅰ类的位置，如果将栅格移动至与尖牙远中平齐，就能展示出关闭牙间隙并达到平衡所需的前牙宽度。

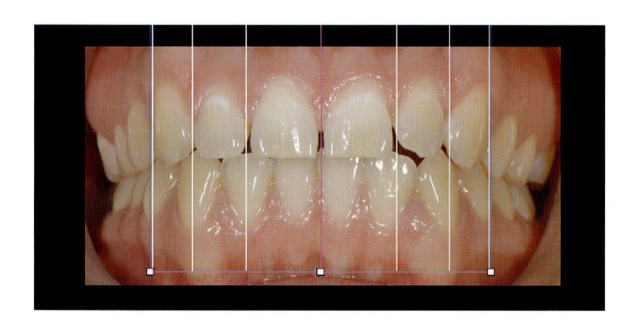

如果将12-22作为治疗方案的备选，那么需要注意增加牙齿宽度对比例的影响（参见下文）。

本书将在第10章"微笑设计"中展示完成的案例。

13. 宽长比

中切牙理想宽长比是75%～80%，即上中切牙的切龈径大于近远中径。如果因磨损使牙齿变短，牙齿宽长比可能接近100%，有时如果磨损接近邻接触点，比例甚至会超过100%。

另一个导致宽长比不正确的原因是过多牙龈覆盖牙釉质。这种情况可能发生在牙齿向腭侧倾斜时；或者牙齿被动萌出不足；牙龈，有时还有牙槽骨并未向根方迁移。这也是全局诊断表中询问是否能探及釉牙骨质界的原因；如果在不能探及釉牙骨质界且牙齿切缘无磨损的情况下牙齿仍显得较短，诊断则修改为被动萌出不足。

> **两个问题：**
> 1. 上中切牙的切缘是否有磨损？
> 2. 龈沟中釉牙骨质界是否可探及？

上中切牙的平均长度为10～12mm。临床记录中，如果中切牙测量结果为8mm，那么必须思考原因。切缘是否有磨损（观察模型或利用去掉色彩的黑白MyiTero记录），釉牙骨质界是否可探及？结合牙弓型的角度分析牙齿是否有结构缺损、位置是否错误，或者牙龈甚至牙槽骨是否过多。

虽然现在只专注于上中切牙，但是这种观察可以外推到所有前牙。在患者档案中为未选用的微笑照进行注释以反映对其长宽比例的思考。

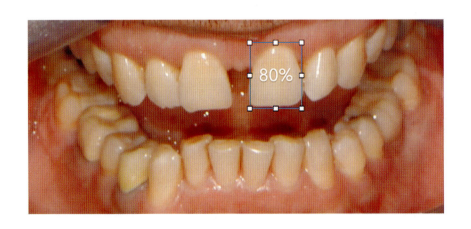

在患者档案中可以将蓝色框复制并粘贴到中切牙上。只要始终勾选右侧整理（Arrange）菜单中的"锁定比例（Constrain Proportions）"，就可以在保持比例不变的情况下调整蓝色框的大小。

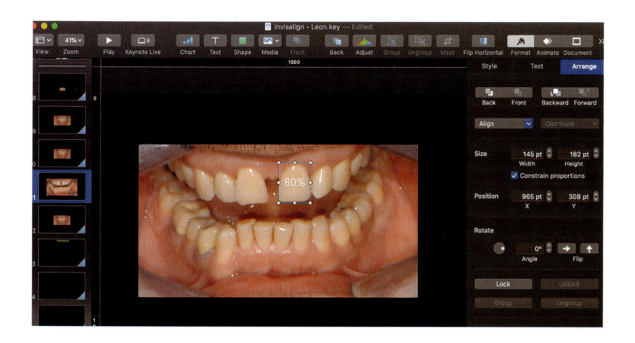

14. 语音观察

记录任何重要的发现，例如咬唇。患者可能会描述扭转牙咬到唇。有时可以通过直接观察或观看患者视频来发现。视频可能捕捉到患者的吐舌习惯或口齿不清，所有观察结果都应被记录下来。

15. 拥挤/间隙/扭转

请参考MyiTero中或研究模型的上下颌牙弓照片，并记录牙齿的任何拥挤/间隙/扭转。

16. 代偿/过度萌出/殆平面的改变

继续参考MyiTero，从侧面观察下颌牙弓并评估从磨牙到前牙的Spee曲线。评估曲线水平是否有任何抬升，正如在骨性Ⅱ类或磨损病例中常见的那样。建议观察下前牙牙龈水平，以了解从前磨牙到尖牙甚至到前牙区段是否有殆平面的抬升，这可以提示牙槽骨代偿。当上颌侧切牙为过小牙，下颌尖牙过度萌出，进入上颌牙间隙时也会出现这种情况。

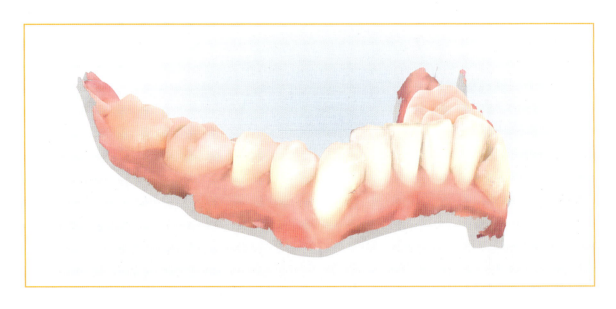

骨性Ⅱ类2分类中典型的不协调Spee曲线示例。注意下前牙龈缘线高度增加。

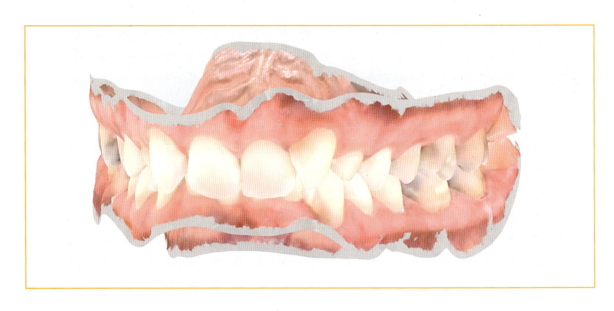

上前牙与后牙之间的𬌗平面上也可以发生变化,例如在窄牙弓型中前磨牙向腭侧倾斜(参见第119页)。

如何诊断上颌倾斜:当微笑照与水平面平行,如果上颌𬌗平面或牙龈平面向一侧倾斜——这可能是上颌倾斜。

由于模型研究时我们倾向于使牙齿与水平面平行,因此很难通过研究模型或单独扫描来分析上颌倾斜,就像第119页中的病例一样,完全不准确,并且可能会做出错误的决策。

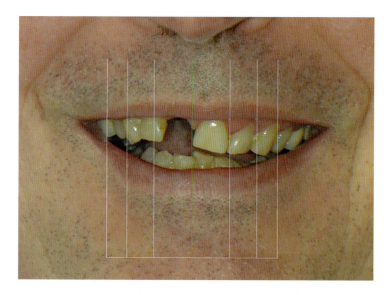

微笑分析演示文稿展示明显的上颌倾斜。

将患者MyiTero演示截图复制到患者档案中以说明𬌗平面的不同。注意添加形状并使用注释进行辅助说明。使用患者易懂的语言也非常重要；使用"咬合"替代"𬌗"，用"升高"替代"过度萌出"。

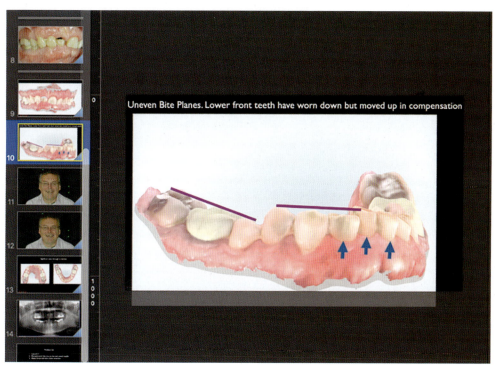

17. 反𬌗

利用MyiTero记录任何前后牙的反𬌗。

前3个部分更多的是分析、记录诊断和观察，而不是考虑解决方案。接下来的部分开始聚焦于从颞下颌关节健康、缺失牙修复及正畸治疗等角度思考治疗方案包括哪些可能性。并不仅仅关注特定的治疗优先级，而是将可能性都记录下来作为选项，这样做很有帮助。一旦完成整个分析，治疗优先级将变得更加明显。

第8章

局部观察
Mid Observations

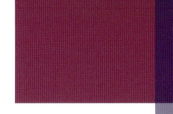

> 如果有什么问题，请解决它。锻炼自己不要忧虑，忧虑解决不了任何问题。
> ——Ernest Hemingway

第四步：全局功能

全面评估患者颞下颌关节的功能，及时回顾临床上对关节弹响、肌肉压痛、开口受限、开口偏斜等检查的结果。通过这些记录，筛选出任何可能需要治疗或解决的问题，然后再开展下一步的治疗。

如果医生对咬合和关节问题兴趣浓厚，且有一定的认识程度，可能更倾向于在检查阶段收集更详细的数据，进行更详细的分析。检查时会进一步记录髁突完全就位时的颌骨间位置或在正中关系时第一对牙齿接触时的颌骨间位置。

临床检查时，需要筛选颞下颌关节相关的问题。如果觉得关节有问题，下一步可以使用T-Scan（Tekscan，数字化咬合记录）和CR位记录的研究模型来进行更详细的肌肉及咬合分析。

参考临床模型和MyiTero内的记录：

1. 引导——双侧是否为尖牙引导？后牙非工作侧是否有接触？
2. 不稳定的信号——广泛的病理性磨损（在第七步需要进行逐牙检查）。
3. 肌肉——检查中发现的任何压痛。
4. 颞下颌关节——开口受限、开口偏斜、关节弹响或杂音、关节疼痛。

第五步：正畸概览（局部）

记录初步的正畸诊断和是否需要进一步治疗的建议。为改善牙齿的排列和修复前的运动模式，可能涉及包括正颌手术和正畸等在内的治疗建议。

第六步：缺牙分析

记录和分析所有缺失牙的情况：

1. 缺牙间隙——是否存在风险？
2. 是否存在邻牙倾斜或无对颌牙的风险？
3. 是否有充足的缺牙修复空间？
4. 是否有可用的水平间隙，或者是否有对颌牙伸长？
5. ITI风险评估：参考ITI种植和修复风险评估工具。ITI会员可以直接使用该网站工具，用于评估现阶段的种植风险。
6. 结合相关病史、修复空间、可用骨宽度和后续的CBCT检查，考虑是否可以选择种植。
7. 固定桥的选择：是否符合适应证？如何设计？对邻牙是否会有损伤？
8. 活动义齿的选择：是否选择活动义齿？如果选择活动义齿会考虑哪些材料？

扩展阅读

- https://www.iti.org/tools/sac-assessment-tool.

细节观察
Micro Observations

魔术中没有魔法，一切都在细节中。

——Walt Disney

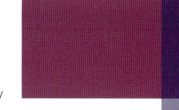

第七步：逐牙分析［牙周风险、现存牙髓情况、牙髓风险、修复体、龋病、牙面缺损（酸蚀/磨损/磨耗/楔状缺损）］

根据牙列的6个分区逐一查看每颗牙齿及其X线片。

需要评估每个分区：

1. X线片上的病理情况。
2. 是否存在智齿？
3. 骨水平。
4. 是否存在种植体？
5. 特定位点的牙周风险。
6. 牙髓治疗后的牙齿及根充情况。
7. 存在远期牙髓疾病风险的牙齿，例如近髓的修复体。
8. 现有修复体的状况，参考MyiTero。
9. 在X线片上是否存在龋坏？可利用MyiTero中的近红外成像（Near Infra-Red Imaging，NIRI）进行龋齿筛查。
10. 牙面缺损——酸蚀/磨损/磨耗/楔状缺损。

如果修复体有边缘不密合或折裂纹，在MyiTero上截屏，并将截图与注释一起添加到患者档案中。将特定牙齿的X线片复制并粘贴到同一张演示文稿中有助于理解注释。

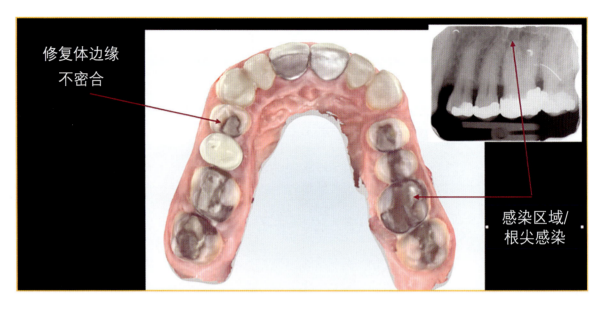

借助iTero 5D，可以使用NIRI功能来筛查邻面龋，并且截屏记录。同时参考X线片，注意是早期龋还是需要充填或修复的龋齿。早期龋的治疗将使用专用的氟化物或DMG公司的ICON系统进行治疗（ICON系统是一种树脂渗透系统，可以封闭邻面以防止龋齿发展）。

为了评估牙面缺损，可参考临床记录和MyiTero中的高清照片，为了更清晰地展示磨损面，推荐使用去真彩画质。

在这个病例中，在中切牙后方，去真彩画质可以更容易地确定其磨损模式

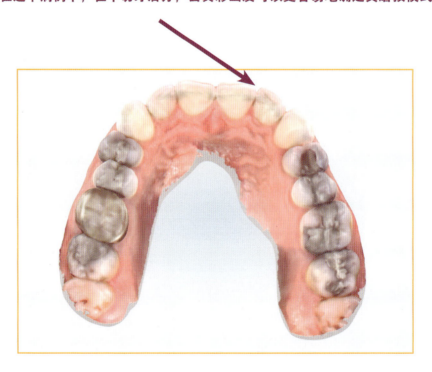

在没有颜色的情况下，更容易看到磨耗面

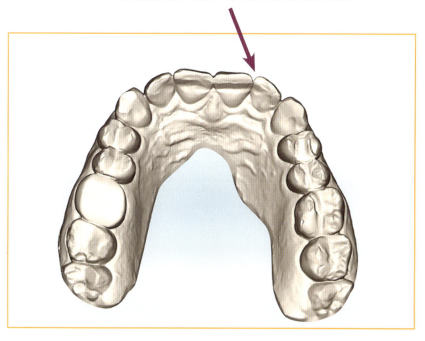

5D NIRI扫描显示早期邻面牙釉质龋的示例

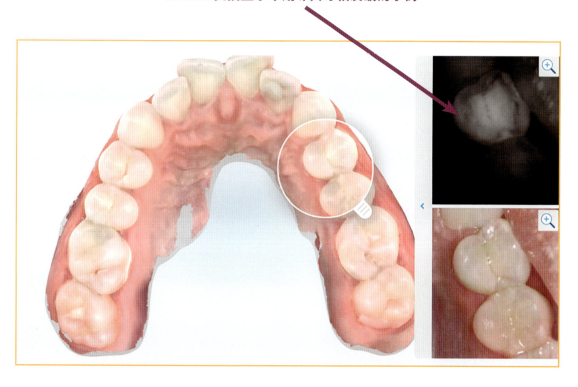

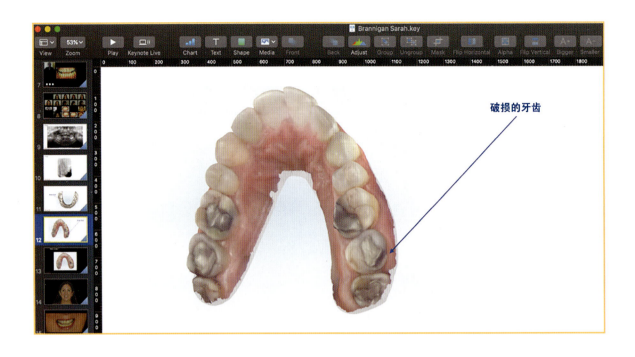

破损的牙齿

在MyiTero截屏并将其插入到患者档案

此时，记录完全无保留意义的牙齿。如果有多颗牙齿的预后不佳，在患者档案里可以用红色、琥珀色和绿色圆点来标记全景片、MyiTero牙列截屏或牙列照片。这是一种视觉锻炼，有助于区分保留无望、有问题或相对健康的牙齿。也可以使用绿色和琥珀色圆点来区分健康和有问题的牙齿。

在MyiTero牙列截屏中使用红色圆点来标记保留无望的牙齿。

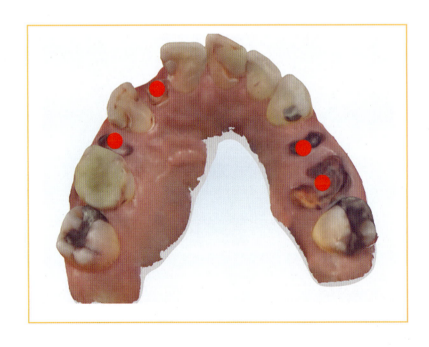

判断预后

牙齿预后的好坏取决于医生的临床经验。每颗牙齿不仅有自身的预后，经过不同处理，其预后也有所不同。文献中关于如何根据牙周状况和牙体缺损等来判断单牙预后的证据非常有限。文献中有关于某些治疗失败率的证据，例如，接受过根管治疗的桥基牙比未接受过根管治疗的容易更早出现不良结局。但这并不意味着不能使用根管治疗后的牙齿作为桥基牙，而是如果可以选择，尽量选择活髓牙，或者至少应该告知患者。

笔者曾在伦敦著名的温坡街（Winpole Street）跟随Mike Wise学习。他曾写过一本巨著，最近在《British Dental Journal》上被列为英国基础教科书之一。这本书叫作《Management of Failure in the Restored Dentition》，书中表达了Mike Wise的观点。医生需要坦诚地与患者提前沟通，当计划治疗失败时会发生什么。在我们的患者档案中，任何一颗存在修复体的牙齿（即使仅仅是单面修复）都是一个琥珀色圆点，而不是一个绿色圆点。琥珀色意味着牙齿已经修补过，在未来的某个时候可能还需要进一步的牙科治疗。

南加利福尼亚大学的Pascal Magne是《前牙粘接瓷修复》（《Bonded Porcelain Restorations in the Anterior Dentition》）（Magne和Belser，2002）一书的作者，他谈到牙齿的"死亡循环"，即填充物总会被更大的填充物取代，这会损害牙齿的生物力学特性。随后牙齿折裂，逐步被间接修复替代，变成死髓牙，进行根管治疗和桩核修复。最终，修复体自身非常坚固，剩下唯一的失败可能就是根裂或根折，其导致的严重后果可能是拔牙，然后进行种植。医生已经意识到，虽然越来越坚固的材料可以确保修复体不被损坏，但剩余的牙齿仍然会逐步崩碎。这引导了仿生学和微创牙科的发展，尝试使用材料将牙齿修复到具有类似于天然牙结构的生物力学特性，以尽可能地保存牙齿结构。这是牙科行业的一个显著转变，但也需要与患者进行仔细的沟通。当所有的修复体都是由金属制成且不会断裂时，我们认为问题是患者的牙齿过于脆弱，但却忽视了为修复体创造空间时磨牙的事实。如今的牙科立足于粘接、微创和更多先进的技术。治疗应尽量微创，只有在必要时才会进行更多的有创操作。但这样的治疗需要患者更多的信任，否则他们会认为治疗失败，或者认为医生是为了赚更多的钱而采取这样的治疗。

即使是微创治疗，其结果可预测的关键在于正确的诊断和充分的风险评估（尤其是咬合和功能），以及与患者的坦诚沟通。

第八步：美学评估的细节（细节）

颜色——有必要记录前牙的基本颜色。

美白——快速记录患者是否需要以及为什么需要美白治疗。

个别牙的白斑或棕斑——记录需要特别注意的个别牙情况。

存在发育不良导致牙釉质棕色斑块的病例。

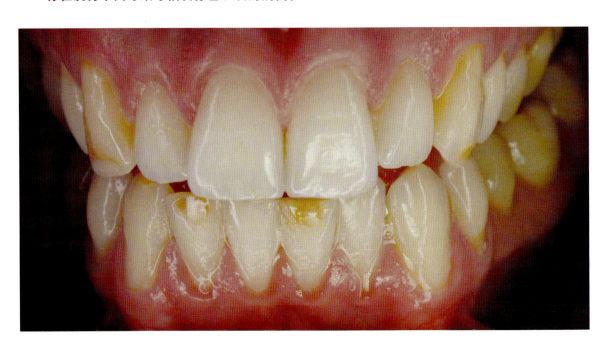

其他美学的细节观察

强烈推荐读者仔细阅读本书"微笑设计"部分介绍的各项微笑设计参数，并训练自己学会观察，了解其他细节，例如线角、间隙（Johnston，2010）和表面纹理是如何融入整体美学的，这对于读者更好地分析观察结果有很大帮助。

间隙

当上前牙切端发生磨耗时，就丧失了切缘曲线。

注意两颗上中切牙的形态差异以及左侧上下侧切牙没有功能接触。

在这个病例中，这位年轻男性患者的主诉是牙齿存在间隙。虽然他已经毕业并参加工作，但牙齿间隙还是让他看起来像个孩子。

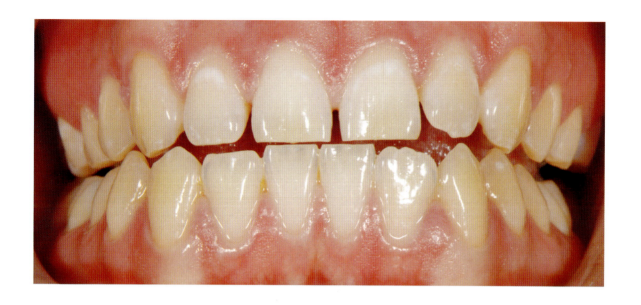

决策点 在考虑关闭间隙的方案时，观察尖牙相对于面部的位置以及上颌切牙的宽长比非常重要。这个病例有牙体缺损，但咬合却未见异常。那么关闭间隙的正确方法是什么？正畸还是修复？

答案当然是：视情况而定！

正如我们将在后面章节中所看到的，对这些案例而言，设计一个试验性微笑可能是一个有用的方法，可以用于检查预设的改变是否协调。

在这个病例中，笔者错误地使用了比患者自身牙齿颜色白很多的Luxatemp（一种临床常用的临时冠材料）。虽然这并不是笔者的初衷，但这种对比是进行美白的动力。然而，照片中的差异看起来非常不理想。因此用第12章的方法，在Keynote中去掉照片颜色，使病例展示时这种视觉差异就不那么突兀。这张45°角的照片展示了临时冠材料制作的诊断饰面，其表面纹理和细节让最终的贴面看起来非常自然。

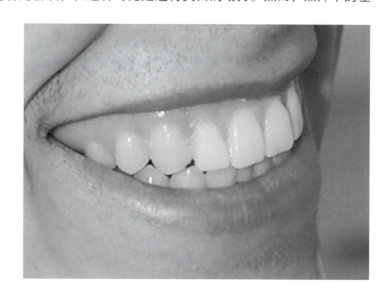

最终的治疗解决了功能和美学问题:

1. 美白。
2. 12-22的微创牙体预备。
3. 在尖牙牙尖上进行粘接修复,重建尖牙引导。
4. 夜磨牙𬌗垫。

Emax贴面(Art Dental,Sheffield,England)。

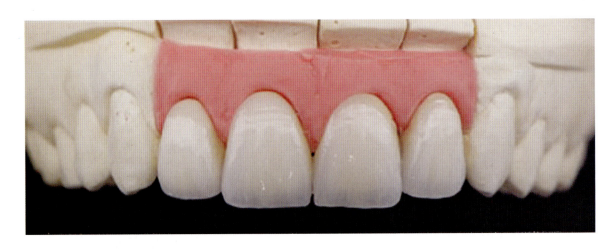

最终结果显示前牙间隙改善,整体较为和谐。

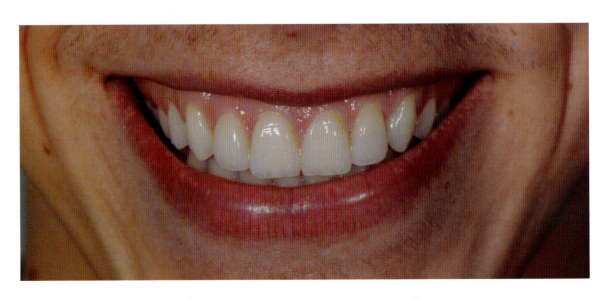

表面纹理

在这个病例中,斑驳的牙釉质上有一些着色的旧贴面修复体。牙齿比例正常,但所有牙齿的表面都存在颜色斑驳、凹凸不平的问题。患者抱怨小时候因为牙齿总是看起来不干净,而被要求好好刷牙。他希望拥有更洁白、更光滑的牙齿,这样才能更自信地微笑。

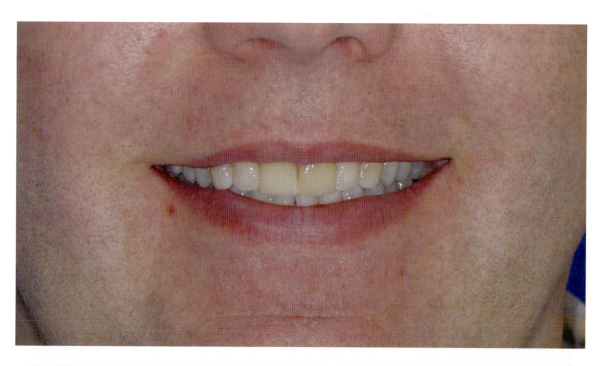

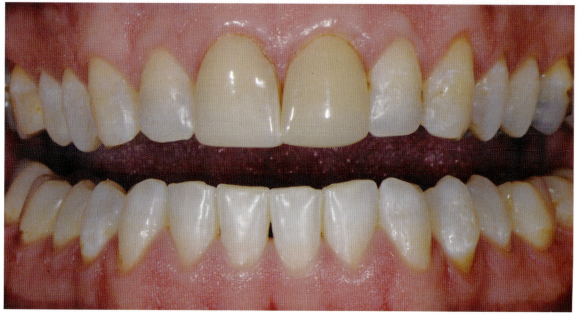

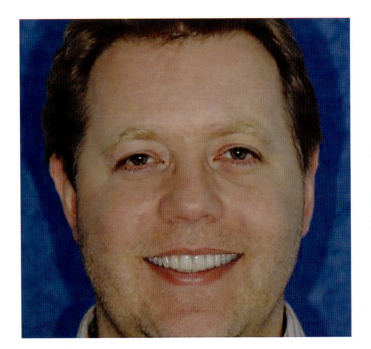

在这个病例中,最终的治疗计划是通过10个瓷贴面(Rob Poland,Ken Poland Dental Studio,London)来覆盖颜色斑驳的牙面。

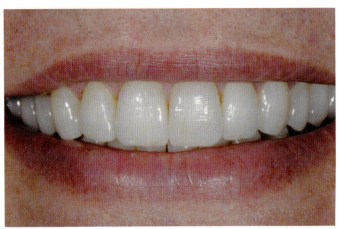

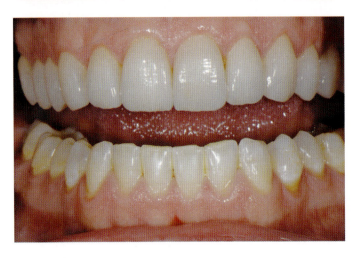

旧修复体

还需要观察旧修复体的一些细节。以往基于单牙制作的烤瓷修复体通常具有功能性但不美观。有些以前的牙冠轮廓过大,呈球状。

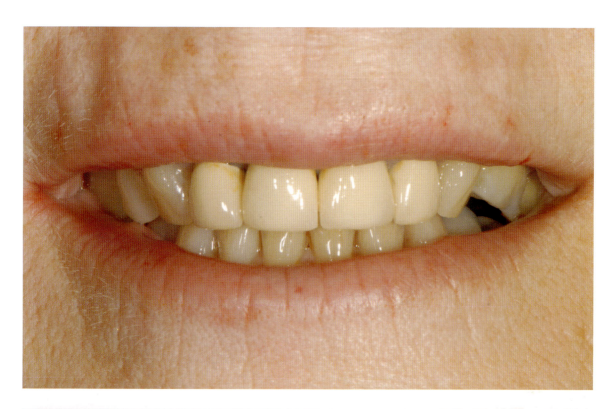

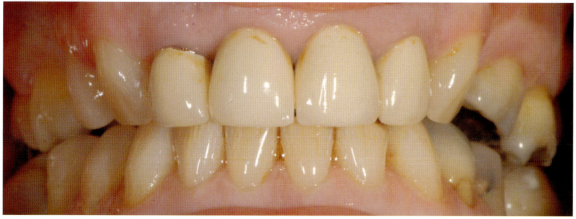

将4颗上颌切牙的旧修复体替换为具有更好轮廓和颊面形态的全瓷修复体（Luke Barnett Ceramics，Watford，England），可以让笑容焕发青春。

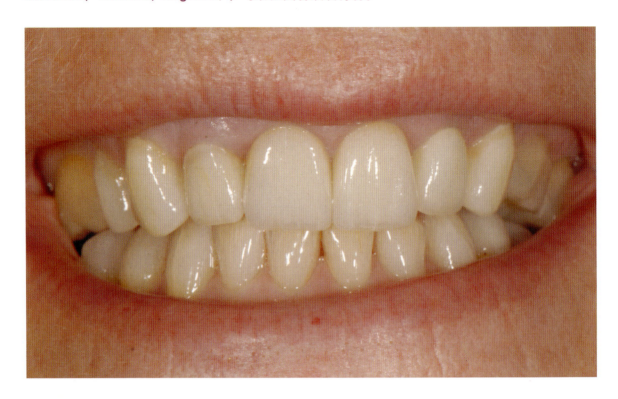

第九步：风险评估总结

在这里需要记录医生的想法，尤其对于微笑设计的病例。记录某些特定的风险区域，帮助医生关注到是否存在需要正畸的可能。如果患者已经有明确倾向，选择树脂粘接修复或贴面修复，笔者只需记录树脂粘接修复或贴面修复时是否存在任何特定的风险。主要从4个方面考虑可能的风险：美学、功能、结构和生物学。

记住，建立问题列表并开始"头脑风暴"治疗方案时，这些记录临床医生均可以参考。

已经完成患者档案和诊断观察表的病例

下面的病例展示了笔者如何使用诊断观察表来指导完成整体、局部和细节的观察并得出相应的诊断。在示例中，笔者使用蓝色字表示整体观察，绿色字表示局部观察，紫色字表示细节观察，以便读者可以直观地跟进各个条目。实际使用中的临床记录表格是一个黑白模板。

这位退休医生来到诊所，她很担心自己的牙齿。这是她的微笑照片，也是笔者如何用带注释的屏幕截图构建患者档案模板的示例。

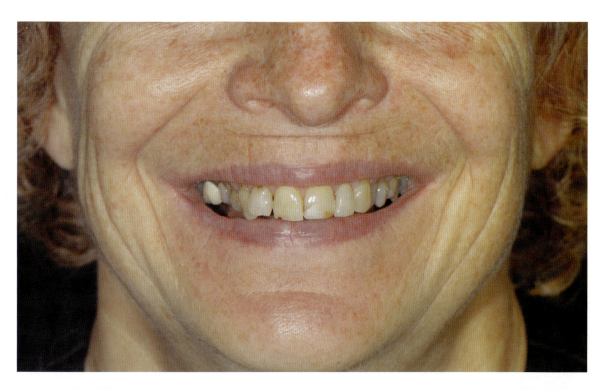

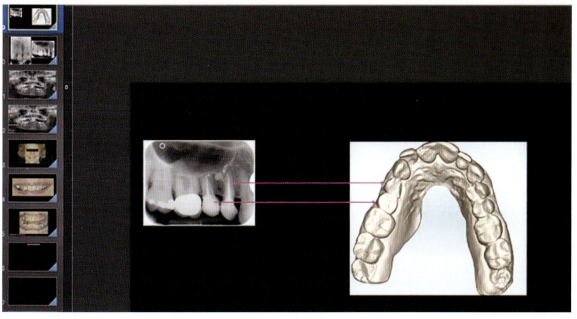

诊断观察表

诊断支持数据：照片、视频、影像学资料、研究模型、iTero口扫、NIRI

全局诊断：
面中部：面下部长度：1∶1
唇长度：21mm，正常
上唇动度（上唇从休息位到完全微笑位时上中切牙及牙龈的暴露提升量）：8mm，正常
牙冠长：10.5mm
釉牙骨质界：存在
上颌平面是否水平（向右倾斜/向左倾斜/水平）：水平
颊廊：正常

一般风险因素：
相关系统病史（包括吸烟）：无相关病史、无吸烟史
是否有磨牙症？患者觉得以前有，但现在没有
是否使用夜磨牙殆垫？否
牙周状况：临床上的牙龈相对健康，存在牙龈退缩/楔状缺损
软组织问题：未见异常（NAD）

整体美学评估：
患者主诉：前牙美观和右上前磨牙折裂

中线：
面中线与牙齿中线的一致性：鼻子可能偏斜，牙齿中线接近面中线
骨面型：Ⅱ类
E-平面/Andrews线：Ⅱ类，下颌颏肌紧张
牙弓分类：Ⅱ类2分类，13-15腭向移位，12、13、23、24略拥挤
微笑曲线（改变牙齿位置以达到理想状态）：正面观基本正常
"M"音-位置：切牙正好被上唇遮盖
"E"音-位置：牙齿位置良好
牙龈位置：除13-15腭侧倾斜外，微笑时唇缘正好在上前牙牙冠的颈缘处
龈乳头位置：好
再现牙齿美学比例观察（RED proportion observations）：左侧较好
发音检查：未见异常
牙列拥挤/牙间隙/牙扭转：12拥挤
代偿/牙齿被动萌出不全/咬合平面的改变：下颌咬合曲线存在台阶，32-42过长、舌倾
反殆：无

功能：
咬合引导方式：双侧都是下颌侧切牙和上颌尖牙，尖牙磨耗
不稳定的表现：牙齿折断、牙龈退缩、楔状缺损
颞下颌关节（弹响/运动范围/偏移/摩擦音/疼痛）：未见异常
肌肉：未见异常

正畸分类：Ⅱ类
调整方案：为了改善牙齿排列，考虑修复前正畸
缺牙情况：无

右上后牙区：
牙周风险：低
现有牙体牙髓情况：14、15根尖片显示14两根根充超填，除根尖区高密度影像，未见其他病变，15根充超填
远期牙体牙髓风险：16冠修复术后
修复体：14、15间接修复体，17、18银汞合金充填物

龋病+/-：14腭侧缺损
酸蚀/磨损/磨耗/楔状缺损：14-16腭侧

上前牙区：
牙周风险：低
现有牙体牙髓情况：无
远期牙体牙髓风险：较低，除了多年前曾有上中切牙外伤史
修复体：粘接修复，部分磨耗
龋病+/-：无
酸蚀/磨损/磨耗/楔状缺损：13、22、23磨损、牙龈退缩

左上后牙区：
牙周风险：低
现有牙体牙髓情况：无
远期牙体牙髓风险：14-16大面积充填物
修复体：15、16大面积树脂充填物（见第135页图片）
龋病+/-：无
酸蚀/磨损/磨耗/楔状缺损：所有牙齿不同程度楔状缺损

左下后牙区：
牙周风险：低
现有牙体牙髓情况：35
远期牙体牙髓风险：36、37
修复体：35、36将行间接修复
龋病+/-：无
酸蚀/磨损/磨耗/楔状缺损：少量磨损、楔状缺损

下前牙区：
牙周风险：低
现有牙体牙髓情况：无
远期牙体牙髓风险：除43外风险都较低
修复体：43树脂充填物磨损严重，考虑行间接修复
龋病+/-：无
酸蚀/磨损/磨耗/楔状缺损：部分牙齿龈退缩

右下后牙区：
牙周风险：低
现有牙体牙髓情况：45，未行桩冠修复
远期牙体牙髓风险：46
修复体：如第135页图片所示
龋病+/-：无
酸蚀/磨损/磨耗/楔状缺损：44楔状缺损

细节美学评估：
11：之前在瑞士进行的粘接修复已经脱落

患者主诉： 牙齿折断及前牙美观
颜色——是否需要美白：是

风险分析：
牙齿颜色/形状和/或位置：深覆𬌗，Spee曲线不平整，大量楔状缺损，大量修复过的牙齿和大面积充填物，14、15根充超填
瓷修复体的选择及风险：使用诊断蜡型制作间接修复体，制作夜磨牙𬌗垫。讨论正畸治疗的需求
粘接的选择及风险：上中切牙仍可进行树脂粘接修复，风险是仍会出现持续磨损
是否有桩核修复：见X线片

借助临床记录和临床前信息填写诊断观察表，一个全面的诊断列表就完成了，可以进一步凝练成一个单独的问题列表或挑战列表。

对于这位患者，笔者能够与她一起讨论所有发现的问题，我们将在后面章节中说明如何开展讨论。我们采取了患者选择的分阶段治疗，首先针对风险最高的上下颌牙进行间接修复，并完成自然的微笑设计。尽管后续仍有一些修复的需要，但笑容已经让患者感觉更加自信了。

微笑设计完成后。瓷修复体由Rob Poland（Ken Poland Dental Studio，London，England）制作。

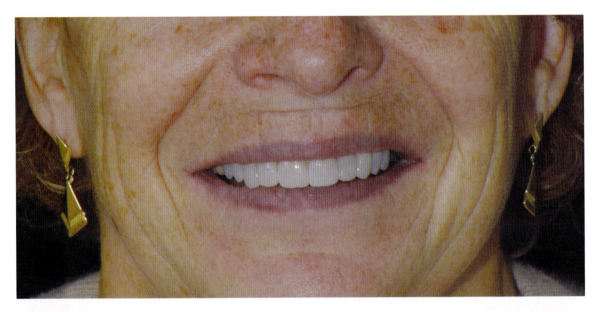
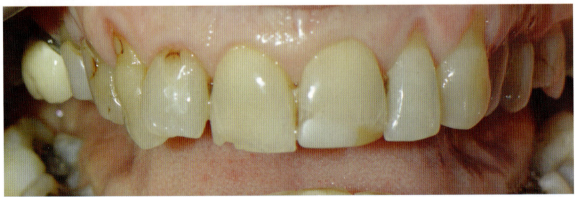
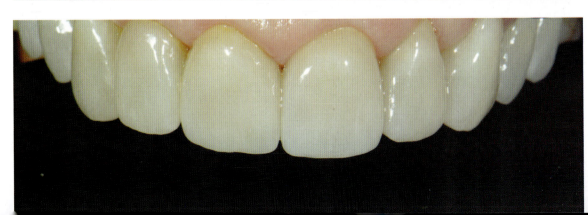

在《The Art of Examination》一书中，Barry Polansky教会我们如何从原因和解决问题的角度来分析所发现的问题。笔者非常喜欢这种强调病因的思路，与自己的想法不谋而合，即患者的口腔就像是一个有答案的谜题。探究病因有助于了解口腔中各部分结构是如何代偿潜在的骨骼问题或乳牙早失等缺憾的，以及了解夜磨牙是如何影响牙齿等问题的。

综上所述，我们已经系统地分析了收集到的所有信息，并完成了临床检查指南。

1. 临床前信息。
2. 照片和视频。
3. 临床资料及表格、牙周检查、肌肉检查、颞下颌关节检查。
4. X线片，有时需要CBCT。
5. 口扫或研究模型。

遵循系统分析的原则可以确保不遗漏各项信息，帮助医生获取所有可能相关的内容。

虽然在本书中，笔者将每个部分进行单独叙述，但实际在评估病例时，笔者建议在分析、设计和风险评估之间自由切换。三者之间是一个动态的思维过程，可以帮助我们逐步建立诊断、问题列表和可能的治疗方案，并确定所有的诊疗风险。

到这个步骤，我们已经完成了很多工作，考虑到了每颗牙齿的状态和风险，相信你可能已经有了初步的治疗方案。如果还没有任何想法，没关系，下一步将进入到设计阶段。

我们已经确认了患者目前的状况——下一步可以展望治疗终点的愿景了。

扩展阅读

- Christopher Johnston, Summary of: The influence of varying maxillary incisal edge embrasure space and interproximal contact area dimensions on perceived smile aesthetics, British Dental Journal, 2010; 209（3）: 126-127.
- Pascal Magne and Urs Belser, Bonded Porcelain Restorations in the Anterior Dentition: A Biomimetic Approach, Quintessence International, 2001.
- Barry Polansky, The Art of Examination, Word of Mouth Enterprises, 2003.

第10章
微笑设计
Smile Design

当我们知道目的地在哪，到达那儿就变得很简单。

——Pete Dawson

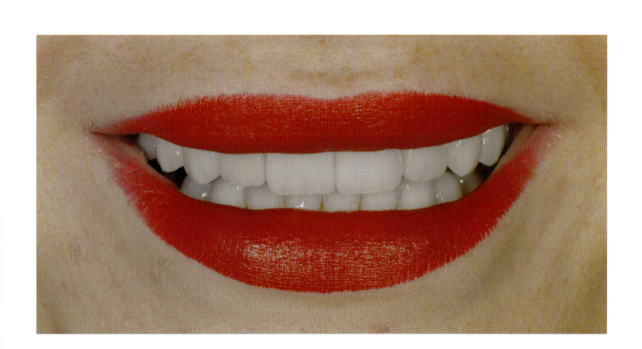

当患者要求，或者在分析阶段发现问题涉及前牙，尤其是上前牙时，后续分析则需要根据面部标志点来设计理想的笑容。

 微笑设计并不意味着医生只考虑使用口腔修复的手段，例如使用贴面等。它是一种蓝图或模板。在本章节中，我们将会考虑所有可用的"工具"，包括口腔领域所有学科。

本章节中，笔者将在患者档案演示中，继续根据面部标志点来进行微笑设计的过程。

前述完成的临床检查指南，包括分析病因的过程，让我们开始思考解决方案。在制订治疗计划之前，首先要确定我们想要的结果。前述分析的微笑和口腔状况已经明确了治疗的起点，即"A点"。为了达到我们的目的，还需要进一步了解"理想"的基准。当然，问题在于我们该如何才能达到"理想"。理想的微笑不是一个数学方程式。我们该如何衡量理想的微笑？是以建立和谐的微笑为标准？还是以患者诉求为标准？

微笑设计的3个优点：

1. 在现有的牙齿上使用线条和参考线来设计微笑，可以帮助医生看到是哪些部分偏离了理想范围，帮助我们发现美学"问题"到底是什么。
2. 微笑设计同样可以帮助我们确定哪些是美观及功能和谐的部分。
3. 为患者设计一个更"理想的微笑"，同时让患者参与进来，让他们"预览"治疗结果后提出意见，并共同讨论。我们可以在下面的章节中看到如何利用患者的这些情绪共鸣来增进医患沟通。

需要强调的是，设计理想的微笑并不意味着我们想要或能够实现完美，但这个步骤可以提醒医生注意现实与理想的偏差，并告诉我们可能需要在哪些方面做出妥协。这有助于医生向患者解释，并设定一个更为现实的期望。

就像第1章所提到的《Schotter/Gravel Stones》一样，我们的眼睛开始对比的速度比下意识处理的速度快，往往会本能地就知道一个微笑是否具有吸引力、是否和谐。准确指出关键问题所在是医生所面临的挑战。为了最终能达到和谐微笑，我们需要弄清楚医生能够改变什么，抑或是能掩饰什么?

在进行一步一步微笑设计之前，笔者想分享一些自己的思考，可以帮助医生训练自己的眼睛来看到更多的东西。

理解平衡与和谐

每年，笔者和家人都会去英国苏格兰西北部一个叫Clachtoll的小海湾旅行。在Clachtoll和Achmelvich之间，有一个小海滩，我们喜欢叫它"隐匿的海滩"。有一次在那里偶然发现了很多石头，我们尝试自己堆叠起这些石头（参见第143页图片），这是一堂关于平衡与和谐的课。

为了从微笑分析的角度来解释和谐，建议参考Michel Rogé和François Marie Fisselier于2017年冬天在《Journal of Cosmetic Dentistry》上发表的一篇优秀文章。在谈到艺术世界时，他们解释了为什么偏离了教科书的标准、偏离了理想中完美微笑的笑容，却仍然具有吸引力，并且可以与面部和谐，阐述了一些容易导致视觉紧张、令人不快的偏差因素。

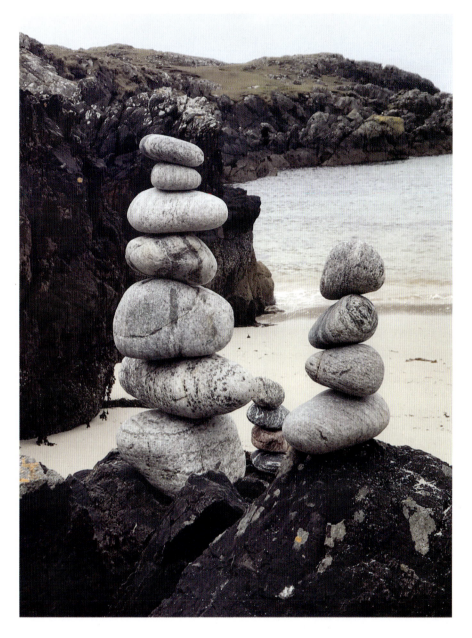

和谐的定义，是指在相互影响甚至对立的力量之间的一种平衡状态。当描述微笑的和谐时，是指对相邻形状施力后的视觉形状。

教科书中对完美微笑的定义是根据非常主观的数据确定的。许多研究请非专业人士在没有观察全面部背景的情况下给牙齿的静态图片打分，评价微笑的吸引力。当使用有表情的视频而非牙齿静态图片重复这个研究时，结果是不同的。因此，应该将微笑设计的所有"规则"作为分析和解决问题时可以依赖的参考，但不能将其作为僵化的标准。

退一步说，我们在了解面部和性格的背景下再来评判微笑，就可以本能地知道它是否和谐。指出问题所在是其中的难点。首先需要了解一些视觉概念来帮助医生理解"和谐"的含义。

1. 感知力：平行性、排斥和吸引。
2. 节奏：单调和活力。

下图中，笔者使用矩形来表示上颌6颗前牙。

1. 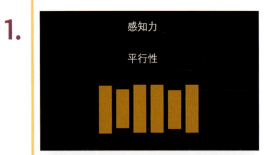 平行性。当前牙的长轴全部平行时，虽彼此相似，但看起来既单调又不自然。

2. 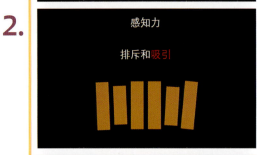 当长轴朝向中线时，会感到一种吸引力。微笑设计中，理想中切牙的长轴是垂直且平行的，侧切牙和尖牙向中线倾斜。正是这种吸引力使之看起来令人愉悦。

3. 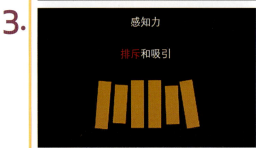 相反，当物体的长轴偏离中线时，会产生排斥感。

4. 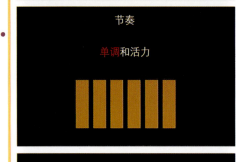 当所有牙齿的长度完全相同时，看起来则是单调、乏味和不自然的。虽然有些患者以为这才是完美笑容，但医生应该用一定的沟通技巧来解释这样看起来并不自然。

5. 通过让侧切牙在两个维度上都比中切牙短0.5mm，就可以给微笑带来一丝活力，更具有吸引力。

Rogé和Fisselier还探讨了微笑设计中的有序与无序、径向对称、支配、统一和个性。

在微笑设计中需要充分理解中切牙在设计中的主导作用。

中切牙的主导作用与其反射光线的能力直接相关，取决于它们在口腔组成中相对于其他牙齿的比例、线角、相对大小和排列等。

——Rogé（2017年冬）

如上颌骨有缺陷的患者，他们会希望在微笑时能露出更多牙齿。通过临床检查指南可以发现这一点，从而可以向他们解释正颌治疗的可能。考虑到上颌发育不足的局限性，我们会进一步探讨从牙齿的角度如何来弥补这个缺陷。考虑到牙齿的反光特性可以帮助我们更好地理解视觉的主导性，医生可以通过改变牙齿的反光特性而使其在微笑中显得更具主导作用。例如，牙齿舌向倾斜会减少可用的反射面，虽然患者会试图美白牙齿，但仍然会感觉牙齿不够明亮。这是由牙齿的排列所致，并不是实际牙齿的颜色。一些正畸治疗可以使面部直立，从而让牙齿更好地反射光线。

同样，如果前牙已经有磨损，也会减少它们的反射面。从功能角度出发，可能无法增加牙齿的长度，但要想让牙齿在面部显得更突出，就需要牙齿修复后提高其反光性。

我们对下一位患者进行分析，他就诊的主要原因是发现自己在微笑时不露齿。

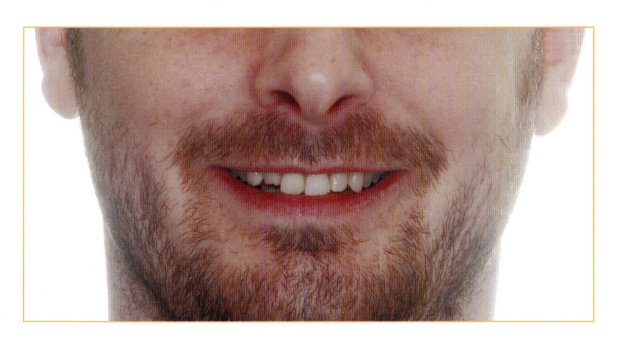

患者唇线较低，下前牙牙槽骨较突出，同时伴有深覆殆。上颌骨后缩，应该可以通过正颌手术来改善上颌骨的位置。

患者拒绝正畸或其他手术干预，选用Emax全瓷修复体恢复上前牙及前磨牙共10颗牙齿，维持功能平衡。尽管牙齿不能加长过多，但通过加大线角之间的空间、创造更多的反射面确实提升了中切牙的主导作用。

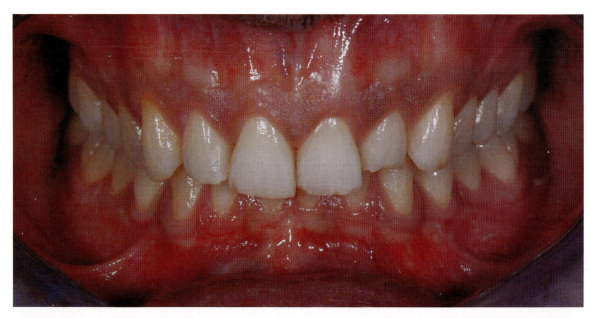

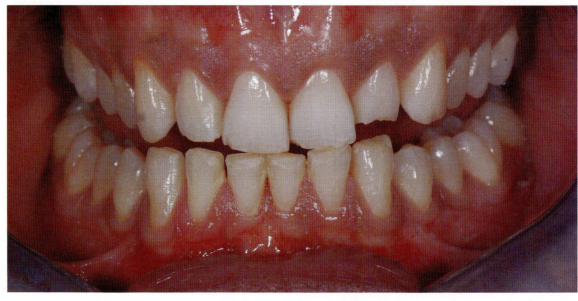

用铅笔在瓷修复体上标出线角。

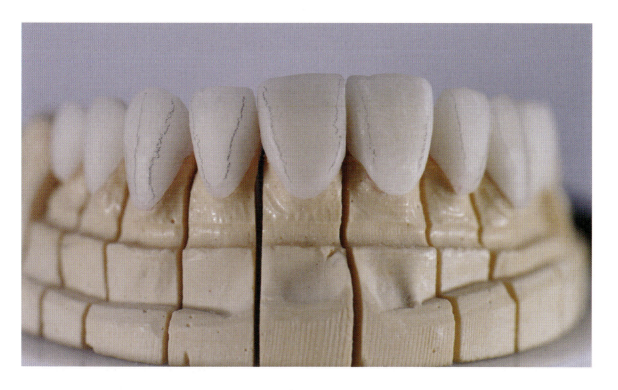

通过增加明度和反光面构建了具有更高主导作用的最终修复体。Emax瓷修复体由Art Dental（Sheffield，England）制作。

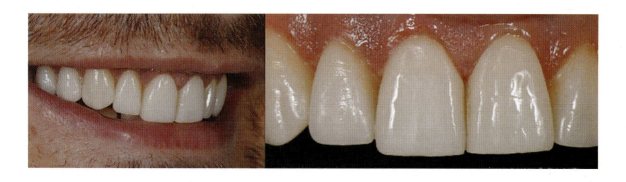

通过加大中切牙边缘嵴间距来增加反光面。

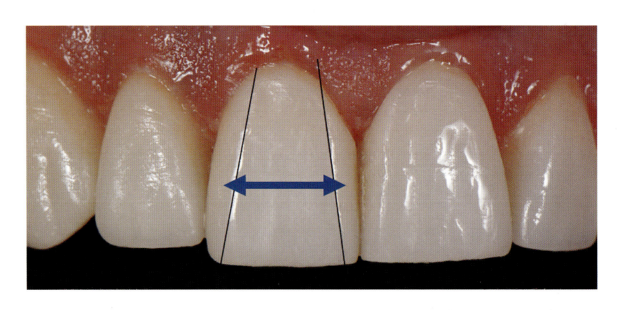

患者最终获得了更明朗的笑容。

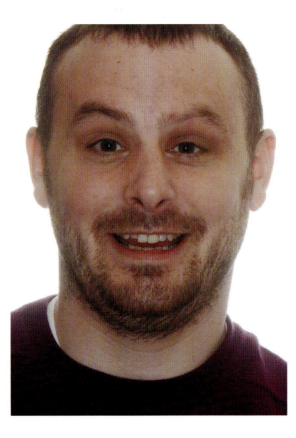
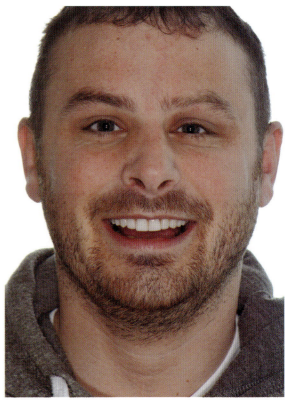

系统性微笑设计

在为一个口内存在多种问题的患者制订治疗计划之前，如果没有预先设计一个理想的微笑，就如同盖房子之前没有建筑图纸一样。这也是为什么患者最终会有大小及颜色不同的牙齿，这都是医生为了符合患者的口内现状而设计的。

就像第7章所述的"微笑分析"一样，通过面部画线可以帮助医生认识到面部不仅仅是对称的、数字的，还需要训练自己的眼睛来判断患者的微笑是否和谐。人类的眼睛已经进化到可以进行对比的程度。在远古的狩猎时代，人们常常需要根据地形来判断自身所处的位置，以保证能顺利地外出及平安地回家。对比，正是人类理解世界的一种方式。

许多美学大师（例如Gerard Chiche、Frank Spear、John Kois、Galip Gurel、Pascal 和 Michel Magne）都曾教授过面部引导的微笑设计。

这类设计的前提是微笑应与面部标志点协调一致。一张非常不对称的脸不一定会与一个完全对称的微笑相协调。因此，微笑设计需要与面部整体相协调。

微笑设计的传统规则更应被视为指导方针，用以帮助医生理解为什么有些微笑看起来不和谐。在综合考虑患者潜在的骨骼结构、唇部位置与其动态表现，以及当前牙列的排列和健康状况后，我们可以据此设计理想的微笑，并将其与患者的口内现状进行比较。为了让患者在做出任何治疗决策之前设定现实的期望，有时医生可能会不得不决定放弃理想的微笑，但这需要在早期与患者讨论并确定。为了确保患者能做出有效的同意治疗方案的决定，务必在预期和可实现的背景下让他知道治疗的风险与益处。如果在治疗前进行了微笑设计，它也将成为整个治疗阶段的质量控制标准，例如可以根据最终设计来进行冠延长和正畸治疗的校准。

Christian Coachman的数字化微笑设计中，教授了设计时所需遵循的顺序，笔者将其运用到实际病例的微笑分析和设计的过程中。

在完成临床检查指南期间就已经在微笑分析演示文稿中开始进行微笑设计，但要注意分析和设计是两个独立的过程。

根据面部标志点进行微笑设计的流程：

1. 校准一张大笑的照片。
2. 确定面中线。
3. 理想的切端位置——微笑曲线。
4. 前牙的相对宽度。
5. 中切牙的理想比例——牙龈曲线。
6. 龈乳头曲线的位置。

1. 校准一张大笑的照片

从前方看，牙齿略偏离水平面。瞳孔连线是最可靠的标志线，还可以分析其他标志，例如眉间连线和耳尖连线，并对最佳标志线做出判断。

2. 确定面中线

一旦校准了水平线，就知道其垂直线是真正意义上的垂直，可以把它画在面中线上——通常用眉间、鼻尖、人中和颏前点的连线作为标志线。这条面中线或面中间区域还可以与现有的牙齿中线进行比较（Bidra和Uribe等，2009）。相关文献认为，牙齿中线应该与面中线平行（Flores-Mir和Silva等，2004）。使用照片的研究表明，非专业人士可以接受4mm的偏差（Kokich和Kiyak等，1999）；然而，近期使用视频和全脸图像的研究表明，1mm的偏差是可以接受的。这并不意味着，每个微笑都要通过治疗使中线达到理想状态，但医生需要注意到这个问题，并做出相应诊断。牙齿中线最好通过中切牙之间的龈乳头尖端来判断，因为这才是牙齿与牙根之间真正的中间位置。此外，面部存在不对称，例如歪斜的鼻子或颏部，会影响人们对中线偏移的感知（Silva和Jimenez-Castellanos等，2015）。

决策点 如果牙齿中线偏离面中线，则需要决定是否通过正畸矫正牙齿中线，还是接受中线偏移并在偏移的位置进行设计。如果不进行全面的正畸，很难纠正明显的中线偏移，此时最重要的是判断这个偏移是由牙齿移位还是整个上颌骨的旋转导致的。这时唇系带是判断的标志——如果唇系带在人中和上腭中线的连线上，那么可能是牙齿移位，相比而言容易纠正。如果是整个上颌骨旋转，那就需要借助外科手术纠正。一篇关于面部走向（facial flow）的文章（Silva和Mahn等，2019）解释了为什么后续展示的病例尽管牙齿中线位置并不理想，但仍然取得了不错的美学效果。

这位患者咨询是否可以纠正牙齿中线的偏移。患者上颌骨很窄，从视觉上会使得偏移的中线愈加明显，因为中切牙显得非常突出，这与微笑的其余部分形成了鲜明的对比。当然笔者会考虑矫正中线，但同时也很想知道如果接受现有的中线位置，利用颊廊空间平衡笑容后会是什么样的。

这个病例是在笔者认识到"面部走向"这个概念之前完成治疗的。但是，它让我们认识到在面部不对称的情况下接受偏移的中线也是一种可行的方法。

通过在患者的眉间、鼻尖、人中和颏前点处画点，可以分析其面部走向。

然后根据曲线的凸面（红色）和凹面（绿色）来标记患者面部：

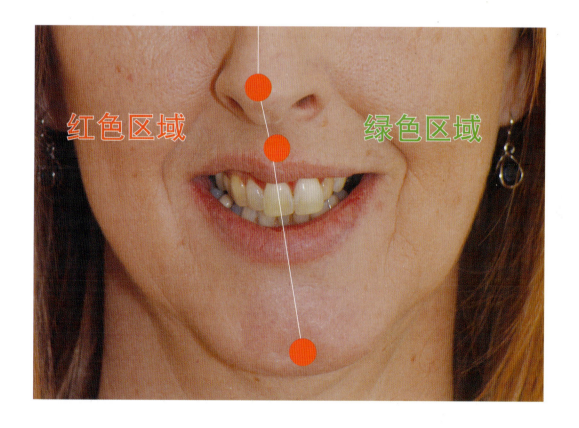

患者的中线向绿色**区域**移动。这是2014年笔者的诊所配备口内扫描仪之前诊治的患者,因此使用了二维设计,正如Christian Coachman及其数字化微笑设计所教导的那样,通过校准后转移到蜡型上:

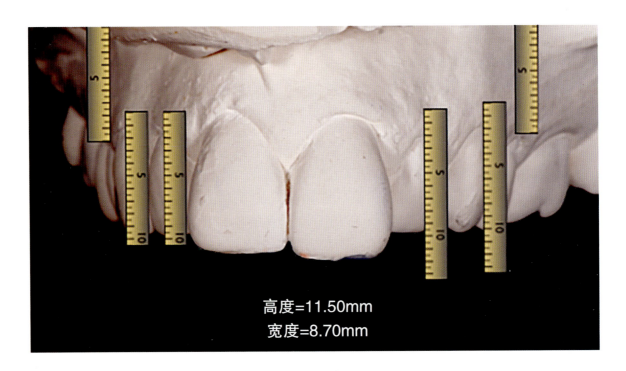

高度=11.50mm
宽度=8.70mm

通过这项技术,笔者与Luke Barnett Ceramics(Watford,England)的技师Luke Barnett合作,设计了经过牙冠延长和美学效果评估的微笑。第153页图片显示了牙齿理想长轴方向的设计,以及牙龈顶点理想位置的确定。这是开展口扫之前完成的病例,演示了如何校准数字化微笑分析并转移到模型上的传统工作流程。

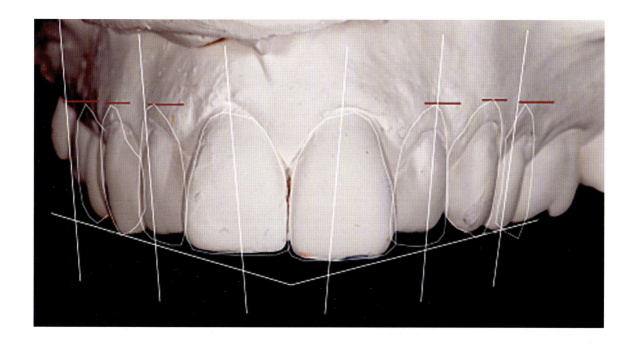

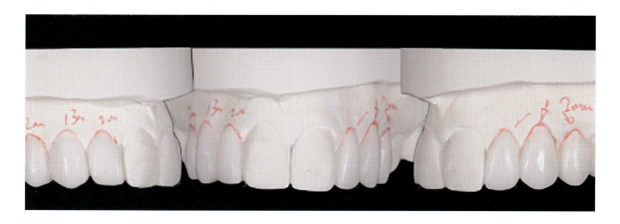

Luke Barnett提供了精确的测量值，并通过蜡型演示矫正软组织高度。临床上，我们在龈缘使用临时材料来模拟牙冠延长后的效果，利用试验性微笑评估美学效果。

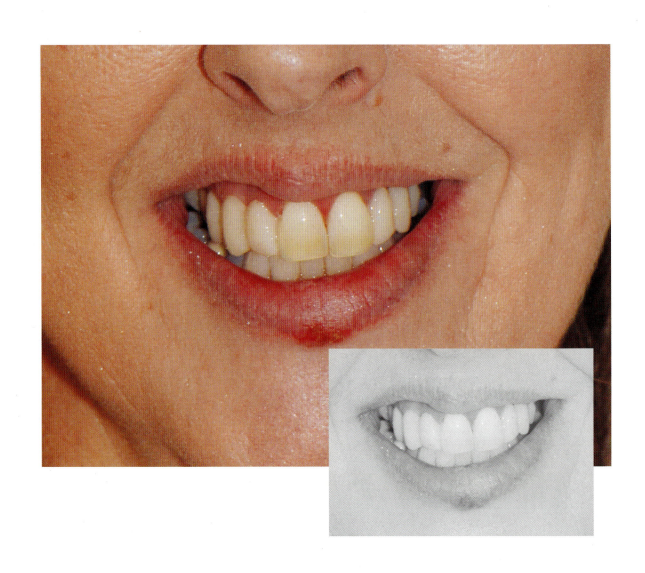

患者对试验性微笑很满意，决定直接选择修复治疗方案，放弃正畸来矫正其明显的中线偏移。

最终修复——完成了上颌第二前磨牙到侧切牙的冠延长及Emax贴面。由于中切牙明显突出，牙体预备会导致损伤很大，因此没有选择修复中切牙，仅对中切牙和下前牙进行了美白。

与面部和谐的美丽笑容。

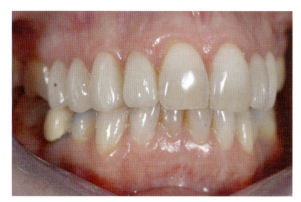
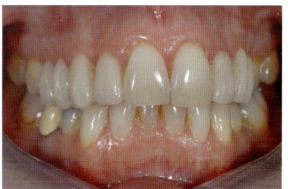
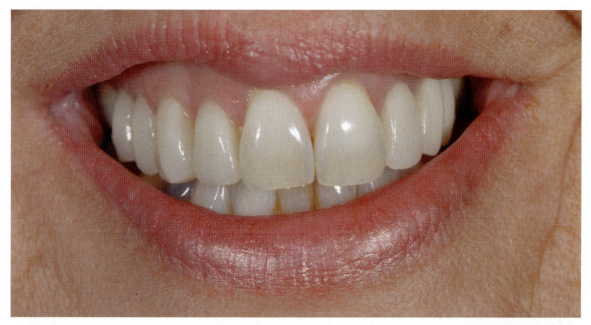
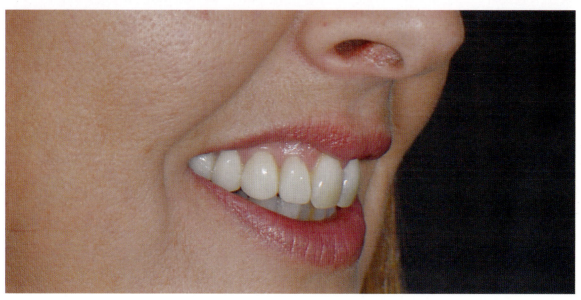

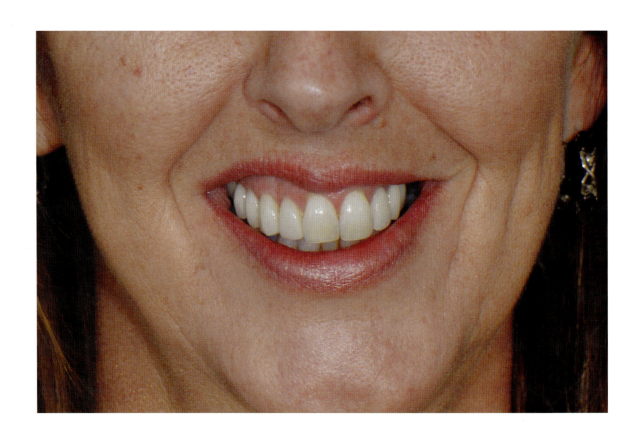

3. 理想的切端位置——微笑曲线

可以通过分析视频来确定上颌切牙和尖牙的理想切缘位置，连接这些点形成微笑曲线（Passia和Blatz等，2011），还可以直接在照片上绘制。需要结合患者唇部的动态信息，辅以语音、Ricketts E线、息止颌位时唇和其他特征，例如以患者的年龄来确定（Chetan和Tandon等，2013）理想的切缘位置。需要注意的是，微笑曲线最先不是基于功能确定的。在分析下颌牙弓时，必须在治疗计划阶段确定理想的微笑是否符合功能原则。最初设计的微笑是根据美学参数设计的。绘制微笑曲线通常会揭示潜在的问题，例如上颌前磨牙的过度萌出，使得龈缘水平较低。由于微笑曲线的位置没有绝对正确的答案，只有和谐的程度，所以需要医生具备一定的判断能力。

4. 前牙的相对宽度

可以使用"微笑分析"中所用到的类似"黄金比例"的栅格，即RED比例（再现牙齿美学比例）（Lombardi，1973）进行设计。将正面观中切牙的宽度值设为1，而将侧切牙设为0.7、尖牙设为0.5。还可以对照面部的其他特征检查栅格，例如尖牙的远端位于鼻外侧和内眦连线等。以上是前牙宽度的指导原则。

5. 中切牙的理想比例——牙龈曲线

一旦知道了中切牙的宽度，就可以利用中切牙自然宽长比例（75%~80%）进一步设计。连接尖牙与中切牙的颈部可以明确牙龈曲线的位置。理想状况下，侧切牙将位于曲线内约0.5mm处。

6. 龈乳头曲线的位置

还可以在牙龈曲线下方增加龈乳头曲线，二者之间约占切牙长度的40%（Chu和Tarnow等，2009；Hochman和Chu等，2012）。这一曲线在设计缺牙或龈乳头缺失的病例时特别有用。

以上是利用面部标志点在现有文献的指导下进行微笑设计的系统方法。在整个设计过程中，医生需要注意各种诊断现实，这将影响治疗计划的选择，并最终影响治疗设计的可行性。经过深思熟虑才能制订患者个性化的治疗计划，才能最终确定与患者讨论什么是可行的方案、什么时候需要做出哪些让步。如果实现理想微笑的代价太大，那么从健康和功能出发，将会在美学方面做出哪些妥协？这有利于医生在早期阶段识别和确定需要做出哪些妥协，也有利于早期与跨学科的同事及患者讨论。

制订治疗计划时可以利用数字化系统预期效果，例如正畸治疗计划工具、3D种植治疗计划工具和CAD/CAM等。这样，可预测的治疗结果以及如何使用跨学科或多学科手段，都可以汇总到系统的治疗计划中。

最终我们获得了一个2D的微笑设计，进一步可以复制在现有的牙列上，展示患者"现有"状况与"理想"状况之间的差异，例如在这个病例中，患者主诉为上前牙磨损。

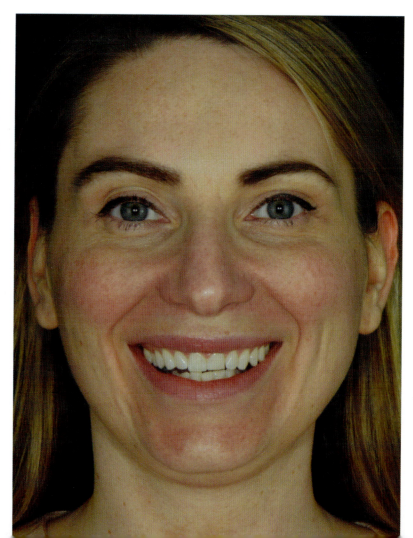

利用微笑分析法在患者档案中分析并设计理想微笑，然后将STL文件发送给技工室，将2D设计转换为3D蜡型（DSD Planning Centre，Madrid）。

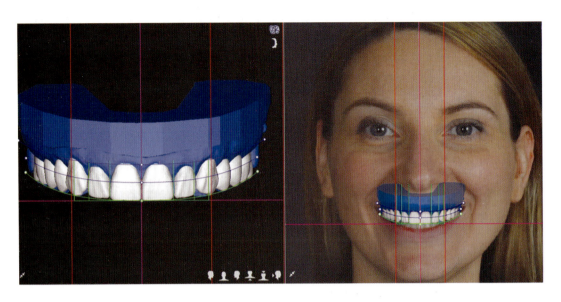

校准并匹配口扫的STL文件与2D设计后，可将2D设计转换为3D文件，然后将其打印出来即可在患者口内复制一个试验性微笑。Christian Coachman及其数字化微笑设计的DSDApp已经在系统中确定了许多方便患者进行微笑转变的关键策略。如果向患者展示了试验性微笑，让他们看到那个"潜在的、未来的、更好的"自己，就会唤醒患者负责情绪思维的右脑。这非常有利于影响患者的决策。

使用DSD中的3D渲染覆盖患者现有的牙齿，就可以获得试验性微笑的框架。这些图像展示了治疗设计的结果。但笔者一般不愿意向患者展示这些图像，因为颜色的不匹配会使之看起来很奇怪，并且可能会令人反感。

DSD Planning Centre（Madrid）。

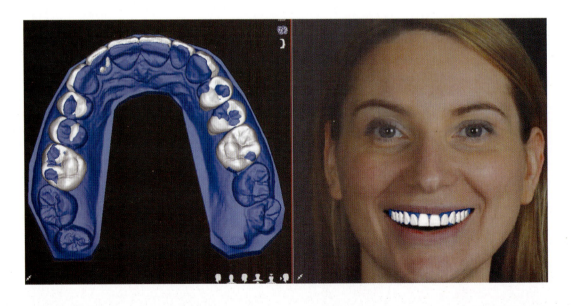

恢复下颌运动功能及咬合，并考虑治疗的限制因素非常重要。如果实现理想设计的代价太大，就应该及时调整。可能还会存在一些我们无法改变的限制因素：例如，患者的预算不足，难以支持复杂的牙科治疗；一个简单的治疗方案也会产生巨大的影响。从理想设计、问题解决、调整和记录出发，准备好向患者做出相应的解释。

在这个病例中，通过3D治疗计划，我们可以结合正畸与修复治疗来实现患者的美学目的。

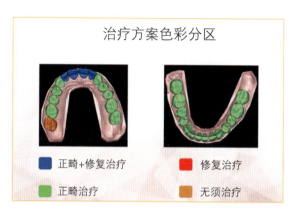

治疗方案色彩分区
- 正畸+修复治疗
- 修复治疗
- 正畸治疗
- 无须治疗

DSD Planning Centre（Madrid）。

在患者口内复制试验性微笑（参见第12章），有助于激励患者同意选择正畸和修复治疗方案来解决牙齿磨损的问题。

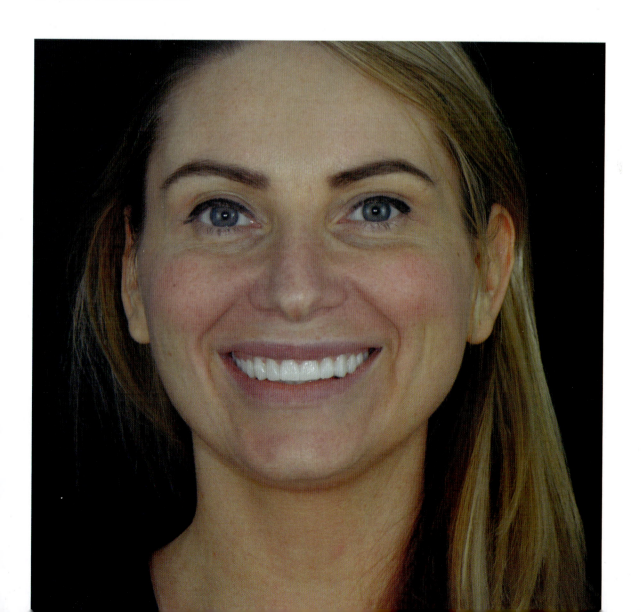

患者通过Invisalign完成正畸，矫正上前牙到设计所需的修复前位置。然后，上颌切牙行微量牙体预备及瓷贴面修复，尖牙行树脂粘接修复保持尖牙引导。

Luke Barnett Ceramics（Watford，England）。

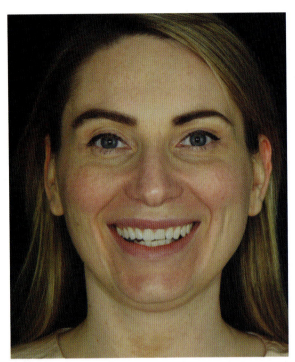
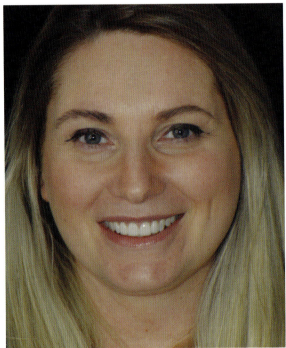
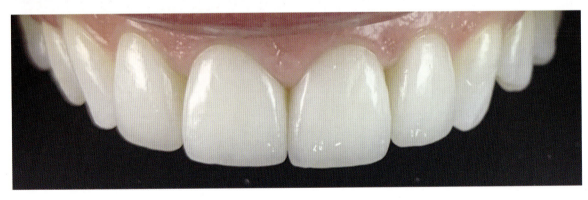

非修复性微笑设计

完成系统性临床检查指南的优点是,一旦设计出理想微笑就可以明确是否需要行修复治疗。经过仔细评估各类数据,并做出正确的诊断后,可以避免医生因为仓促操作而犯错误。

例如在这个病例中:

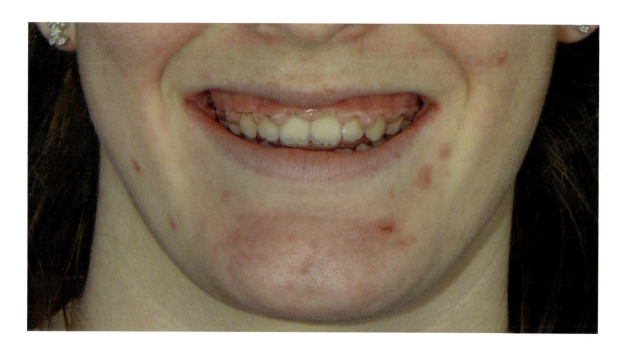

这位年轻女性患者拆除固定托槽后就诊,主诉是对自己的笑容非常不满意。

在获取所有数据并完成临床检查指南后,发现这是一个明显被动萌出异常的病例(Morrow和Robbins等,2000)。患者的牙龈因正畸固定托槽的存在而导致明显肿胀,没有任何药物史,排除了药物增生性牙龈炎的可能。检查时无法探及釉牙骨质界,CBCT检查进一步发现牙槽骨附着于牙釉质上,因此诊断为被动萌出异常。

数字化工作流程的优点在于,CBCT的DICOM文件可以与iTero扫描仪的STL文件配准生成牙冠延长术导板。该导板可以准确地指示拟修整的牙槽骨形态及软组织位置以符合生物学宽度的原则(DSD Planning Centre,Madrid)。

数字化设计打印导板：通过数字化手段配准设计，用于指示理想的软组织水平和牙槽骨水平（DSD Planning Centre，Madrid）。

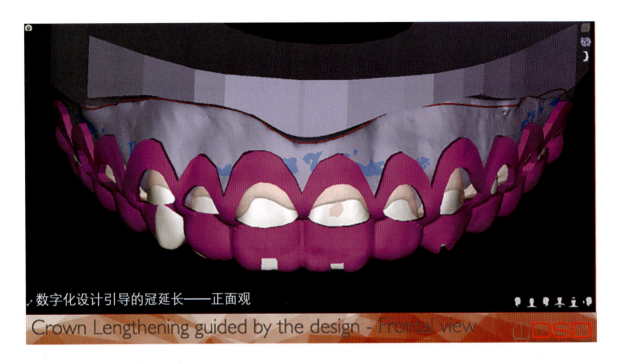

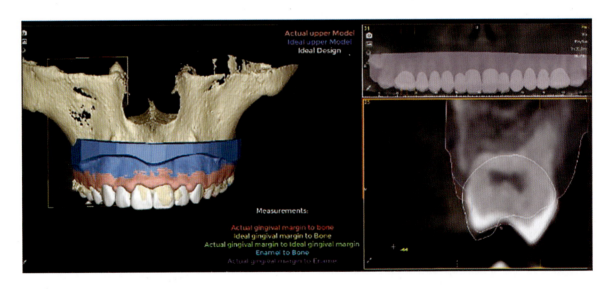

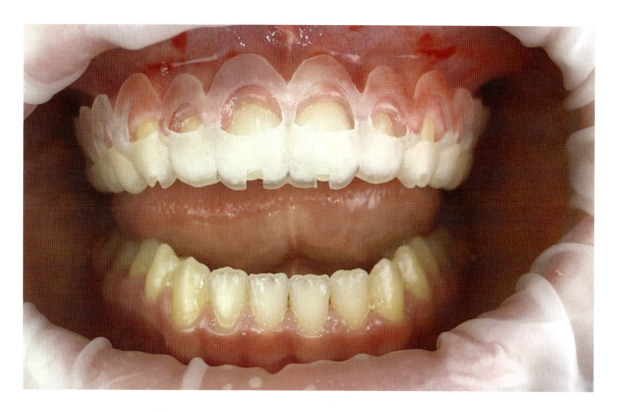

冠延长术后6周,牙釉质重新暴露,中切牙获得理想的宽长比。

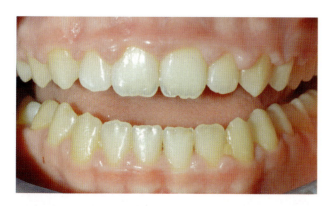

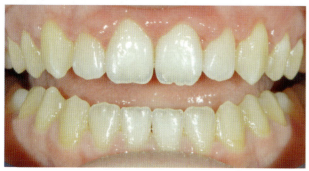

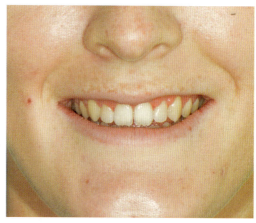

术后3年随访。

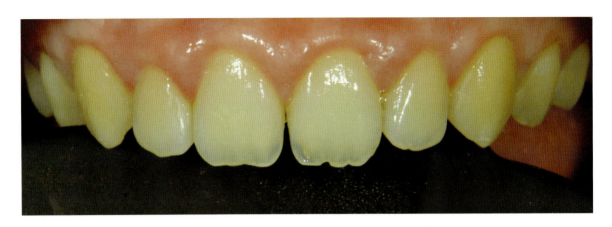

扩展阅读

- Gerard J Chiche and Hitoshi Aoshima, Smile Design—A Guide for Clinician, Ceramist and Patient, Quintessence International, 2004.
- Galip Gurel, The Science and Art of Porcelain Laminate Veneers, Quintessence International, 2003.
- Pascal Magne and Urs Belser, Bonded Porcelain Restorations in the Anterior Dentition— A Biomimetic Approach, Quintessence International, 2002.
- Rafi Romano, The Art of the Smile, Quintessence International, 2005.

第11章

牙科2D微笑成像——视觉图像的力量
Dental Imaging-the Power of a Visual Image

没有情感的艺术作品不是艺术。

——Paul Cezanne

对患者进行适当的教育和激励是决定诊疗的关键。人类的右脑通常负责从情感上做出决定，而左脑则在逻辑上证明这些决定的合理性。可以通过连接患者的左脑与右脑以帮助他们做出最终的决策。

本章节着重介绍如何借助设计过程对患者进行教育和激励。

微笑设计的情感激励：

1. 牙科成像。
2. 试验性微笑（参见第9章）。
3. iTero结果模拟。

视觉成像是治疗计划的一个重要组成部分，它是一种强有力的且明确的医患沟通方式。

牙科成像是指利用数字化方法改变患者牙齿的外观，展示其微笑的变化。在与患者沟通的早期阶段，可以作为病例展示中一种非常有效的辅助手段，还可以作为讨论可能结果的一种工具。

牙科成像能帮助患者从正反两方面了解微笑改变前后所产生的影响。这一概念容易与Christian Coachman及其团队所倡导的数字化微笑设计相混淆。牙科成像是对微笑2D设计，是设计过程中的一部分；但数字化微笑设计是一种理念，是一个不断发展的临床工作流程。这个流程不仅包括设计理想的微笑，最大限度地实现跨学科交流，同时还能将该设计转化为既定的3D流程（包括试验性微笑和最终临床结果）。数字化微笑设计可以将对比集中在牙齿上，并可同时播放治疗前后的两个视频，其理念是向患者展示口腔治疗后可能的最终结果。

如今的成像技术可以使用天然牙图片库，而不是数字化制作的图像。这意味着牙科成像不再仅仅是一种激励工具；也成为设计过程中的一部分。由于牙科成像能够使用天然牙图片，使得它可用于尝试不同的牙齿排列和形态，并进一步用于制作临时修复体和最终修复体。

对于非口腔专业人士而言，微笑或牙齿构成了面部照片的一部分。微笑是一种运动中的表情，而牙齿是这种表情中的一部分。作为整体面部表情的一部分，微笑既可以表现得和谐，也可以表现得违和。必须结合整体来看待微笑，否则它就变得毫无意义。

因此，当我们描述牙齿的变化时，除了最简单明了的改变之外，非专业人士都表示难以理解，例如人们很容易理解我们建议改变变色牙或着色填充物的颜色；但当我们开始建议改变牙齿的位置或关闭间隙时，患者如果没有类似经历，就很难直观地想象这个变化的结果。

为了将基于文字的事物具象化，人类会借鉴以往的经验从而在脑海中创建出事物可能的形象。口腔专业人士都有这种体会，但对于我们大多数患者的经验则为零。 因此，使用实际的图像（例如微笑照片）来协助沟通非常重要，而且使用包括全脸的照片更有意义。非专业人士不愿只看微笑的照片，尤其不愿看只含微笑的截图。我们需要展示有表情的整张脸的照片来让患者理解他们所看到的，记住微笑是一种表情，反映了一种情绪或情感。

本质上患者都不愿意进行牙科治疗。就像我们去看病，也不愿意选择手术，甚至不愿意验血。但我们又确实想要维护健康，希望能幸福地享受生活。牙科也一样，由于美容牙科中所做的很多工作都是可选择的，医生会兴奋于将要用到的高超技术和手段，却忽视了患者本身的诉求，甚至有时还会忘记患者并不想进行这些治疗。**他们不想要种植、牙齿美白、粘接修复或正畸。他们只想要最终结果。他们希望自己健康、舒适和自信，能以自由、放松的方式与他人互动，而不需要对自己的笑容感到不安**。显然，这因人而异。然而，美容牙科飞速进步，不再采用过去让每个人看起来都一样的修复方式。现在，有很多整体系统可用于分析、诊断和制订治疗计划，相关的研究和开发也非常出色。这些系统的最终目标是不仅要增加微笑美感，还可以保护牙齿结构的健康和功能。

当患者对牙齿有美学需求时，可以利用照片、视频等有说服力的工具来讨论治疗选择。讨论之前还可以让患者对自己的笑容进行评分（1~10分），然后利用大屏幕上展示的患者照片开始与他沟通，讨论笑容会有哪些变化。微笑构成的三要素包括：颜色、形状和位置。微笑中每颗牙齿的三要素间的相互作用都会让我们感受到是否和谐。

那么牙科成像对我们有什么帮助呢？

成像软件已经出现了20多年，几乎与口腔医生开始使用计算机的时间一样长。如今拍摄一张包含患者正面全脸笑容的高清数码照片非常简单。为了使成像更有效率，必须标准化每张照片的拍摄方式。数字化虽然可以调整图片中的某些内容，但不是全部。可以通过自拍或在镜子前的自学练习让患者能保持一个固定的拍照姿势。利用完全正面像的照片进行牙科成像效果最好，也就是说，头部保持直立正向最重要。

操作者可以通过双侧耳朵的暴露量来判断面部是否完全正向。可以在软件中编辑调整水平向偏移，但不能调整矢状向偏移。

微收下颌非常重要，因为颏部上扬会导致虚假的反向微笑，需要注意的是一部分人会尝试通过颏部上扬尽量减小自己的双下巴！拍照时还需要轻微分开上下颌牙，以便上颌牙切缘有深色背景。张口取决于咬合，例如Ⅱ类深覆𬌗需要比Ⅰ类或Ⅲ类深覆𬌗张口度更大。注意只需要恰当地张口，微微分开上下颌牙即可，张口度过大则笑容会扭曲。

一张好的微笑照片，可以通过模拟成像为我们展示很多可能性。

- 调亮牙齿的亮度模拟美白。这是一个简单而有效的工具，可以使用眼白作为亮度调整的参考。
- 操作个别牙齿，例如复制翻转一侧的中切牙和侧切牙到另一侧，模拟粘接修复以加长牙齿或关闭间隙。
- 用另一位患者的微笑展示变化。通常是将其他人的微笑剪切并粘贴到患者的面部，可以非常有效地展示其面部的巨大变化。大多数软件都带有微笑库，操作者可以在库中选择适合患者的微笑。这一类成像也可以外包给第三方完成。
- 逐颗牙齿的设计和全能型调整。目前最完善的系统（例如Christian Coachman的DSDApp）可以允许用户在3D设计库中进行选择，还可以自行调整牙齿的颜色，甚至牙龈的位置。

牙科成像也有缺点，有使用者评论说这种数字化设计导出的改善后的虚拟图像，现实中不一定能完全实现，会带给患者不切实际的期望。

需要采取一些措施来避免这种潜在的风险。首先，向患者展示图像之前必须告知图像是虚拟的，目的只是让我们更直观地了解如果进行牙科治疗后，患者将会发生的改变。有时这些图像看起来确实非常失真，但我们希望患者不会因为讨厌这样的图像而推迟治疗。记住，必须在虚拟图像下方打印免责声明。此外，设计牙科成像和展示图像的团队成员必须了解患者可能出现的结果，这点非常重要。例如，患者如有严重的下颌偏斜，只能通过正颌外科手术才能纠正，实际的手术非常复杂，但计算机模拟下颌偏斜的纠正却很容易。这需要团队成员自身完全理解并准确地告知患者，不能让患者产生不切实际的期望。成像本身并不是治疗计划；医生还需要考虑到患者生理和功能等因素，做出适当的诊断和计划来开展治疗。

现在市场上有各种各样的软件；有些是免费的、云端的，有些是需要订阅的，或者还可以完全外包给第三方。

例如，笔者使用Christian Coachman的DSDApp为一个非常具有挑战性的美学病例设计了3种不同的方案（参见第17章）。

方案1：成像看起来非常不自然，但这有助于患者理解狭窄的颊廊会使潜在的上颌骨缺陷变得更明显。

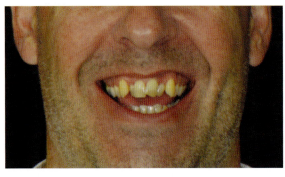
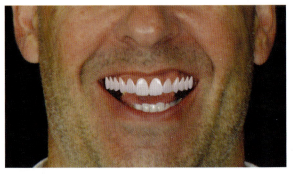

方案2：患者有不愿保留4颗前牙的想法——用成像向患者解释，为了使这4颗前牙与双侧尖牙间宽度适配，它们需要制作得比理想情况窄一些。

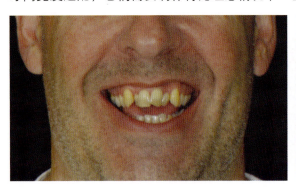
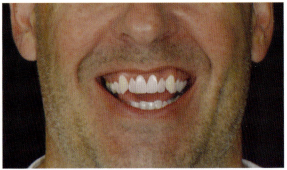

方案3：这是笔者的"头脑风暴"。了解到患者预算有限，尽管正畸治疗更适合他，但笔者想尝试是否仅改善中切牙的颜色和排列就能满足患者的要求。

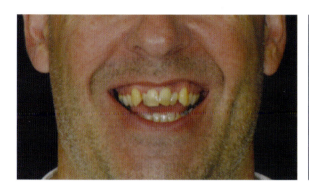
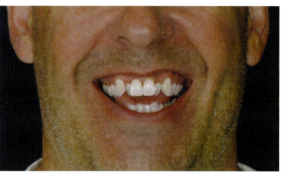

这种牙科成像方式不仅仅是将不同的微笑进行剪切和粘贴，关键是有助于尝试各种"头脑风暴"，进行不同的选择，这样做很有价值，但仍要注意有些设计可能无法实现。

牙科成像可以外包给第三方，他们通过电子邮件接收患者照片和一些简单的说明，有偿制作，再返回患者成像前后的对比照片。还可以在Keynote、Photoshop等软件中对图像进行操作。这通常不太直观且需要操作者熟悉相关软件，但也同样有效。

决策点 建议医生应该自己做一些设计的尝试。在订阅或购买某种微笑设计工具之前，请留意这些应用程序大多数都有试用期。建议医生要自己学习如何进行设计，因为外包给第三方会失去自己练习做出正确诊断、尝试解决问题的机会，而这种练习有助于对口腔形态和功能的理解，制订适合的治疗计划。请记住，会有一个学习曲线，所以要花较长的时间进行训练。

如果有数字化印模或模型扫描的STL文件，也可以将2D图像转换为3D图像，这部分也能外包给数字化设计的牙科技工室。这绝对是牙科的未来。Nemotech、Exocad等设计软件可用于2D设计案例，将2D转换为3D以设计和制作临时修复体、导板和最终修复体。在不久的将来，这个操作过程会变得更简单。例如，Disney正尝试通过人工智能从简单的照片或视频中构建牙齿，这最终将影响牙科设计中的图像捕捉方式。

虽然数字化方法可以进行微笑设计，但这总需要一个过程。需要拍摄合适的微笑照片或拍摄一段视频记录，数字化设计后再生成3D图像供患者查看，但这不适用于所有患者。有些病例并不能制作3D图像，例如唇向移位的牙周病患牙；或者仅仅只是改变牙齿或充填物颜色的简单病例。2D成像可以提高患者的接受程度，是一种简单、有效的医患沟通方式。2D成像还可用于展示不同的结果来帮助治疗方案的选择，例如，4颗前牙贴面设计还是8颗牙的贴面设计，关闭间隙时是通过2颗前牙来操作还是通过改善4颗前牙的宽长比来处理。

牙科成像的过程不仅让我们学会观察，同时还学会去思考如何处理潜在的临床状况。在思考如何让患者笑容变得更好看时，我们会注意到那些容易被忽视的细节，例如前磨牙区多余的牙龈或倾斜的上颌骨。将设计好的牙齿轮廓放置在现有牙齿的图片上，可以直观地展示牙齿可能需要被移动的位置，截图并添加到患者档案的病例展示中，可以用来向患者解释说明，并作为患者教育的一部分。这个步骤也适用于解释宽长比问题，例如是应该选择冠延长术还是正畸。请记住，患者本身不愿意接受这些附加治疗，而我们需要仔细解释并激励患者了解附加治疗的优点。牙科成像可以简单地展示牙龈水平变化前后的差异，这有助于患者的理解。

人工智能（AI）方案

AI虽然没有情绪感知能力，但它可以让患者快速看到自己的微笑成像。AI牙科成像不具备诊断功能，风险在于如果微笑设计得不理想，患者可能会推迟治疗。只要有正确的免责声明，AI成像也能成为患者了解治疗结果可能性的切入点。

微笑视图是Align Technology推出的模拟工具，Invisalign的注册用户可以通过链接使用该工具。它是基于脸型和Invisalign多年来在矫正微笑方面积累的所有数据生成的人工智能方案，可在几分钟内完成。

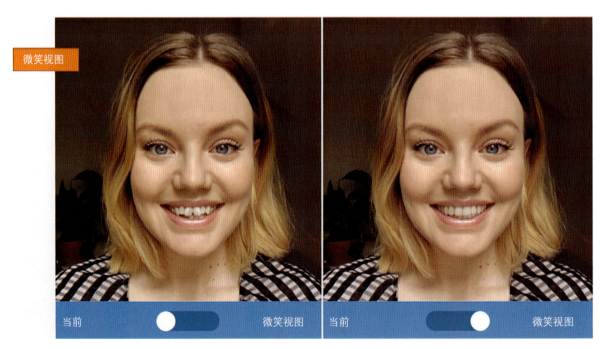

微笑视图

由Align Technology, Inc. 提供。

微笑视图链接——患者通过智能手机提交自拍照片，AI生成方案后发送结果至患者和医生的电子邮箱，也可以在患者面诊时直接进行。

再次强调这些"快速"成像方案不具诊断功能，但可利用其展示的可能结果教育并激励患者进行下一步诊疗。

综上所述，牙科成像以照片的形式向患者展示了治疗后可能的微笑，是一种非常有用的工具，尤其将成像结果与全脸一起展示时效果最好。

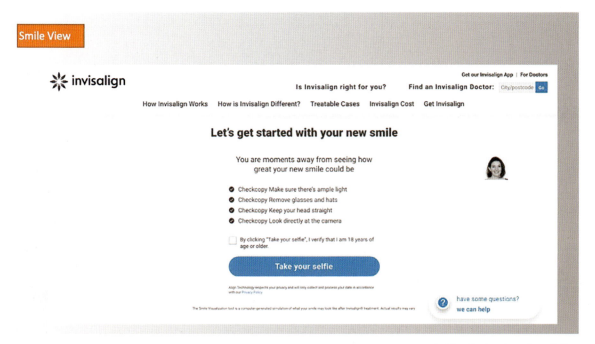

由 Align Technology, Inc. 提供。

第12章

试验性微笑
Trial Smile

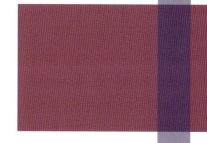

> 有两种截然不同的表达方式，一种是通过文字来描述，有的人能理解，有的人不能理解……还有一种是通过音频或视频模式，对于这种表达方式，每个人都能理解。
>
> ——Yaacov Agam

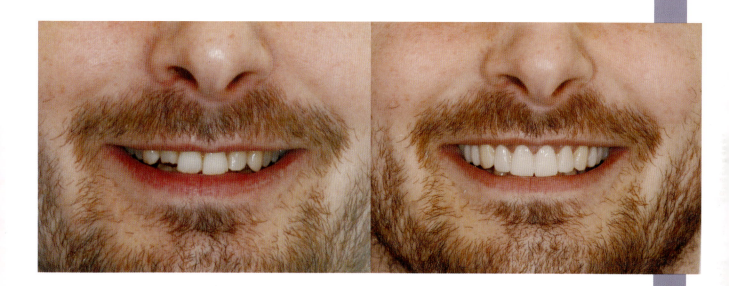

当患者需要做增量修复时，即对牙齿进行适当添加来展示其潜在的变化，那么试验性微笑设计则会是一种最有力、最具激励性的方式。这种方式可以将增量效果直接置于患者口内，并在他们看到实际效果之前拍摄视频。之后将这些信息一起呈现给患者，这样他们就可以看到口腔治疗前后所带来的变化，否则患者很难通过口头描述去理解这种改变。

决策点 并不是所有的患者都适合试验性微笑设计。试验性微笑设计适用于关闭间隙、反殆、牙齿磨耗和牙齿被动萌出异常；不适用于原有牙齿较大或牙齿前倾需要内收的患者。

在一堂实践课中，来自Glasgow Smile Centre的数字化微笑设计专家Jameel Gardee博士与他的技师一起，向笔者及同事现场演示了试验性微笑设计的操作流程。当在大屏幕上向患者展示微笑设计前后的视频和静态图片时，患者变得异常兴奋，并热情地喊道："我要成为那个人！"

这就是口腔治疗给患者生活带来的改变。患者能从一张快照中看出区别以及随之而来的所有其他含义，并且想成为那个人而不是看起来像那个人。

现在可以通过数字化设计试验性微笑，并将其打印出来，通过硅橡胶印模材料复制到患者口内进行展示，或者用PMMA材料数字化打印后直接从各个角度进行拍照和录像。这是Christian Coachman数字化微笑设计的精髓，你可以直接在www.digitalsmiledesign.com网站上学习他们的相关课程，例如如何设计和进行试验性微笑等。

在大多数情况下，如果试戴的临时修复体看起来还可以，那么问题不大。如果整体效果看起来不太和谐，则需要我们将微笑设计放置在全脸背景下，研究可以做出哪些调整。

再举一个例子——这位患者想要一个更光鲜、更闪亮、更和谐的微笑。

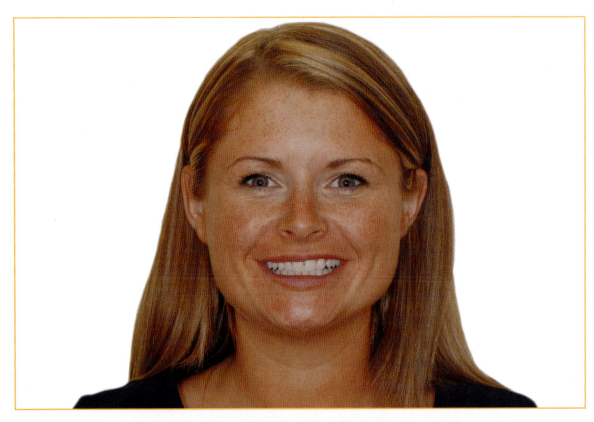

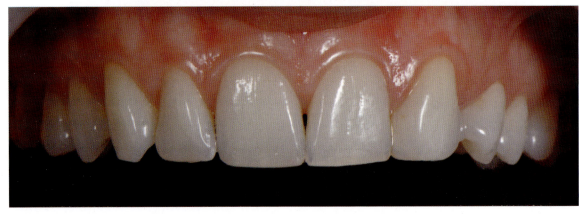

患者左上侧切牙缺失导致微笑曲线平直且略不对称，在模型上加蜡处理完成美学蜡型，利用试验性微笑来分析美学上的变化。我们还可以利用RED比例分析来展现尖牙位于侧切牙位置时，其宽度分布的变化。熟练的技师可以通过调整这些坐标线的角度来展现更加和谐、自然的微笑。

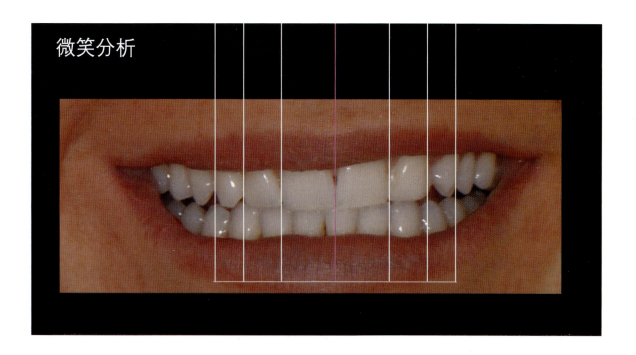

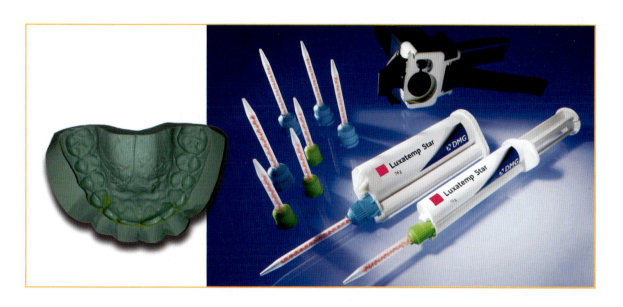

用于试验性微笑而精心设计的硅橡胶印模：去除牙颈部以外的硅橡胶印模材料，既方便多余的临时冠材料溢出，又便于清理。

试验性微笑设计的几个小要点：

1. 使用反光性能好的材料。笔者习惯使用DMG公司的Luxatemp临时冠材料，还有与之相匹配的流体树脂，以便对可能出现的任意气泡进行修补。

2. 如果打算使用硅橡胶阴模来复制微笑设计，一定要修整硅橡胶印模材料的牙颈部边缘，这样多余的临时冠材料就会溢出，便于清理。

3. 确保硅橡胶阴模内衬使用的是具有流动性的或硅橡胶轻体材料，这样牙齿的天然表面纹理就能转移至患者口内。

4. 应将临时冠材料小心注入硅橡胶阴模内，将注射器尖端放置在切缘，再逐步回退，最大限度地减少气泡的产生。

5. 去除大部分多余的临时冠材料，尽量避免使用高速车针或破坏外形，否则患者会认为就医过程太过嘈杂！

6. 事先提醒患者，临时冠材料的味道和质感会使其稍有不适。由于它采用增量设计，所以多数情况下会感觉牙齿比原来增厚了，甚至可能导致无法进行正确咬合。但这并不是实际治疗后所产生的治疗结果，目前只是模拟一种视觉效果，让"未来更好的"自己变得可视化。

7. 不要让患者照镜子，而是要拍一个完善的正面照，让他们通过屏幕看到一个完整的效果，因为照镜子时患者更易于关注不完美的部分。有时，医生必须强硬一些，不让患者照镜子，同时让整个团队都明白这一点。也可以跟患者开玩笑，让他们放心，他们总会看到，只是我们不想破坏这个惊喜！

   如果它看起来不好——这基本不可能，除非犯了核心的设计错误——那就不要展示给患者。这时最好直接取出mockup。如果向患者展示了这些错误的设计，后面再多的解释也无法消除他们脑海中负面的印象，这会大大降低患者对你的信任度。因此，少承诺、多兑现。要向患者解释，这样做是为了更好地看到调整后的效果，并在需要时进行修改。这非常值得去做。少承诺可以让患者感到惊喜，多许诺反而可能会让患者感到失望。

8. 小心"黑三角"，尤其在桥体和牙龈退缩的区域。用软蜡充填牙龈退缩的倒凹区，否则需要高速手机来清除此处的临时冠材料，这会引起患者的不适。

9. 如果设计需截短牙齿，那么在临时冠切端会暴露原来的牙齿，可以用记号笔对其进行涂色，以提升照片中的效果。

10. 如果变色牙的颜色在临时冠材料中透出来，可以降低Keynote图片的饱和度，转换为黑白展示。

11. 单击选中患者档案中的图片，在右侧"格式（Format）"菜单中选择"图像（Image）"选项，会看到两个滑块。最下面是"饱和度（Saturation）"，将其滑至左侧，照片就会变成黑白（参见第178页图片）。

12. 当向患者展示照片或视频时，尤其在屏幕上显示试验性微笑时——请保持安静。给他们足够的时间观看这些照片或视频。

> **RED FLAG** 有时候，医生觉得这个微笑很迷人，但患者却不以为然。如果患者也无法说清楚他们不喜欢什么或为什么不喜欢，那就要提高警惕。他们想要改变的可能不只是牙齿，也可能是牙齿的变化并没有得到他们所期望的面容改变效果，这时就要进行再次评估。如果患者只是表达失望，而你又看不出有什么可以改进或做得更好的地方，那么最好将患者转诊。

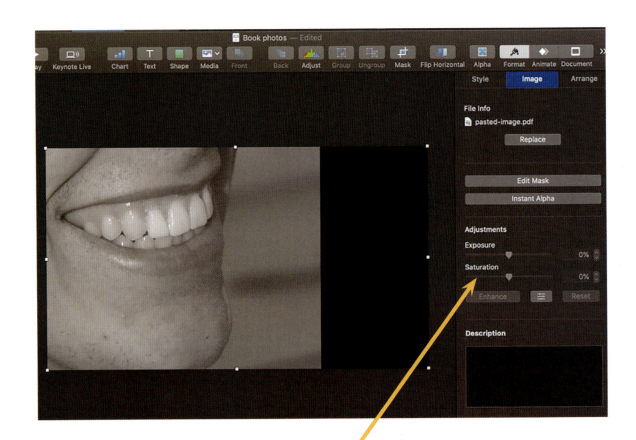

Keynote演示文稿中显示饱和度的滑块

对于这个病例的试验性微笑设计，黑白照看起来会更好，因为临时冠材料与牙齿本身的颜色存在较大的色差。

决策点 当然，试验性微笑也可以参照美学蜡型直接在口内用树脂或印模膏操作。任何技工室对美学蜡型等都会收取一定的附加费用，所以通常将其放在初次病例展示中的第二阶段，作为帮助患者做出决策的激励工具。

试验性微笑设计

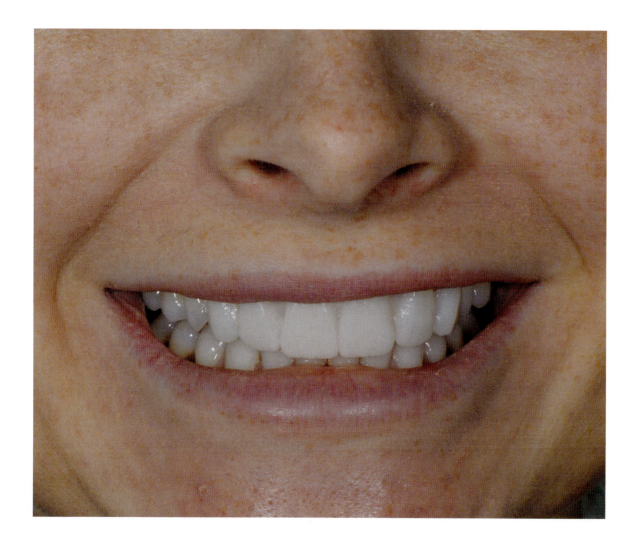

　　修复病例中,一旦患者与医生都同意这种设计方案,就可以用来制作诊断蜡型和预备导板。通过这种方法,例如该病例采用瓷贴面修复,就能更容易预测最终修复效果。

该病例通过Emax瓷块修复，使患者获得了一个更加对称的微笑，微笑曲线与下唇协调，齿颊间隙充盈，牙齿排列更加和谐。牙齿颜色变得更白，光泽度更高，从而达到患者所期望的美学效果。

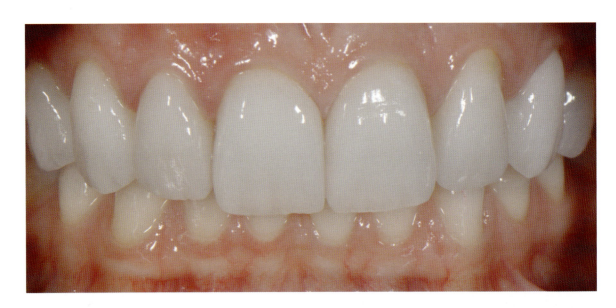

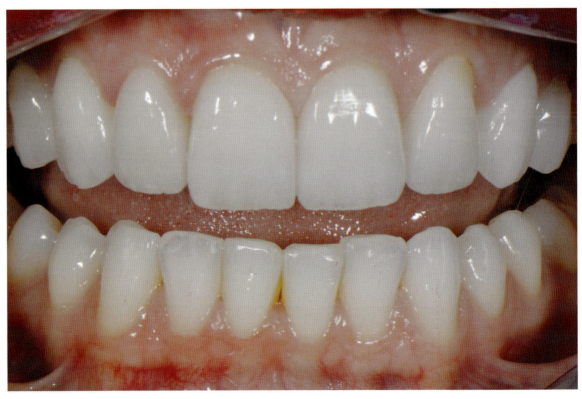

全瓷修复体由Art Dental制作（Sheffield，England）。

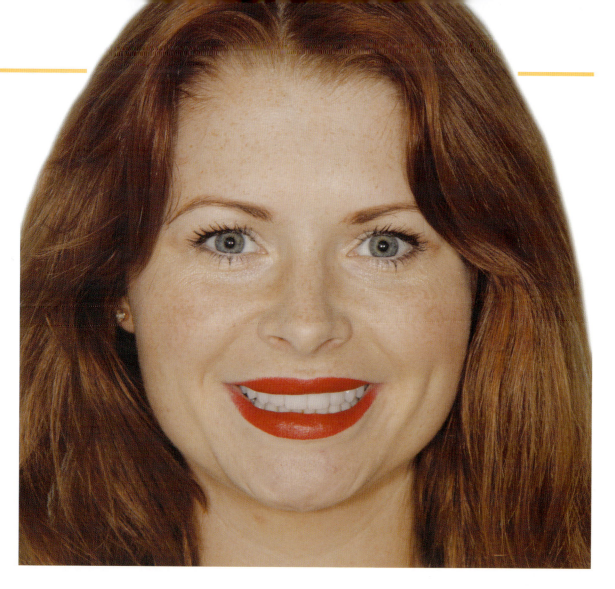
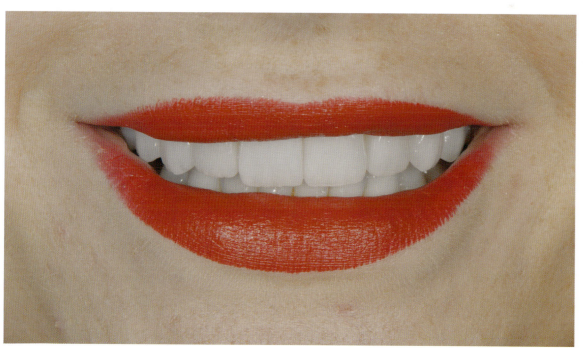

第12章 试验性微笑

第13章

疗效模拟
Outcome Simulation

> 在你知道更好的方法之前应尽你所能，在你知道更好的方法之后，再做得更好。
>
> ——Maya Angelou

对于需要正畸矫正的病例，尤其是对那些主动要求正畸的患者，可以用模拟牙齿移动的工具进行互动。大多数正畸系统现在都可以使用数字诊疗工具。其中最好的一种是效果模拟器，这是Invisalign隐形矫正系统的一部分。

从情感诉求的角度来看，图片或试验性微笑设计较模型模拟更有冲击力。当患者看着自己牙齿的虚拟模型时，牙齿位置的改变是脱离背景的。他们很难去想象这对自己的面部和表情有什么影响。矫正效果模拟器技术令人印象深刻，它为患者展示了牙齿是如何移动的，这可以增强对患者的教育和激励体验。它使用了一种算法来模拟牙齿的矫正，当然这个结果可以由临床医生进行调整。一旦患者同意进行下一步治疗，Invisalign的ClinCheck Pro软件就可以将结果显示在面部图像中，这样患者就可以参与决定牙齿的最终位置。这是治疗计划的"下一步"，因为这个步骤需要患者承担一定的费用。

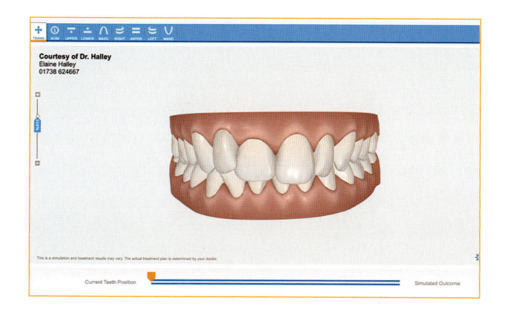

当需要展示牙齿移动和修复的必要性时，疗效模拟就会特别有用。许多时候，前牙已经在错误的咬合关系中发挥了几十年的功能，这时牙齿的磨损程度分布不均匀，口内其他部位也发生了差异性磨耗。一些牙齿受到了不当咬合力的冲击而损伤，而其他牙齿，尤其是那些不在危险区域内的牙齿，则可能牙体结构完整。当牙齿矫正后，这种差异会显得更加明显，需要让患者了解牙齿虽然已经矫正了，但由于牙齿表面结构的磨损，微笑美学效果仍然不会很理想。效果模拟器可以在iTero扫描仪椅旁实时查看，医生对最终疗效进行调整。还可以当面与患者讨论或查看后发给患者。这时患者会收到一个带有密码保护的链接，点击屏幕底部的橙色箭头，就可以在顶部的工具栏上，查看不同角度的当前牙齿位置和模拟效果。

RED FLAG 如果你是第一次考虑在治疗方案中加入正畸治疗，建议不要在患者面前直接使用效果模拟器。虽然它本身可能是一个强大的激励因素，但这种算法产生的运动不可预测，可能会产生错误的预期，甚至是更糟糕的结果。有时软件可能因为截取了软组织或部分牙齿，导致坐标轴误差，从而影响最终结果。有经验的用户可以选择并调整这种误差，但如果你是初学者，最好自己先操作一下会更安全些，这样你还可以考虑如何将这些结果很好地展示给患者。通过这种方式，可以确保牙齿的移动与患者的诊断及风险状况相匹配。

在上面的病例中，笔者准备了两个疗效模拟，一个对准中心区域的切牙切缘，一个对准中心区域的牙龈边缘。高笑线的患者会完全理解笔者为什么将双侧切牙龈缘调整为左右对称的中心区域来进行疗效模拟。但是，由于右上切牙切端已经存在部分磨耗，如果选择这么做，我们还需要考虑借助口腔修复的方法来解决右上切牙切缘缺损的问题。

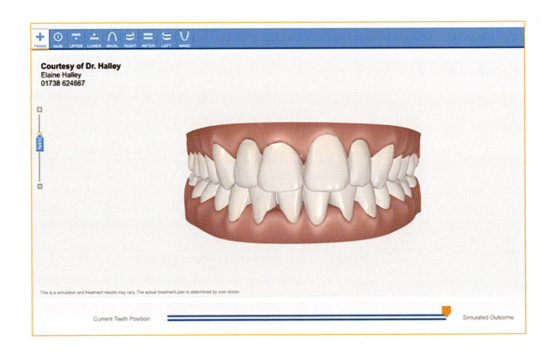

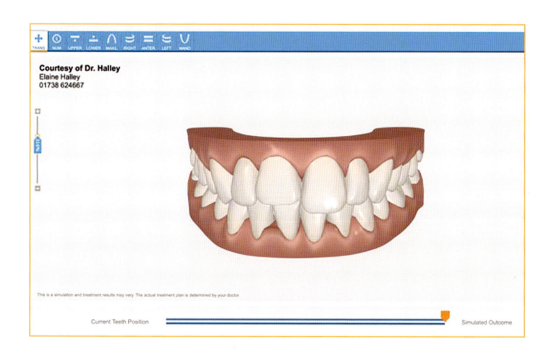

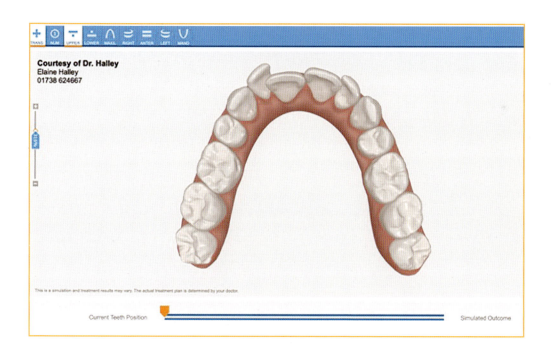

在上述同一病例的不同图片中，患者可以从不同的角度去观察牙齿，而医生则可以指出其右上中切牙切缘的磨损情况。

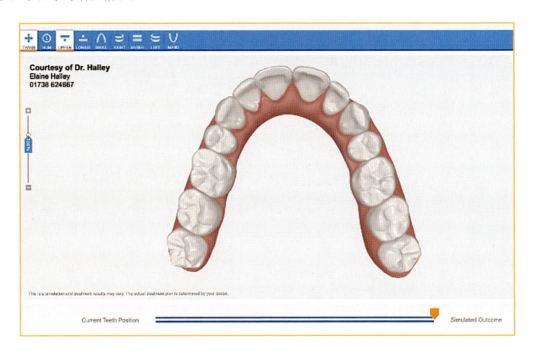

关闭彩色显示后，即在MyiTero的视图里，牙齿的磨损会变得更加清晰——截图，并将其添加到患者档案中。

决策点 现在至少有3种方法可以为患者进行微笑设计，并让他们参与其中，这可以提升患者的认知和积极性。对于每种情况，都需要决定好使用哪些工具，包括最初可以使用哪些工具，或者在首次治疗方案洽谈后可以使用哪些工具。

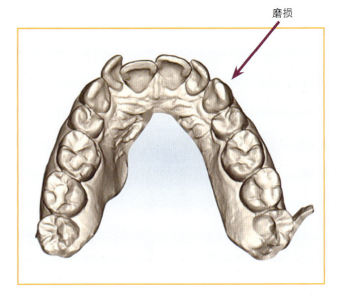

磨损

RED FLAG 不要试图向患者展示治疗后的外观图，除非你非常有信心且明白如何达到并一定能达到这个预期效果。否则这是不道德的，甚至可能会导致失败。风险评估和需要解决的问题会让你更加清醒地认识到通过治疗能够达到什么样的效果，但是记住，永远不会只有一种选择。

第14章

风险评估
Risk Assessment

> 不管你能做什么或梦想自己能做什么，着手开始吧。勇气里包含天赋、力量及高超的技能。
>
> ——Goethe

一旦充分考虑了目前的状态并做出诊断，我们就知道了"A点"，也就是治疗的起点。在充分思考后形成了相应治疗设计，我们就知道了"B点"，也就是治疗最终的目标。

归纳罗列病例所面临的挑战或问题，并确定治疗目标，可以帮助我们辨别每个病例及其在特定环境下所面临的潜在风险因素。如果能够清楚地认识到患者在不同情况下的风险因素，就可以帮助我们考虑其他的替代治疗方案，还可以预测各种治疗方式对患者可能的疗效。

在口腔治疗中，我们会越来越多地谈及风险评估和风险管理。笔者曾经做过专家证人，法律行业常常要求我们要量化事故或事故后需要进一步开展口腔治疗的风险。我们的循证医学知识背景会促使我们查阅大量的文献，但事实上却并没有足够的资源可供参考。即使我们掌握了一定的专业知识，例如知道如果对牙齿进行根管治疗，治疗后远期牙齿缺失的风险也会增加。但如果牙齿需要进行大范围修复，就很有可能不得不进行根管治疗。我们可以将风险量化为低风险、中风险或高风险，这是一种最简单的向患者解释的方法。

风险评估

制订治疗计划很重要，通常是在潜意识中完成的。它要求口腔医生尽量根据循证医学的证据考虑各种治疗方案成功或失败的可能性，确保患者充分了解每种方案可能的长期预后。

可惜关于牙齿修复方案成本-效益分析的信息非常有限，这不仅要考虑到不同治疗方案修复体的远期存留率，而且这些治疗方案的初始治疗成本已经被打了折扣。此外，修复体存留率还受到各种口腔疾病如龋齿、牙齿表面结构丧失和牙周病等的影响。

P. Newsome, R. Smales, and K. Yip, *Oral diagnosis and treatment planning: part 1. Introduction*, British Dental Journal, 2012; 213: 15-19. https://doi.org/10.1038/sj.bdj.2012.559

有时可以将一种治疗方法从高风险转化为低风险。例如，口腔修复前的正畸治疗可以让患者从生物力学高风险转移至低风险。全瓷修复方案的选择可以让操作从高侵入性转变为微创性。

国际口腔种植学会（ITI）有一个很好的在线工具——SAC风险评估，可以对种植患者进行风险评估。其中有一个版本是免费的，如果是会员，还可以打印相关报告。这个工具专门为考虑进行种植修复的患者而设计，纳入了多种风险因素。如果患者牙列缺损严重，强烈建议使用该评估工具。

风险可以基于个体，也可以基于治疗计划，因此我们还需要进行风险管理。就像诊断一样，可以对患者进行所有类别的整体风险评估，也可以对患者在某个位点进行种植体植入风险评估。当牙列存在不稳定迹象时，我们还面临束手无策的风险。

建议把风险作为病例分析的最后一个阶段。请患者填写一份风险评估表。在治疗同意书中提及每种治疗的风险以及不治疗的风险。这是很重要的记录和知情同意，也合乎情理。我们最不希望从患者那里听到："如果我知道有这样的风险，那么我可能会选择另一种治疗方式。"

笔者喜欢使用风险等级划分表，这个表可以突显出患者当前的风险状态，还可以用其展示我们将如何通过不同的治疗方案来降低相关风险。随着笔者完成研究生专业学习并掌握多项新的治疗策略，这张表格也经历了多次修改。你可以将其作为模板使用，并根据关注的领域范围对其进行修改。在表格的下方，笔者也逐行提供了一些关于如何对患者进行分类的见解。

决策点 你要决定是否选择填写这个表格，帮助缩小治疗方案的选择，判断自己是否有能力接诊这位患者、是否需要转诊，或者是否想与患者分享这个表格并作为病例展示的一部分。

风险因素	低风险	中风险	高风险
1. 患者的美学期望	低——不关心	合理	高——注重细节，追求完美结果
2. 全身状况	ASA Ⅰ类 非吸烟者	ASA Ⅱ类 轻度吸烟者	ASA Ⅲ类 重度吸烟者
3. 牙周状况	健康	牙龈炎	牙周炎
4. 笑线	低位	中位	高位
5. 上唇动度	正常	不足	过度

续表

风险因素	低风险	中风险	高风险
6. 牙龈水平和生物型	协调，龈乳头高度平整，呈扇贝拱形，厚龈生物型，有龈乳头	轻度不协调，龈乳头高度略微不平，扇贝拱形角度中等，有龈乳头，部分区域牙龈有轻度萎缩	不协调，龈乳头高度不平整，扇贝拱形角度高，薄龈生物型，龈乳头丧失，牙龈有退缩趋势
7. 骨面型	Ⅰ类，轻度前牙开𬌗	轻度Ⅱ类或Ⅲ类，轻度面部不对称，轻度牙弓大小不一	明显Ⅱ类或Ⅲ类，上颌垂直向发育过度，骨性深覆𬌗，骨性前牙开𬌗，明显不对称
8. 颊廊宽度	正常	牙弓局部狭窄，牙内倾	非常狭窄的牙弓形
9. 𬌗平面	平整	不平整，后牙区陡峭	Spee曲线紊乱，𬌗平面倾斜
10. 颞下颌关节/肌肉	负荷实验无疼痛 无弹响 下颌活动范围正常	负荷实验无疼痛 部分肌肉疼痛 开始时有弹响 下颌活动范围正常	颞下颌关节疼痛 负荷试验阳性 功能运动范围受限 关节内有捻发音 头痛、颈/肩痛
11. 咬合	功能正常	功能、咬合习惯受限	磨牙症/功能障碍
12. 侧方切导	尖牙切导正常	尖牙切导陡峭	尖牙切导平缓
13. 咬合力	正常	偏弱	过大
14. 咀嚼方式	垂直向	水平向	全方位
15. 牙齿排列	正常牙列	轻微拥挤或稀疏	严重拥挤或稀疏
16. 缺牙状况（见种植体风险评估）	少于3颗，没有牙齿移位和代偿，均有对颌牙	存在过度萌出，倾斜，游离端缺失，牙弓缩短	存在牙槽代偿，倾斜，附着龈丧失，牙弓短，余留牙牙槽骨量改变
17. 生物力学	健康完整的牙齿，少于3个牙位的小修复体	3个牙位以上的中型修复体	多个大修复体，有牙髓病史或桩核修复史
18. 患龋风险	低度——𬌗面龋，仅限于磨牙	中度——前磨牙𬌗面龋、磨牙邻面龋	高度——根面龋，下前牙邻面，口干症
19. 牙齿表面结构丧失	低度，牙体完整，磨损没有涉及牙本质	中度磨损、磨耗、酸蚀	重度磨损，磨耗式侵蚀，裂隙性病变
20. 牙齿颜色	无异常	自然牙齿颜色，个别牙齿颜色问题	牙齿颜色深，不均匀，多色

风险评估最重要的前提是向患者传达风险，并有助于向其解释为何治疗方案会因人而异。

"你的朋友可能曾做过瓷贴面修复，但从生物力学的角度来看，他们的咬合风险并不高。"

风险评估对个性化、以患者为中心的临床操作至关重要。它能帮助我们对患者进行个性化综合评估，以确认在哪些方面可以降低风险，在哪些方面不能降低风险。它协助医患沟通，向患者展示哪些情况是医生无法控制的。从而有助于获得良好的患者宣教效果，并引导其知晓哪种口腔治疗适合他们。

这个表中的任何一条内容都不应被孤立地看待。其预期用途主要是利用表中突显的低风险和高风险区域，为医生的综合评估提供一个概况。

有些风险类别几乎是显而易见的。而有些风险则需要更多的解释才能让患者理解其中的含意。同样，根据关注的领域范围，也可以选择将一些风险组合在一起，或者添加更专业、更具体的风险类别。该表格旨在提供一种启发，而非一个定式的表格。

■ 1. 患者美学期望

微笑评估工具是衡量患者美学期望最有效的方法。

微笑评估

- 你喜欢目前牙齿的外观吗？ 是☐ 否☐
  说明

- 你对牙齿的颜色满意吗？ 是☐ 否☐
  说明

- 你想让牙齿更白吗？ 是☐ 否☐
  说明

- 你想让牙齿更直吗？ 是☐ 否☐
  说明

- 你想要关闭牙齿之间的缝隙吗？ 是☐ 否☐
  说明

- 你想要牙齿长一点吗? 是☐ 否☐
  说明

- 你喜欢牙齿的形状吗? 是☐ 否☐
  说明

- 你想要修复缺失的牙齿吗? 是☐ 否☐
  说明

- 你是否想要用与牙齿颜色一致的充填物来替换之前的银汞充填物? 是☐ 否☐
  说明

- 如果你可以改变自己的微笑,你会改变什么?
  说明

- 你对美容治疗感兴趣吗,例如肉毒杆菌、皮肤充填剂或磨皮? 是☐ 否☐
  说明

这个问卷可以放进新患者见面礼包中一同发放。与旧患者的沟通也可以采用这种方式,而且非常有效。平时我们擅长与新患者谈论新的技术或知识,但常常会忘记我们的旧患者也需要及时地了解这些内容。

Shelly Short是一位口腔保健师,同时也是一位口腔临床教师,现任职于美国俄克拉荷马大学口腔医学院,教授实践管理课程。她多次访学英国,有很多独特的见解,使笔者学到了许多宝贵的知识。她曾经给我们讲过一个故事。她的一位客户一直以来都在努力地学习微笑设计,并积极地把所学付诸行动。很多病例进展顺利,并取得了令人满意的效果。然而,当他在为一位旧患者做口腔卫生检查时,却发现她的切牙也做了一些漂亮的瓷贴面。"Smith太太,我发现你做了一些瓷贴面。你为什么没问我们关于这方面的事呢?"患者回答道:"医生,我没想到你也可以做这项修复治疗。"

这样的事情会经常发生!我们总以为一直复诊的旧患者如果想要改善口腔状况,一定会首先咨询我们。其实不然,因此团队成员需要寻找一切机会对旧患者进行全套口腔例行检查。这很重要!可以确保他们与新患者拥有相同的机会。

有时,我们会回避与旧患者探讨新的观察结果,因为我们担心他们可能会质疑之前为什么没有提到这些问题。例如,"我的牙齿磨损这么严重,你为什么以前从没提过?"

最好的回答是："如今我们知道，一旦牙釉质被磨损，牙本质的磨损速度是牙釉质的6倍，因此破坏速度大大加快。"或者"目前的看法是……"例如，"我们过去认为这是合理的，但近期的研究表明，这是一个有风险的策略。我们现在知道……"

微笑评估表里的内容可以提供很多关于患者对美学的看法和期望值。口腔美学治疗非常重视与患者建立信任关系。一旦患者怀疑医生的动机，就会认为美学无足轻重甚至是虚荣的表现，进而不会接受与美学相关的设计。健康对这些人来说永远是最重要的。因此，如果一开始我们就以美学设计的相关治疗方案会使他们看起来更具魅力作为主要理由来劝服患者，反而只会让他们觉得医生并没有真正地听取他们的诉求，从而倍感失望。

RED FLAG 在讨论美学期望之前，笔者要提出一点警示。笔者永远不会忘记与Jillian在多年前所得到的教训（Jillian当时是治疗协调员，现在是业务经理）。当年，我们正在学习该如何展示一个复杂的病例。一位法律专业人士的妻子前来就诊，当时她的牙齿已经发生了明显磨耗，面部垂直高度下降，她非常担心自己的牙齿会变得更加脆弱，并发生折裂。由于我们当时对刚刚学到的微笑设计非常有兴趣，于是给她发了一本介绍微笑设计的小册子，并写上就诊信息。患者提醒Jillian，自己对牙齿美学并不感兴趣，只在意牙齿的健康。

临床检查进展顺利，她非常关心研究模型、面部记录和诊断蜡型的进展，也理解这些都是用来规划、重建咬合并保护剩余牙齿结构的重要环节。我们讨论了治疗的方方面面，包括费用，最后仅需要让她确认治疗计划和书面评估。但是，我们在病例管理软件中将这次修复设计命名为"微笑设计修复"。结果她的丈夫发给我们一封满满两页纸的信，强烈表达了他们的不满，斥责我们没有听懂他妻子的要求，因为患者本人已经清楚地表明自己并不需要美学治疗！他们非常生气地离开了诊所。这件事给了我们一个教训，如果患者明确表达自己对美学并不感兴趣——牢记这个诉求！确保发送给他们的每个信息都不涉及这方面的内容。

如果患者默认了我们的治疗方案，她的前牙会变得更美观，而且设计本身不会对前牙造成太大的伤害，不仅变得更健康，对整个口颌系统也有更好的保护作用，而且还能使得她看上去更年轻。不管怎样，我们需要吸取教训。对于这类患者，最好把改善美观的治疗目标放在次要位置，因为恢复健康和功能的同时，通常就可以达到这个目的。这是目前我们处理这类患者的方式，务必确保病历记录的内容与你和患者沟通的内容保持一致。

"修复这些牙齿缺损，不仅可以保护剩余的牙体结构，还可以提高咀嚼效能，防止牙齿进一步碎裂。""我知道美观并不是你寻求治疗的根本原因，但却可以是一个附加收获，这些治疗还能使你的微笑看起来更协调"——或类似的沟通技巧。一旦患者信任你，他们通常也会微笑地表示赞同："对的，毫无疑问。"

因此，就美学期望而言，当患者告诉你并不关心自己的笑容时，一定要意识到这一点非常重要。你可以在表格里标注"美学期望较低"。大多数微笑有问题的患者会自己提出改善微笑，希望变得更自然。或者，他们可能存在一些特定的牙齿问题而导致微笑变得不好看，那么治疗后的改善将会是非常有效的，这一点需要你们达成共识。

当患者只是简单告诉你"我只想要一个完美微笑"，并且向你不停地抱怨以前的口腔医生有多差的时候，通常也需要敲响警钟。他们通常会说自己已经做过调查，除了你没人能胜任这份工作。他们只想要一个完美微笑，但不想要改善其他任何功能。而且如果此时他们的笑容已经很健康，牙齿颜色洁白且牙齿大体排列整齐，那就更需要提高警惕。

有些人喜欢在脑海中幻想一个与现实存在完全相悖的自己。此时可以利用照片进行有效的沟通。尤其是当医生觉得没有调整的必要时，一定要让患者非常清晰地说出自己想要做出何种改变。这样能帮助你确定该患者是你可以诊治的，还是应该及时转诊的。

如果患者是一个完美主义者，那么操作时也要异常小心！

■ 2. 全身状况

从医学教育的整体来看，我们有必要关注患者的系统疾病史，有些隐患可能会影响整个治疗计划，可能会削弱患者维护口腔清洁的能力或降低其对操作过程的耐受。将我们制订的治疗方案与患者的全身健康状况相结合是非常重要的。

一些特殊的系统性疾病会影响修复治疗，有必要筛查出患者是否已经罹患这些疾病，并进行必要的参考：

（1）高血压——常被誉为"隐形杀手"。作为口腔专业人士，我们比内科医生更容易碰到这样的患者，可以为患者测量血压来进行筛查。值得注意的是，患者很紧张时血压也会升高，这不是高血压，取3次读数的平均值再进行判断。我们为一个佩戴健康追踪器的患者进行上颌牙贴面修复时，健康追踪器的心跳记录认为她完成了一项体能训练——尽管实际上患者一直都一动不动地躺在牙椅上。在我看来她似乎很平静，但仅仅是瓷贴面这种简单的牙体预备，也确实能引起口腔操作焦虑！

保健师可以为患者测量血压。首先有必要询问他们是否有定期监测血压的习惯，如果没有，进一步询问其是否知道测血压的意义，并解释我们所提供的是一项筛查服务。如果血压超出正常范围，建议他们去看内科医生，全面检查身体。对患者而言，也是一项增值服务。

（2）糖尿病。糖尿病也是一种风险相关的全身疾病，有效控制血糖，可以降低感染的风险。

（3）胃食管反流。很多患者会有这类疾病的困扰，但通常它可以自愈。然而，长期慢性的胃食管反流会对牙齿等多个器官造成严重的破坏，所以有必要提醒患者及时进行内科治疗。笔者曾有一位患者，一直忽视这个问题，仅接受了普通的非处方药治疗。当她的牙齿出现严重酸蚀时，我们当时建议她最好能进行进一步的内科治疗。但她的内科医生却认为这样太过多虑，没有处理。随后在一次复诊时，笔者发现她出现呼吸困难，建议找专科医生会诊。专科医生一开始按照哮喘进行治疗，然而最后却发现实际上是食管内反酸灼伤了气管，需要紧急手术来重建塌陷的气管。这位患者花了数年时间想要得到帮助，然而最后我们只能编写一份关于胃食管反流导致牙齿酸蚀损伤的病历，帮助其向医生解释她所经历的伤害。

（4）呼吸道问题。这是让世界各国口腔医生倍感兴趣的一个新兴领域，与夜磨牙症和胃食管反流有关。

（5）精神压力。这类患者也曾经给过我们惨痛的教训。精神压力会一定程度地影响身体的生理功能。对一位精神紧张的患者考虑较复杂的治疗方案，通常不会有理想的疗效。曾经有一位焦虑的患者，是个烟瘾很大的内科护士，就诊期间适逢痛失亲友而非常悲伤。在取得患者同意后，我们虽然顺利完成了种植手术，但手术结果却不尽人意。我们试图说服她改变饮食习惯，服用多种维生素，直到有一天患者自己承认状态不佳，长期服用抗抑郁药。研究报道，抗抑郁药可能导致种植体愈合不良。人体是个复杂的机体，应该明白我们是对一个人进行治疗，而不仅仅是针对他的口腔问题。有时候时间是最好的治疗方案。

不是所有的全身系统性疾病都会影响口腔治疗，从风险评估的角度来看，了解患者的整体健康状况非常必要。他们是否健康？风险等级如何？其中吸烟是个值得探讨的话题。虽然我们积极鼓励患者戒烟，但我认为有时也不需要过多评判。我们知道吸烟会延缓愈合，增加牙齿着色，这与治疗计划和结果有关。

美国麻醉医师协会（ASA）分类非常有用，可以从总体健康状况的角度来考虑患者的风险状态。

ASA分类	定义	示例包括但不局限于
I	健康的患者	身体健康，不吸烟，不饮酒或极少饮酒
II	轻度系统疾病患者	轻度的疾病，但没有引起实质性功能损伤，示例包括（但不限于）：吸烟，社交饮酒，怀孕，肥胖（30<BMI<40），控制良好的DM/HTN及轻度肺部疾病
III	伴有严重系统疾病患者	实质性功能受限，一种或多种中度至重度疾病，示例包括（但不限于）：糖尿病或HTN控制不佳，COPD，病态肥胖（BMI≥40），活动性肝炎，酒精依赖或滥用，植入起搏器，射血分数中度降低，ESRD定期透析，早产儿PCA＜60周，心肌梗死，CVA，TIA史（>3个月），或心脏支架手术
IV	持续威胁生命的严重全身系统性疾病患者	包括（但不限于）：近期（<3个月）心肌梗死，CVA，TIA，心脏支架手术，持续的心脏缺血或严重瓣膜功能障碍，射血分数严重降低，脓毒症，DIC，ARD或ESRD并没有进行定期透析
V	不手术预计将无法继续存活的垂死患者	包括（但不限于）：腹/胸动脉瘤破裂，大面积创伤，颅内出血伴肿块，伴有严重心脏疾病或多个器官/系统功能障碍的缺血性肠疾病
VI	宣布脑死亡的患者，其器官将被用于器官移植	

Abouleish AE, Leib ML, Cohen NH. ASA provides examples to each ASA physical status class. ASA Monitor 2015; 79:38-9. http://monitor.pubs.asahq.org/article.aspx?articleid=2434536.

Hurwitz EE, Simon M, Vinta SR, et al. Adding examples to the ASA-Physical Status classification improves correct assignments to patients. Anesthesiology 2017; 126:614–22.

Mayhew D, Mendonca V, Murthy BVS. A review of ASA physical status – historical perspectives and modern developments. Anaesthesia 2019; 74:373–9.

在口腔操作中，我们只可能处理 I 类～III 类患者。许多患者有复杂的系统病史，在美国，30%的老年人（Quinn和Shah，2017）都有超过5种药物的多重用药史。我们必须认识到，这些条件和药物会直接或间接影响我们的治疗，产生一些副作用，例如口干。

相信你的直觉

当我们积累了大量的经验时，通过口腔检查，确实能获得一些预判——有些患者口腔健康，有些患者则不然。10年前，一位年轻的口腔医生就自身微笑设计方面的问题找到笔者。因为在一次研讨会里，他看到了很多由笔者与Luke Barnett Ceramics技工室共同完成的病例，所以他非常渴望能与我们一起合作来改善自己的笑容。虽然路途遥远，每次需要2小时的车程，他依旧很坚定自己的选择。口腔检查时，我们发现尽管患者口腔卫生状况很好，但牙龈部分区域颜色很红。患者告诉笔者最近才去过口腔诊所，专科医生认为不用太担心，这可能与他工作很认真、很辛苦而有时难以保持良好的口腔卫生有关。笔者说出了自己的疑虑，同时也接受了这个解释，并继续为他的微笑设计做准备。

在后续复诊时，直觉告诉笔者有些不对劲。患者是一位年轻的口腔医生，完全知道如何有效地清洁牙齿，而且口腔卫生很好，因此这种牙龈炎的颜色与不关心口腔卫生、疲惫而疏于刷牙没有关系。而且我们发现他并没有牙菌斑，但牙龈颜色却很红。笔者小心翼翼地对他说："我不确定这是否合理。为了确保一切正常，能否请全科医生给你做个血检？万一你得了贫血之类的病呢？"他再次向我保证，专科医生已经告诉他没有什么可担心的，他只是工作太累，后期会努力平衡工作和生活。

几个星期后，笔者收到了他的一封来信。信里说到血液检查结果表明他患了白血病。他辞掉了工作回家，在父母的照顾下继续完成治疗。他非常感谢笔者鼓励他及时去验血，这也让他发现了自己容易感到疲惫的原因。很高兴他的治疗效果非常好，如今正在他的口腔职业生涯中不断进取。笔者把这个教训铭记于心，我们本可以把牙龈炎归咎于患者的生活方式，但当有些事情不合理时，要相信自己的直觉，记住，有一些系统性疾病可能早期就会在口腔内有所表征。况且做个验血也没有什么坏处。

■ 3. 牙周状况

牙周状态的新分类不仅是一个基础的牙周疾病筛查工具，而且对风险评估也非常有用。在分析病例时，我们需要仔细查阅X线片。建议把英国牙周病学会的流程图张贴在办公室墙上，以方便大家在工作中严格地去执行。

牙周组织中任何超过牙龈炎的疾病都被认为是高风险因素。这非常合理，我们可以通过基因风险分析进行更详细的探索。但让患者意识到牙周风险等级是可以改变的，这也很重要；例如，患有可逆性牙龈炎患者可以通过改善口腔卫生使自己从中风险降至低风险。这是口腔宣教和鼓励患者为疾病的风险状态承担责任的重要内容之一。

■ 4. 笑线

需要注意的是，患者可能会为了掩饰自己的缺点而展露出自我保护的微笑，需要反复核查唇部的真实活动水平。

这是一位低笑线的患者：

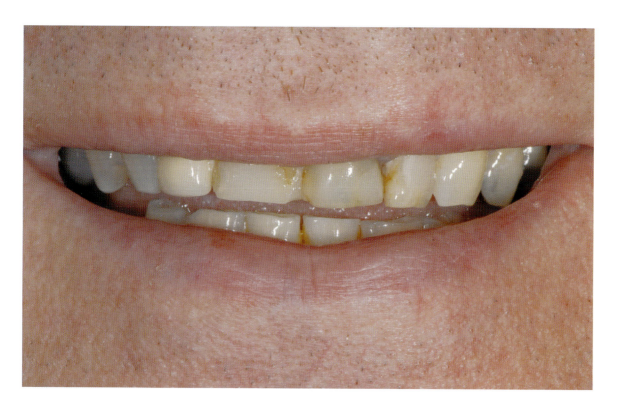

在拔牙过程中，我们发现患者有很多口腔问题，例如牙齿颜色不均、修复体老化、牙齿表面结构丧失、被动萌出不全及牙槽骨过度增生等。

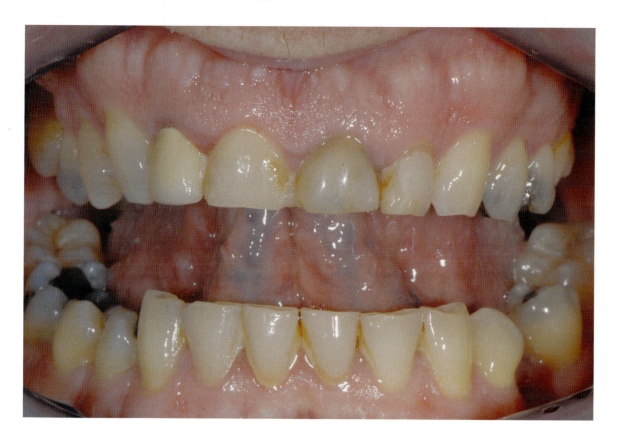

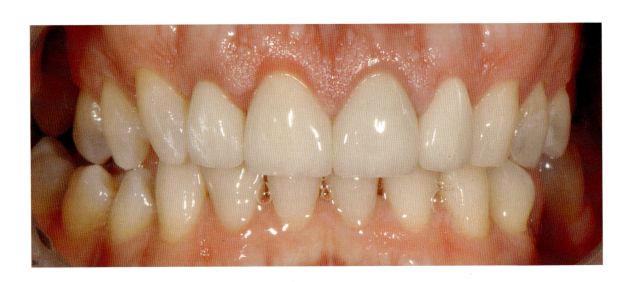

通过冠延长术、牙齿美白、4颗全瓷冠修复、调殆、尖牙舌侧粘接修复等一系列操作改善了患者牙齿的美观和功能。

全瓷修复体由Luke Barnett Ceramics制作（Watford，England）。

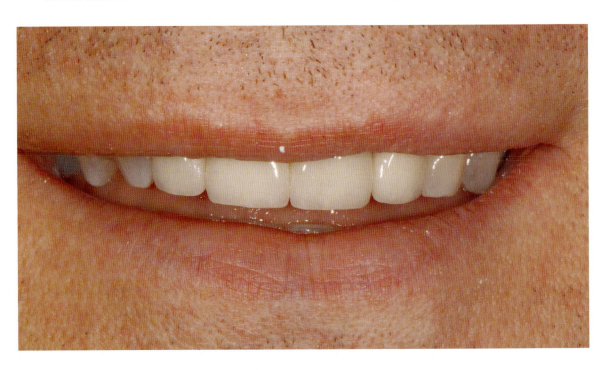

关于微笑设计的文献显示，高笑线的实际存在率比我们最初认为的要高得多。随着视频的普及，我们可以捕捉到各种各样的表情而不仅仅是静态图片，就能发现很多人都会有大量牙龈组织的显露。如果牙齿健康、颜色协调、排列整齐、牙龈色粉健康，这样的微笑通常富有魅力。但也意味着我们所做的任何口腔治疗效果都会被充分地展现出来。就口腔治疗而言，低笑线风险要低得多，但如果患者想要显露更多的牙齿，那么低笑线也会带来挑战！此时最好的方法就是让牙齿变得更亮、表面更有光泽度。

这是另一位低笑线患者，旧修复体被更明亮、更不透明的瓷贴面所取代，微笑时牙齿就可以显露得更多，笑容也就显得更年轻。

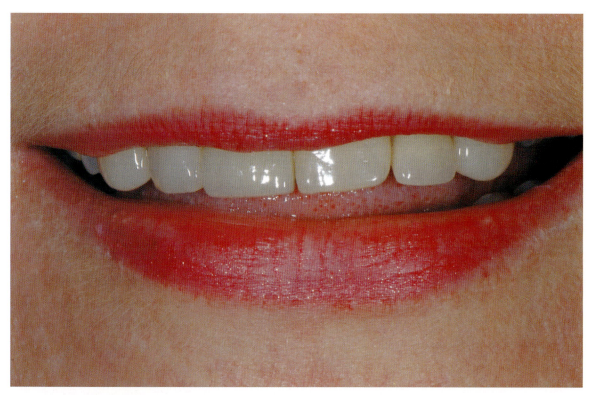

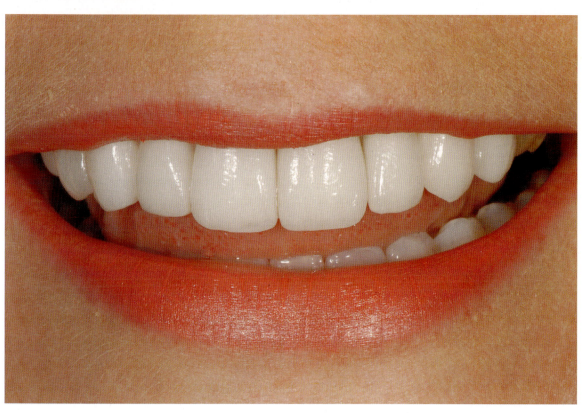

在风险评估里，真正的高笑线患者可以展示口内所有情况，这使得医生在美学方面面临更多的挑战。

高笑线——无处可藏

在这个病例中，患者希望关闭上中切牙间隙。为了保持前牙宽长比协调，我们采用瓷贴面修复关闭间隙。

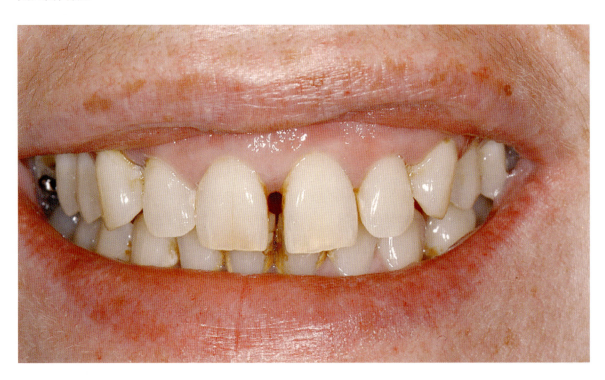

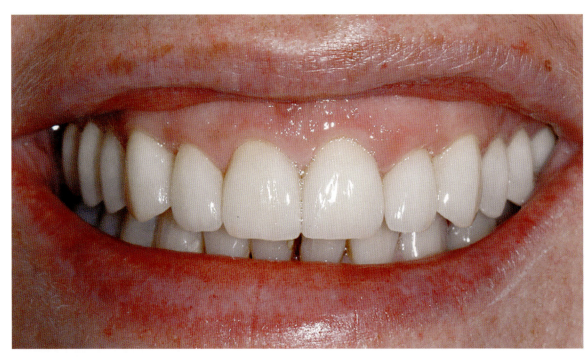

5. 上唇动度

如第6章所述，计算唇动度最好的方法是通过测量上中切牙长度和在发"M"音时牙齿的暴露量，然后测量在大笑时，唇缘与上中切牙龈缘之间牙龈组织的暴露量。而如果唇部覆盖了切牙切缘，这个测量值可能是负数。

就风险评估而言，我们感兴趣的是上唇动度，可分为正常、较弱、中度或较强。唇部平均动度为6~8mm。如果唇动度范围较大，上颌牙和牙龈就会显露更多，对患者而言美学风险增加。同样，如果患者想要显露更多的牙齿，但唇部肌肉不太灵活，这可能就是一个相对普通的挑战。

6. 牙龈水平和生物型

文献对牙龈生物型的讨论非常多，但很少给出明确的定义，当然也没有临床试验可以明确患者属于哪种牙龈生物型。不可否认的是，薄龈型与厚龈型存在明显的视觉差异：薄龈型的牙齿明显更靠近牙槽骨边缘，而厚龈型的牙齿根方则覆盖了大量的软组织。

无论采用哪种口腔技术手段，薄龈型风险都要比厚龈型高。薄龈型患者牙龈退缩的区域在外观和长期稳定性方面都要比牙龈覆盖良好的厚龈型区域更难管理。

薄龈型病例——牙龈萎缩倾斜，薄且呈扇贝拱形。

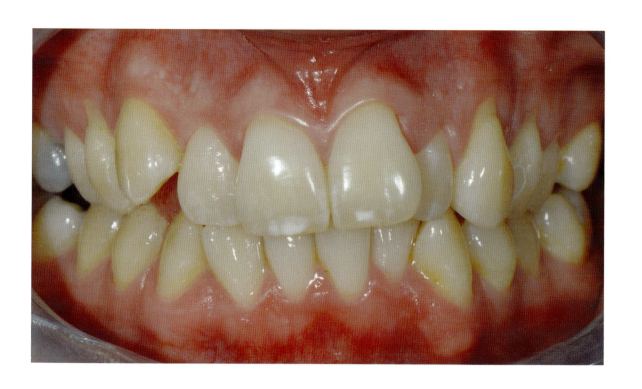

牙龈生物型实际上可能是软组织下方牙槽骨基础的一种反映，是一个非常有用的指标，提醒我们要随时小心，同时也可以用来对患者进行相应的解释。

7. 骨面型

当我们还是本科生时，学习了少量骨面型知识；如果口腔医生后续对口腔正畸感兴趣，则可进行进一步的深造学习。正畸专科医生在这个方面接受了广泛的培训，包括头影测量分析。

随着固定聚焦系统和Invisalign等清晰对齐系统的出现，更多的全科医生开展成人正畸治疗。笔者认为，当处理复杂的修复病例时，适当的牙齿移动是必要的手段之一。但同时还需要考虑其局限性，即牙齿的确可以在一定范围内移动，但某些微笑设计不能只依靠移动牙齿来解决。重要的是，我们需要去了解如何判别这样的病例，以及适当的转诊途径是什么。当我们掌握的知识越多，在与患者讨论的时候我们就能获取越多信息。

上下颌骨的相对位置，也就是骨面型，对上下颌骨的牙列关系有很大的影响。骨面型应在3个维度上进行评估：

- **矢状面**。
- **横断面**。
- **垂直面**。

对骨面型的诊断将帮助我们看到治疗的局限性，有助于医患沟通，此时及时转诊患者至正畸医生和/或正颌外科医生处，可以更加全面地解决问题。关键是我们首先要意识到，对于普通成年患者来说，可以改善牙齿在颌骨中的位置关系，但如果骨面型呈Ⅱ类或Ⅲ类，那么牙齿可移动的空间是非常有限的。

通过对侧面照的观察，我们可以提取很多关于骨面型的信息。

侧面型如果是正常或垂直者，多属于Ⅰ类。因此，Ⅰ类骨面型的牙列拥挤或稀疏属于牙源性的，可以通过口腔正畸来治疗。

Ⅱ类骨面型侧面观可呈凸面表现，多由下颌退缩但上颌发育正常、下颌发育正常而上颌前突，或者上颌前突同时伴下颌退缩所致。

Ⅲ类骨面型侧面观可呈凹面表现，可由下颌骨发育正常但上颌退缩、上颌骨发育正常而下颌前突，或者上颌骨缩同时伴下颌前突所致。

笔者发现，在没有头颅侧位片的前提下，用来评估这一问题的最佳工具是第7章所描述的Ricketts E线、Andrews线和Arnett真垂线。

依据外科辅助正畸分类，目前已开展了很多此类外科手术，取得了许多意想不到的效果，可以将其作为正颌手术的一种替代，同时也让我们能更深入地了解气道与骨面型之间的联系（Mandelaris和Richman等，2020）。

横断面评估包括两个组成部分：

- **面部对称性**。
- **牙弓的宽度**。

颜面部不对称很常见，它是制订正畸计划时上下颌骨关系的重要影响因素。

可以通过面中线评估面部对称性，面中线是软组织鼻根点及上唇中部的唇红边界中点的连线，与微笑分析时的测量分析方法相同。颏前点应该位于面中线上。如果颏部不对称，很重要的一点是进一步检查上颌殆平面是否有代偿性倾斜。如果存在咬合干扰，那么颏前点的不对称也可能是由在闭合时下颌外侧移位所致。上下颌弓的相对宽度会影响牙齿横向的咬合关系。如果上颌骨较窄，牙槽骨代偿不足，可能导致后牙反殆（参见第7章）。口内检查时，上颌骨应比下颌骨稍宽。需要注意的是，上颌绝对横向尺寸有可能正常，但上颌/下颌间AP位定位不准，可能也会存在相对的上颌横向异常，表现为后牙反殆。当牙弓向远端移动时，AP位就会影响到横向关系，牙弓也随之变宽。

2007年，Ackerman和Profit建立了一套分类体系，将正畸问题分为五大类（Ackerman等）：

（1）第一类是牙齿及颜面外观，包括对称性、面部比例、切牙外观、唇部支撑及软组织轮廓等。
（2）第二类是牙形和牙弓形态，包括牙齿排列、颊侧对称性、牙齿间隙或拥挤。

接下来是关于颌骨和牙齿方面的问题，主要从3个方面进行分类：横断面、前后向（矢状面）和垂直向。

（3）横断面方面包括：

- **后牙反殆**。
- **牙力矩**（例如，当我们从正面看到微笑的时候，后牙的负力矩会导致牙弓狭窄及颊廊变化）。
- **上颌骨和/或下颌骨不对称**。

这是一例双侧后牙反𬌗伴前牙不完全开𬌗的病例。

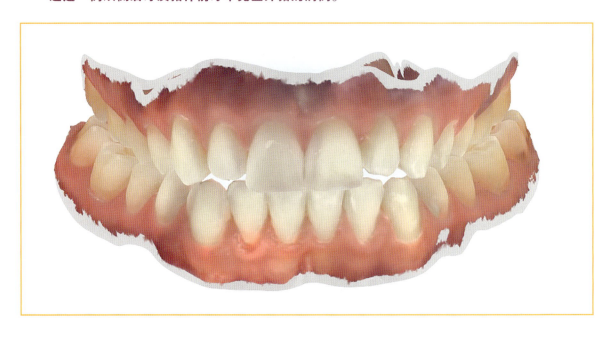

(4) 前后向（矢状面）位置关系上，可以看出磨牙、尖牙及颌骨的分类，包括前牙开𬌗及深覆盖。例如，从CR位到MI位的滑动或前移也会导致矢状面不调。

根据磨牙位置关系可以分为3类：Ⅰ类，上颌第一磨牙近中颊尖咬合在下颌第一磨牙颊沟；Ⅱ类，上颌第一磨牙近中颊尖咬合在下颌第一磨牙颊沟的近中；Ⅲ类，上颌第一磨牙的近中颊尖咬合在下颌第一磨牙颊沟的远中。

根据尖牙位置关系也可以分为3类：Ⅰ类，上颌尖牙位于下颌尖牙与第一前磨牙的接触区；Ⅱ类，上颌尖牙位于该接触区的近中；Ⅲ类，上颌尖牙位于该接触区的远中。

我们可以通过临床检查、研究模型及咬合蜡型或观察咬合状态下的口扫来对上述方面进行测量和记录。

前后向位置关系

另一种筛查骨面型的方法是将下颌骨按照AP位与上颌骨对位，再将二者与颅底关联。评估上下颌骨与颅底的相对位置关系，从而测算出可能是哪个颌骨导致错𬌗。评估颌骨不协调的严重程度将有助于制订治疗方案，明确仅需要单独的正畸治疗还是需要正颌-正畸联合治疗。

评估自然状态下患者头部的位置很重要，这是一种标准化、可重复的头部定位，而头部倾斜会极大地影响骨面型的正确判定。因此，为了避免倾斜，患者应该要坐直，放松，直视远方与眼睛水平的点，牙齿应轻轻地咬合。

在上下唇底部中线处可触诊到上下颌骨的最前点，根据两点间的关系可以将上下颌骨的位置关系分为以下几类：

- Ⅰ类——下颌骨位于上颌骨后2～3mm处。侧面是直线型。

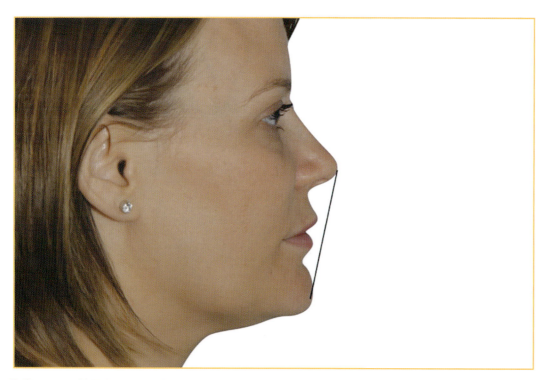

- Ⅱ类——下颌骨相对于上颌骨向后缩。侧面呈凸形。这种不协调还可以进一步分为轻度、中度及重度。

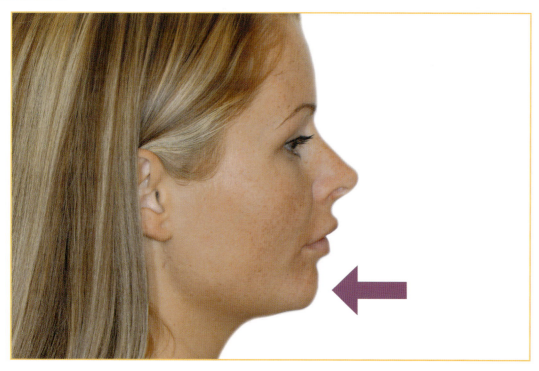

- Ⅲ类——上颌骨相对于下颌骨向后缩。侧面呈凹形。这种不协调还可以进一步分为轻度、中度及重度。

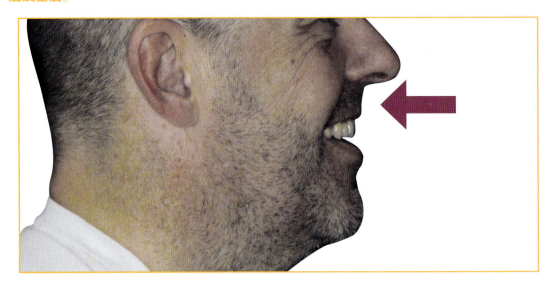

（5）从垂直向位置关系来看,牙齿的不协调包括深覆𬌗或开𬌗,颌骨的不协调包括垂直向上颌发育过度和陡峭或平坦的下颌平面。

有一些错𬌗不太容易分类。例如,开𬌗可能有颌骨和牙齿的双重因素。像这样的情况或如果还有其他颌骨方面的问题那就更加复杂了,这时应该转诊至正畸医生进行全面的正畸治疗。还有些问题不符合上述任何一个分类,包括牙周问题或上颌系带附着等问题。

虽然这是为正畸治疗评估而开发的,但口腔全科医生也可以对所有病例进行同样的分析,评估整体风险,并建立恰当的治疗方案。

在考虑把患者转诊至正畸专家时,采用Ackerman-Profit分析法进行分析也非常有用。口腔全科医生可以依此对患者开展如下检查:

当患者向前看时,可以测量面中部（从眉间到鼻底）及面下部（从鼻底到颏底）的长度。二者比例应该为1∶1。

当这个比例不是1∶1时,可能是因为面下部的长度增加或减少,或者面中部变长或过短。

1. 软组织、颜面部的正面和侧面。
2. 牙弓类型、空间分析与对称性。
3. 横断面。
4. 前后向/矢状面。
5. 垂直向。

如果面下部高度增加，可能是因为上颌向下生长，例如垂直向上颌骨的发育过度。这在Bill Robbins博士和Jeff Rouse博士所出版的《全局诊断》（《Global Diagnosis》）一书中有详细的描述。笔者非常推荐这本书，它从颜面部的角度系统指导了治疗计划的制订。

从面下1/3观察，上颌骨应占面部高度的1/3左右，下颌骨应占面部高度的2/3左右。

■ 8. 颊廊宽度

颊廊是正面动态微笑美学的重要审美指标。适当的颊廊宽度可以使微笑更加和谐、饱满。颊廊宽度受患者的牙弓宽度、牙齿的唇倾度和口周肌肉张力等因素的影响。

■ 9. 殆平面

Spee曲线：这是一个很重要的观察指标，可以通过口内扫描图像或研究模型进行观察。

Spee曲线、Wilson曲线和Monson曲线

从侧面即矢状面来看，Spee曲线是连接下颌切牙切缘、尖牙牙尖、前磨牙颊尖以及磨牙近、远中颊尖的连线，它穿过下颌骨的髁突，形成了一条从前向后的曲线。

最初提出的Spee曲线半径为2.5英寸（约6.35cm）。

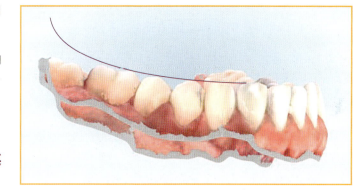

从颊–舌平面来看，也存在类似的曲线，称为"Wilson曲线"。

Monson曲线是Spee曲线和Wilson曲线的三维展示，由一个半径为4英寸（约10.16cm）的球体组成，它连接所有的切牙切缘和上下颌牙的牙尖。

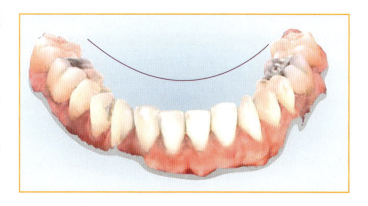

这些曲线的意义在于，对于一个未磨损的牙列而言，其前后向和颊舌向曲率可以让下颌协调地进行侧向和前伸运动。然而，如果牙齿出现磨损、移位甚至缺失时，会导致这些曲线的破坏，咬合出现紊乱，需要重建这些曲线。

■ 10. 颞下颌关节/肌肉

对颞下颌关节和面部肌肉组织的检查可以确定一个口腔病例的复杂程度。

有很多优秀的课程围绕这方面的核心内容展开了深入讲解。

我们需要评估肌肉是否疼痛，颞下颌关节是否疼痛或出现功能障碍，是否存在活动受限、关节弹响或捻发音等，这些都是非常重要的体征。

简单地说，有些关节功能良好，有些关节存在小问题，在开始任何治疗前都需进行确认，必要时还需要对其进行治疗或转诊，这也是综合治疗计划的一部分。

基本检查应该包括：

1. 颞下颌关节区的扪诊。将手指放在患者两侧的颞下颌关节上，让其进行开闭口运动。可以调节双侧压力，询问关节区是否有压痛。同时注意检查是否有关节弹响或"砰砰"声。患者是否可以自由地完成开闭口运动，又或者他们是否不愿开闭口？
2. 咀嚼肌的触诊，特别是咬肌和颞肌，要求患者紧咬牙然后放松，询问是否有疼痛。
3. 关节活动度的测量，要求患者尽量大张口，测量上下颌切牙切缘间的距离。对于大多数健康成年人而言，这个间距应该有40～50mm；而对深覆𬌗患者而言，数值偏小。
4. 开口型是直线型还是有偏斜？如果有偏斜，它能在开口末期回到正中位置吗？还是到开口末期仍然偏斜？是否是一个"S"形的运动轨迹，双侧都会偏斜，且最后是否还能回到正中位置？

■ 11. 咬合

通过咬合检查，可以了解正常的功能运动、习惯的下颌姿势位，并分辨出前牙功能范围受限（发生在前牙区而不是后牙区的磨损）与深层中枢神经性磨牙症的区别。

有些咬合磨损可以通过口腔治疗干预，但有些患者仍然会不自主地磨牙。作为一位专业人士，我们有各种各样的理论来区分它们，这种类型通常与打鼾、睡眠呼吸暂停、全身健康状况等有关。就风险评估而言，磨牙症对于任何口腔治疗都会是一个不利因素。患者如果只是存在不良的口腔习惯或后牙的咬合干扰，都可以通过纠正而改善，但磨牙症是个更危险的因素。

12. 侧方切导

如果前牙有良好的关系，能在尖牙引导下完成侧方运动，则被称为"尖牙保护殆"，治疗风险较低。如果前牙切导斜度较大，即形成一个非常陡峭的引导面，下颌侧方移动时会涉及多颗牙齿，就会导致牙齿所承受的生物力学负荷变大。反之，当前牙切导斜度较小时，这种负荷也可能很快地传递到其他牙齿上，力学负荷依旧增大。在口腔修复中，如果没有建立良好的尖牙引导，而采用其他牙齿引导，都会面临较高的机械力学风险。

13. 咬合力

这方面的风险评估相对简单，可以通过观察患者是否拥有强有力的咬肌来判定。

观察脸型可以帮助判断咬肌的力量。方形脸（头臂型）就比小三角形或长形脸拥有更强劲的肌肉。

听起来这个方法很简单，甚至让人容易忽略。但对于咬合力比常人或弱咬合力者强的患者而言，检测并记录咬合力，对于修复时正确选择合适种类的材料是非常重要的。

当然，不能只看这一个指标，但它有助于构建一个整体的治疗方案。

除脸型外，还有一个简单的测试，就是将手放在下颌骨下缘的咬肌区，嘱患者紧咬牙。有些患者咬肌的力量甚至可以将你的手从脸部推开。而有些患者咬肌的力量可能非常微弱。

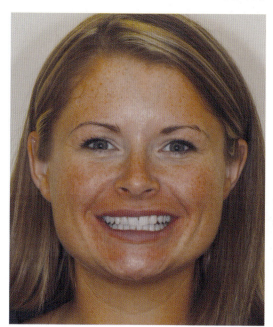 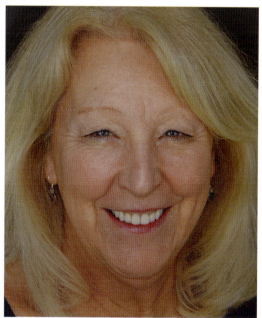

方形脸咬合力强（左）；长形脸咬合力弱（右）。

■ 14. 咀嚼方式

笔者习惯用牛和老鼠不同的咀嚼方式来说明不同类别咀嚼方式的特征。想象一下，在田野里的牛，口中食物从一侧到另一侧不停地反刍。牛的这种咀嚼方式使它的牙尖较平缓，侧方引导也非常重要。

老鼠的咀嚼方式是垂直型的，下颌很少有侧方运动。

这两种咀嚼方式都存在可能的风险因素，但一般来说，像老鼠一样咀嚼的人比像牛一样咀嚼的人风险更低。有些人可以朝各个方向咀嚼，这也增加了所有牙齿所受的侧向力。

■ 15. 牙齿排列

观察牙弓形态，评估牙列拥挤或稀疏的程度。

正常牙弓应具有良好的殆曲线，牙齿均匀接触、生长良好且具有很好的自洁作用。

轻微牙列拥挤可能会影响牙齿清洁，并给口腔修复带来更多的挑战。

牙列拥挤和牙列稀疏可以出现在同一个牙弓里，也可以同时出现在上下颌牙弓里，它们可以出现在口内的不同部位，也可能有不同的表现形式。

严重的牙列拥挤或牙列稀疏说明可能存在潜在的颌骨问题，这种情况会导致不同程度的磨损，对美学设计而言也是一个挑战。一个牙弓出现牙列稀疏，而另一个牙弓出现牙列拥挤，则提示有可能上下颌骨出现了不协调。牙列稀疏则说明存在牙齿大小或牙弓长度的不协调，或者存在过小牙。

Bolton分析

这是一种很有用的测量方法，可以测量上下颌牙近远中距的大小。"Bolton比率"这个概念隐藏了很多深意。例如总体而言，从近远中向角度看，下颌牙比上颌牙小；否则，就不可能让所有的下颌牙都位于上颌牙弓的内侧，同时还具有后牙Ⅰ类磨牙关系、前牙合适的覆𬌗覆盖关系，以及适合的牙齿邻面接触。Bolton比率将这些因素都进行了相对比例的量化。

Bolton比率由整个上下颌牙弓和前牙所决定。一般来说，针对个体而言，前牙区数值比后牙多变，患者也更关心前牙的拥挤或间隙，所以前牙Bolton比率最常用。

计算Bolton比率时，需要测量所有前牙的近远中径，然后计算上下前牙区宽度之间的比值。如果数值为77.2±1.65时，那么就有可能满足前文提到的所有关系要求（适当的覆𬌗覆盖等），形成功能性咬合，并具有理想的牙齿排列，且没有间隙存在。

Bolton比率偏离正常值的常见临床表现是侧切牙呈倒锥形或为过小牙。在这种情况下，下前牙近远中距与上前牙近远中距的比例就会过高，由此产生的Bolton比率将大于正常值范围（77.2±1.65）。如果其余牙齿排列整齐，差异会很明显，这时候就不必再计算Bolton比率，而是需要增加上前牙近远中径，才能满足一个相对理想的上下颌牙关系。

然而，仔细观察这位患者的上颌侧切牙：

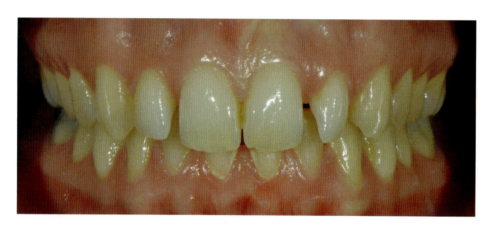

它们看起来确实很小，但它们是不是过于小了？这种情况下，治疗前计算Bolton比率确实可以提供一些有价值的信息。如果我们想要把所有的间隙都关闭，将有助于帮我们确定侧切牙是否需要采用瓷贴面修复来避免下颌牙弓过多的邻面去釉。

Bolton分析是于1958年被首次提出的，采用的计算样本都是白种人，这是它的不足之处。因此，Bolton分析可能无法代表其他种族和人群，这一点应该加以考虑。

16. 缺牙状况

有些牙齿的缺失不会带来什么影响。它们即使缺失了，对颌牙也会被邻牙稳住，而不发生任何倾斜或代偿现象。

有时牙齿缺失时间太长，对颌牙伸长，甚至会碰到缺牙区的牙槽嵴顶。

这种情况的风险等级取决于患者的要求。如果口内整体都发生了牙槽骨代偿，那么治疗会变得非常复杂，有时需要进一步的手术，甚至拔牙。

世界卫生组织表示，人类可以通过缩短牙弓来达到咀嚼和生理功能的恢复，这就意味着上颌牙弓和下颌牙弓至少分别有10颗牙齿，从一侧的第二前磨牙到另一侧的第二前磨牙。低于这个标准就被认为是咀嚼功能不足和健康缺陷。

17. 生物力学

生物力学是运用力学的方法从生物整体到器官、细胞、细胞器等各个层面来研究生物系统力学层面的结构、功能和运动的学科。对口腔医学而言，主要研究牙齿结构，以及在咀嚼过程与功能运动中牙齿结构缺损所产生的影响。

南加利福尼亚大学（美国）的Pascal Magne教授曾发表一项研究，利用计算机建模形象地展示了牙齿缺失后生物力学的改变（Magne和Belser，2003；Magne和Knezevic，2009）。

咀嚼时牙釉质可以保护牙齿的完整性。一旦牙釉质缺损，牙齿就会变弱。牙齿失去的牙釉质越多或修复体的面积越大，牙齿内部进一步断裂或裂纹扩展的风险就越高。

当患者口内没有修复体或有少量修复体时，其所面临的生物力学风险相对较低。如果患者口内有很多复杂的修复体，尤其是涉及根管治疗及桩核修复或后牙牙尖缺损时，将面临更高的生物力学风险。这意味着，即使没有明显的龋病或牙周病，患者的牙齿结构也已经受到了损伤。特别是年代久远的修复体或其他（例如磨牙症等）风险因素，都会使牙齿折断的风险进一步增加。

经过多次修复的口腔也存在生物力学问题，例如单侧游离缺失或接触区恢复不良都将导致牙周状态处于高风险状态。多次修复同时也增加了其他风险，例如牙髓活力丧失和根管术后并发症。

18. 患龋风险

龋齿是一种疾病。临床操作中，如果成年患者发生新的龋齿，会被认为是处于危险和"不稳定"状态，应该为患者提供龋病预防方案。仅从单一维度来处理龋齿，例如根据需要，清除龋坏组织并完成补牙，但不能防止龋病的复发。充填不能防治患龋的原因在于其治标不治本。

在英国，口腔医生很难向患者收取预防治疗的费用。从而会让我们产生一种心理暗示，似乎提供建议或预防性治疗没有什么实际作用。因此，医生可能会对一些可能发生也有可能不会发生的情况进行过度治疗或收取费用。

这就是为什么对患者进行患龋风险的宣教是我们的重要职责所在。

伦敦大学国王学院的Edwina Kidd博士在其关于龋病控制的论文中指出："**龋病是由牙齿生物膜pH波动引起的症状。病变可能发展，也可能静滞。病变的发展可以得到控制、减缓或抑制。龋病的治疗在于控制生物膜，其中最重要的措施是使用含氟牙膏对生物膜进行机械性干扰。**"（Kidd，1997；Kidd和Fejerskov，2013）

知道这些知识的患者可以有效地控制龋病的发生，而口腔专业人员就是要告知患者如何做到预防龋病的发生。

刷牙是一种重要的、无须手术就可以控制龋病的方法，非常值得推广。

新的龋坏代表着一种失衡的状态，这提示牙齿的修复治疗将面临风险。

2014年，国际龋病检测与评估系统（ICDAS）发布的一份文件，详细说明了如何对龋病进行分类和管理。笔者在一次出差途中详细阅读了这份文件，当时我们正计划讨论如何在临床中有效地开展龋病的管理和预防。这是一份冗长的文件，详细阐述了一个全面的、个性化的龋病筛查和管理策略。笔者不能确定大多数繁忙的口腔诊所是否有时间将龋病管理纳入日常诊疗中。通常这部分内容由口腔保健师来完成，有部分患者也愿意花钱及时间去进行口腔专业保健。通过视频影像以及专业的解释，可以充分阐释口腔保健的重要性，说明对健康保健的投入非常重要且合情合理，不仅仅只是购买产品而已。

■ 19. 牙齿表面结构丧失

牙齿表面结构丧失可以由一种或多种病因导致。

随着时间的推移，会有一部分牙齿出现天然的磨耗，所以就有了与"增龄性磨耗"这个概念。普遍认为70多岁的人可能会出现牙齿表面结构丧失的迹象，但20多岁的人应该不会出现。

牙齿表面结构丧失的原因：

1. 磨耗。
2. 磨损。
3. 侵蚀。
4. 折断。

出于风险评估的考虑，如果磨损已经进展到了牙本质，那么风险会大大增加。牙本质的磨损速度是牙釉质的6倍，所以在牙釉质中磨损的进程相对缓慢，随着磨损进入牙本质后，这种进程会迅速加快。

对于大多数出现牙齿表面结构丧失的成年患者，虽然病因不止一个，但明确结构丧失的部位和数量非常重要，有助于确定它属于哪一种类型。

随着人们对于牙齿表面因酸蚀而导致结构丧失的认知越来越深入，侵蚀性牙齿磨耗（Erosive Tooth Wear，ETW）已成为目前第3种最常见的口腔疾病（Bartlett等，2019）。

它可以发生在干净且没有牙菌斑的牙齿表面，因此尽早发现ETW的表现并及时对患者进行口腔健康教育是保护口腔的关键。然而，早期表现往往难以发现（Lussi等，2006），主要包括牙齿表面纹理的改变（变平）（Lussi、Jaeggi和Zero，2004），结构特征的丧失（变圆），变薄，半透明（Jaeggi、Grüninger和Lussi，2006）。

现代生活方式的演变对ETW日益增长的患病率起着推动作用。越来越多的人喜欢摄入酸性食物和饮料，从而增加牙釉质脱矿的风险（Nee等，2016）。事实上，在全球范围内，快餐（包括健康快餐）日益流行。水果成为主要的点心；同时它又是饮食中酸的主要来源。即使是健康饮食，当人们喝果汁、水果冰沙或吃更多的水果与零食，都有可能促进牙齿表面结构的丧失（Blacker和Chadwick，2013；Kelleher和Bishop，1999；O'Toole 等，2017）。

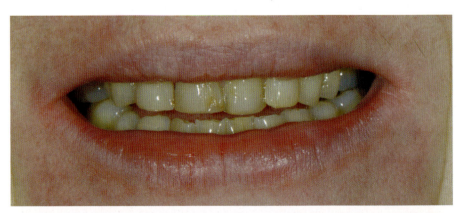

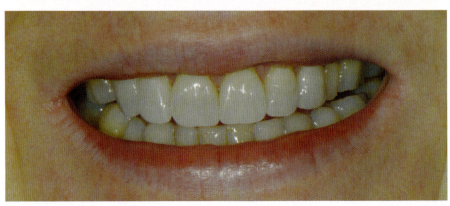

基础侵蚀磨损检查（Basic Erosive Wear Examination，BEWE）引入于2008年，可以引导全科医生在临床操作中记录下ETW的严重程度。它是一种快速和简单的临床记录方式，还可以与基础牙周检查（Basic Periodontal Examination，BPE）联合使用。

例如，这位患者由于酸蚀磨损，很多牙齿丧失了大量的牙体结构。适合她的治疗方案不仅应该让牙齿外形得到改善，更重要的是还要保存和保护剩余牙体组织。最终该患者采取了微创瓷贴面粘接技术来进行口腔修复。

使用BEWE记录可以帮助我们认知患者牙齿磨损的程度，并与患者进行积极讨论。它非常快速且高效，有4个评分等级，可以用于对ETW的早期检测。在临床病历中记录侵蚀性牙齿磨损的体征，同时告知患者，并提供预防性建议以减缓侵蚀性牙齿磨耗的进展，这至关重要。

这部分内容在第9章诊断观察表中有涉及。

■ 20. 牙齿颜色

牙齿颜色是反应患者期望的重要组成部分之一。如果颜色不是问题，那么这位患者修复失败的风险就会降低。如果患者很关注颜色，而且牙齿颜色本身是自然、健康的，只要患者的期望合理，那么问题仍可以解决。

如果患者想要的牙齿是单一的瓷白色，抑或是他们自身的牙齿颜色并不完全一致时，那么对于口腔医生来讲，想让整体看起来很协调，都将是一个大的挑战。

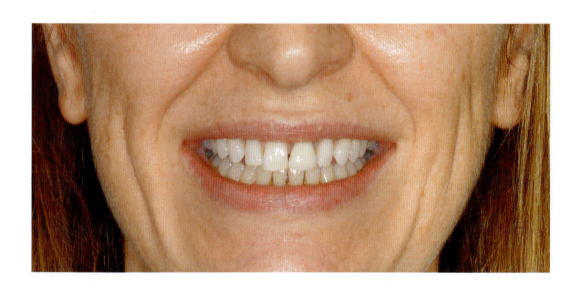

例如，在上面的病例中，我们就面临多个挑战——牙齿的颜色、形状和位置。

在微笑设计中，死髓牙会带来特殊的挑战，因为通常戴入全瓷冠后，牙根的灰色仍然会显露。有时，让患者了解这个事实很有必要。最好能在病例展示中演示出来，即如果遮住牙龈，牙齿颜色是匹配的，但由于牙龈受到下方死髓牙根的影响出现蓝/灰色调，再加上眼睛的自动对比功能，从而使修复体颜色看起来不匹配。可以用一些亮度较高的复合材料来修复牙根，甚至可以用软组织移植的方式增厚牙龈来掩盖这种灰色。通常这只是患者的一种感受，在绝大多数社交场合中，这种颜色差异不会很明显。

此时，我们需要与技师针对治疗方案进行仔细的沟通，并应遵循牙体预备的原则，在尽可能保留牙体组织的前提下进行适当的牙体预备。

全瓷修复体由Luke Barnett Ceramics制作（Watford，England）。

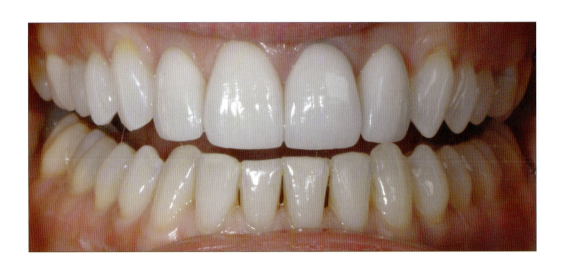

在这个病例中，患者存在以下问题：牙齿形态不佳、中间龈乳头不足所致的"黑三角"，以及左上中切牙死髓。

在最终结果的回访照片中，我们可以看到左上中切牙的根方仍然发黑。但是，唇部掩盖了这一点，但如果患者是高笑线，美学效果将差强人意。

全瓷修复体由Luke Barnett Ceramics制作（Watford，England）。

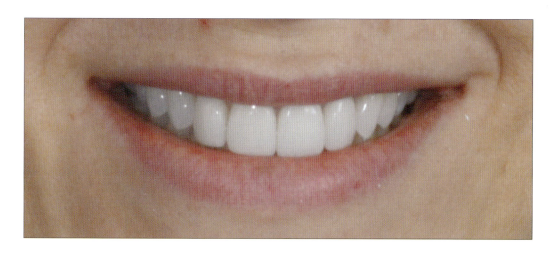

通常当我们决定对4颗上前牙甚至更多的上颌牙进行治疗时，可以从牙齿颜色角度向患者进行解释。如果我们把治疗范围局限在双侧尖牙之间，只处理切牙，虽然治疗会更微创，但却会产生一种限制。这就是为什么笔者很少只处理右上尖牙至左上尖牙，因为这会使得它们看上去明显白于第一前磨牙；且从45°侧面观看，这种差异会变得非常明显。而如果从一侧的第一前磨牙或第二前磨牙治疗到另一侧，就可以对牙齿颜色进行大幅提升。

下面这位微笑设计的患者，旧修复体与天然牙颜色之间存在显著差异。患者牙齿的比例良好，因此在进行修复方案设计时，需要与技师着重讨论并确定最终修复体的颜色。

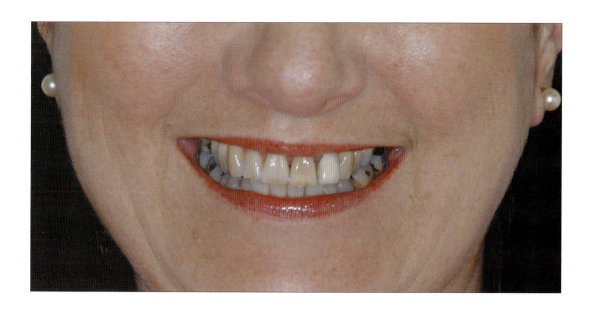

在这个病例中，我们将患者的中切牙形态调整得更窄、更柔和，并最终实现了牙齿颜色的和谐。全瓷修复体由Rob Poland制作（Ken Poland Dental Studio，London，England）。

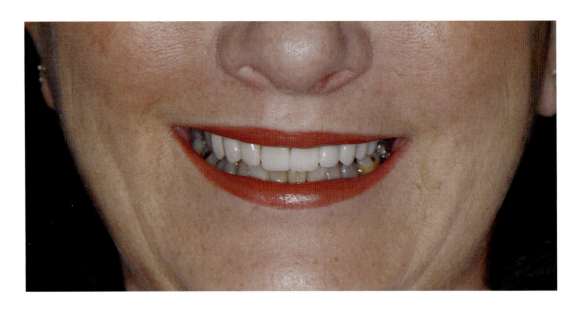

第15章

病例展示前的暂停
The Pause Before the Patient Presentation

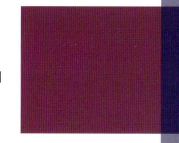

> 问题就像门,你必须穿过门才能将问题抛诸身后。如果你试图避开问题,那就做好撞墙的准备。
>
> ——E.A. Bucchianeri(《Vocation of a Gadfly》)

前叙分析得到准确的诊断后,我们可以完成风险评估,设定理想的目标。但仍有"缺失的部分",即患者口内实际情况与目标之间的差异。

按照临床检查指南完成检查后,你将获得海量数据。

将你和患者希望解决的诊断、目前所处的状况,以及从治疗起点"A点"前进到我们想要到达的"B点"(微笑设计)而所要解决的问题,这三者进行简单的总结和罗列,将会非常有益。我们将这第一步称为"总结挑战",有时也称为"完善问题列表"。

如有必要,第二步可以是咨询同事、专家或技师的意见,集体智慧非常有用。与同事一起捋顺你的逻辑,或者向前辈询问一些专业问题。尽管这并不是必需的,但不要低估不同意见的价值。

第三步就是开始制订治疗建议和治疗方案选项,作为在病例展示中讨论的基础。有时出于生物学和费用的考虑,而不得不放弃理想的设计方案。

第四步,也是最后一步,完成患者档案,并对不同治疗选项及其所需费用进行优缺点分析,从而作为病例展示工具。

1. 总结挑战。
2. 咨询意见。
3. 治疗方案选项。
4. 病例展示工具。

治疗计划确实是一门科学与艺术，很多书籍专门介绍这一主题，涵盖了不同场景下临床选择的广度和范围。综合治疗计划非常复杂，读书会的方式可以提供很好的知识和技能分享，例如西雅图读书会（Seattle Study Club）。

如果你曾经为读书会准备过病例展示，就会明白要把所有的资料以大家都能理解的格式编排好需要付出很多努力。如果你曾经参与过一个治疗方案讨论会，肯定也会面对大量的信息、照片和数据。然而"制订一个完整的计划"通常会引发争论。通常不会由一位医生制订患者的全套治疗方案，这就是为什么口腔医生的工作如此有趣和复杂。很多情况下需要专家参与和多学科联合，这会使方案变得更加全面且复杂。

实际上我们正按读书会病例展示的标准去接诊患者，而这也正是我们对待患者所经历的过程，需要花费时间。

做好准备，让患者与我们一起踏上理解之旅，因为最终的决定（包括所需的费用），都取决于患者。

简单来说，与设计结果相比，治疗计划就是将诊断提炼成一个"挑战列表"。换句话说，有些因素或"问题"是我们当下无法解决的或与治疗方案无关的。

如果我们花时间准备，认真倾听，并在分析阶段"看到"一切，那么就可以考虑如何制订治疗方案的问题列表。准备好如何以最有效的方式把这个故事讲述给患者，以一种他们能理解的方式，而不是以让他们懵懵懂懂的方式教育并激励他们，并最终帮助他们做出正确的决定。

这是让患者同意复杂治疗计划的关键，也是让口腔治疗着眼于长期稳定，而不仅仅是"修复损坏牙齿"的关键。

第一步：总结挑战

一旦依据临床检查指南完成检查，就可以开始酌情设计并描绘病例，考虑风险评估，列出关键诊断和挑战。这通常是一个"破晓"时刻：迷雾开始消散，需要克服的关键挑战即将出现。通过诊断、观察和分析可能还有哪些地方需要进一步研究，但需要攻克的问题已经逐渐清晰。

根据笔者诊断和观察所示的关键挑战：

1. 左上前磨牙折裂，需要桩核冠修复或拔除。
2. 左上磨牙有根尖周病变，应该重新进行根管治疗。
3. 上颌3–3和后牙有明显磨损，影响咬合垂直距离（OVD）。微笑设计——上前牙较短，牙釉质高度降低。功能——深覆𬌗，垂直空间丧失，没有修复缺损牙体结构的空间。
4. 早期龋病。

出于保留记录的目的，在进行临床管理时笔者会做一个新的笔记（称为"临床笔记"），例如，对大多数患者来说，通常要记录3~4点。

笔者和咨询师会一起仔细研究患者档案、主诉和所建议的治疗方案。如果咨询师无法到场，笔者会在Photobooth上录制一个视频，插入到患者档案中。视频里笔者会比笔记更详细地解释这个病例的关键点是什么，以及选择各种治疗方案的原因。

注意：Photobooth是可在Mac笔记本电脑上使用的软件，可以通过摄像头录制短视频，然后将视频拖放到患者档案中。在笔记本电脑的搜索栏中输入"Photobooth"，就可以找到它。需要点击电影图标来录制视频而不是照片，还有3—2—1倒计时提醒。按下"Stop"按钮即可完成录制，将视频移至Photobooth库。在Photobooth库里，单击最近的视频拖到Keynote患者档案中即可。

需要注意的是，这并不是治疗方案，只是将与患者一起讨论的治疗建议。笔者认为，要让知情同意变成现实，必须学会横向思考，可能有不止一种选择，要考虑患者是否同意或反对，甚至不接受采取任何治疗的可能。

正如William Glasser（Glasser，1998）在《Choice Theory》一书中所述，人们所有的选择都是为了满足一种或多种基本需求：

1. 生存。如果患者正处于痛苦之中，暂时没必要进行美学宣教或讨论，因为患者正处于"紧急模式"。
2. 爱。
3. 归属感。
4. 权力。
5. 自由。
6. 乐趣。

处于第2～第4状态中的患者可能会为改善微笑，建立自信、自尊，以及社会归属感而选择微笑美学设计。

根据患者的口内现状，以及患者期望值的高低，治疗方案的选择和决定可以很简单，例如仅仅是牙齿美白，也可以非常复杂。复杂的决定相当于一个循证协议，不仅受到就诊患者的影响，还会受到临床医生自己的偏好和个人经验的影响。即便是简单病例，理想情况下也要充分考虑是否存在哪些容易被忽视的情况或风险因素，一旦发现，可以及早防治。牙齿磨损就是一个典型的提示。尖牙引导丧失的早期诊断有利于及时采取保守治疗，而这一措施可以有效防止病情恶化（Jackson，2000）。临床医生又该如何分辨这位患者是简单的还是复杂的呢？这就需要进行完善的信息收集，给自己充足的时间来对相关发现进行缜密的思考。

斟酌综合治疗方案

通常治疗被分为"正畸"和"种植"两种。治疗方案的制订要以终为始。从诊断开始，与患者一起共同讨论不同的选择，并根据循证证据以及患者自己的优先顺序及价值观来考虑风险和收益。然后，根据诊断结果明确所有可用的临床手段。对大多数患者来说，治疗成功的最终目标并不仅是完美，而是拥有健康、迷人的微笑，并且使人倍感舒适，同时能完全达到日后维护的要求。

微笑设计是诊断过程的重要组成部分。通过遵循临床检查指南和微笑分析，我们可以发现口腔前部可显露的牙齿不仅是微笑的重要组成部分，而且还行使咀嚼功能，口腔美学与口腔功能联系紧密，诊断时不应该将美学与功能相互割裂。不考虑功能的美学治疗容易导致失败，而且仅修复牙齿缺失却不考虑缺牙的原因，据此而做出的诊断也是不完善的。应在进行美学修复的同时恢复生物学功能，而不考虑颞下颌关节的健康或骨面型的功能修复则是不堪设想的。

很多口腔专业教科书和文章里都包含大量的病例选择及其相关的临床技术。实际上，患者对某个特定口腔治疗的选择通常是受一个或多个因素驱动的：

1. 健康——患者可能很健康，并且有保持健康的良好习惯。
2. 不适——患者可能有健康、舒适或咀嚼方面的问题或担忧。
3. 美学问题——患者可能希望看起来更好，并正在寻求改善。

临床上我们会发现，上述因素并不相互排斥，只是激励患者的方式可能会有所差异，所以需要采取灵活的方式进行医患沟通。有时，患者可能仅仅是出于美学考虑而完全没有意识到健康问题，又或者他们可能只重视健康和功能，对美学完全不在意。

全科诊疗是一门艺术，这让我们每天都会面对各种可能性。显然，诊疗如果以一种特定渠道进行营销，或者着重于对相关专长的特别宣传，那么就有可能拥有更多的想解决类似问题的患者。

第二步：咨询意见

"三个臭皮匠顶个诸葛亮"。无论你处在职业生涯的哪个阶段，加入一个团队都非常重要。笔者始终认为无论在临床还是商业领域，决策前通过征询他人意见来推敲自己的想法，这一点非常重要。何以见得？因为这样做可以为自己设立一个安全保障，确保没有认知盲点，或者防止因过于专注一个特定的结果而忽略其他可能的问题。Stephen Covey在《高效能人士的七个习惯》（《The 7 Habits of Highly Effective People》）一书中谈到了统合综效——整体大于部分之和。为患者制订治疗计划也是如此，解决方法常常不止一种，收集不同的观点确实能有所裨益。

收集意见的有效方法：

1. 读书会——加入一个本地（或在线）读书会，为分享和学习提供一个有保障的专业环境。西雅图读书会是一个很好的方式。

2. 点对点的学习和回顾——可以与朋友或同事一起分享病例和讨论想法。

3. 前辈——更资深的口腔医生，可能是专家或在某些领域更有经验者。笔者自身是英国苏格兰一家诊所的临床主任，在治疗计划方面，笔者的职责是为所有同事提供意见。

4. 高级合伙人/诊疗负责人。如果你与一位资深的同事一起工作，充分利用机会来分享你的病例和想法。

5. 技师——积极与技师沟通也可以学到很多。他们能看到更多的病例，也知晓其他口腔医生解决类似问题的方法。而且，口腔医生如果能了解技师操作的步骤和关注的问题，在临床中予以配合，有助于制作出更好的修复体。

6. 终身学习——无论在全科领域还是各个亚专科领域都有许多优秀的课程，可分阶段、分步骤地去参加以实现综合学习。

7. 与同事积极交流，并做一些相关的研究——参加学术会议是一个不错的选择，可以见到很多不同领域的演讲者，决定应该更密切关注谁。

8. 在提高认识的过程中，会遇见许多与你有相同或不同价值观和思维体系的同事。例如，笔者在学习微笑设计时与同行们一起成立了英国美容牙科学会，而且笔者非常自豪这个组织已经成长为欧洲同类组织中最大的一个。尽管笔者参与了许多口腔专业组织，但仍旧喜欢与少数几个最亲密的朋友及同事分享各自的经验并互相学习。

9. 继续教育——真正的学习始于你获得了本科及研究生学位之后。如果想在感兴趣的领域获得更多的认证和资格证书，需要不断地继续学习并分享病例。

10. 咨询专科医生——当你把患者相关信息发送给专科医生或表达转诊意愿时，大多数人都非常愿意为你的患者给出初步意见。但如果发送的只是一些质量很差的照片和零碎的信息时，他们可能还需要看到患者本人。如果你能为患者寻找到一个特定的问题并给出解决问题的相应选项时，就可以进一步指导患者，让你的服务更上一层楼。

决策点 你会向谁咨询并获得建议呢？请记得提前与他们沟通，这样才能及时分享病例并得到反馈。利用前述填写完成的诊断观察表和患者档案就可以帮助你有效地分享这个"数字患者"，务必采用安全的分享方式，并确保已征得患者同意。

笔者习惯综合使用Dropbox、Whats App（分享不可进行患者身份识别的图片）和Zoom等多种方式与口腔技师、其他多学科专家或同行讨论病例。注意平时需要与他们建立良好的联系，就诊后及时沟通，并给予足够的时间思考，确保下次预约之前能获得反馈。

RED FLAG 有些人也会选择社交媒体群寻求帮助，但如果群里有你不认识的成员时，在群里进行提问和分享时需要特别小心。在群里寻求一般问题的帮助时，可能会得到一些有用的回答；但成为"键盘侠"的成本很低。因此，笔者也曾碰到一些非常不友好的回复，一些态度消极、喜欢贬低他人的人。注意要与那些积极上进并愿意理解你的人一起分享问题。同样需要注意的是，也不要因为羞于提问而不敢寻求帮助。

即使从业30年，笔者依旧会遇到一些不确定的情况，这也是口腔医学如此有吸引力的原因之一。永远保持好奇心，乐于学习新事物，并从错误中吸取教训。

第三步：治疗方案选项

一旦确定了挑战列表，并得到前叙不确定问题的建议后，就可以罗列可行的治疗方案。有时还会遇到一些需要转诊的情况（例如骨面型等），记录下来，因为这需要与患者进行更多的沟通。

可能还存在一些需要向患者宣教或其他难以解决的问题，记录在列表中。这将成为需要与患者共同讨论的内容之一，笔者在第16章中会进一步阐述。

学会横向思维。既要考虑不在乎时间、费用的理想方案，又要考虑其他可行方案及相应的优缺点，此外还要考虑放弃治疗的后果。

> **Pete Dawson：我们能否通过以下方法获得期望疗效：**
> **移动（Repositioning）牙齿，**
> **修复（Restoring）牙齿，**
> **重塑（Reshaping）牙齿**
> **或者重建（Reconstructing）下颌位置？**
>
> 来源：Pete Dawson, *Determining the determinants of occlusion*, International Journal of Periodontics and Restorative Dentistry, 1983; 3(6):8-21.

牢记美国佛罗里达州Dawson研究所已故教授Pete Dawson的"4R"原则，即在考虑一个全面的治疗计划时，可以先问以下4个问题。

我们能否通过以下方法获得预期疗效：

> 1. 移动（Repositioning）牙齿。
> 2. 修复（Restoring）牙齿。
> 3. 重塑（Reshaping）牙齿。
> 4. 重建（Reconstructing）下颌位置？

有时我们可以清楚地列出对应的治疗选项，有时只能列出还需要进一步做哪些检查来明确诊断，例如拍摄CBCT、面弓转移上𬌗架、更深入的颞下颌关节检查与记录，或者是需要转诊至某一位专家。即使现在没有明确所有答案，但还是可以先完成一些初步的治疗选项，例如牙周治疗等，待与患者明确后续的要求后再进行下一步的抉择。

决策点 总结口腔临床可以用来解决问题的所有治疗方法，即所谓的"工具"：

生物疾病——治疗和预防策略。
牙齿缺失——活动义齿、固定桥、种植体。
牙齿移动——正颌手术、固定矫正、专项矫正、隐形矫正或其他透明矫正。
颜色——美白、直接或间接修复。
形状或牙齿结构缺失——直接或间接修复、微观美学轮廓变化、功能/咬合变化。

牙龈水平——移动牙齿或进行手术。

事实上，一旦我们放弃单牙修复的策略，在面部驱动微笑设计的指导下，大多数患者都需要开展联合治疗。

治疗计划相当于进行决策制定。我们首先要制订一系列的规划，然后向患者展示并进行合理的解释，引导他们自己做出最后的治疗决定。

在许多领导力课程中，将制定决策的过程分为7个关键步骤。对于医生而言，有必要理解决策过程，并合理地运用这7个步骤提高医患沟通的效率。

制定决策的7个步骤：

1. 明确决策点——什么是我们亟待解决的问题呢？这必须综合患者的主诉和临床检查结果来确定。从伦理学的角度，健康永远是要优先考虑的。所以医患双方都要理解美学并不能以牺牲健康、幸福、舒适为代价，而且结果需要具有可预测性。注意，即便有循证支持，也是很难完全确定所有治疗的可预测性。一些患者可能会选择不惜一切代价保留牙齿，这增加了结果的不可预测性；而另一些患者有着紧凑的行程和忙碌的生活方式，这意味着对他们来说，可预测性是关键的优先事项。

2. 收集相关信息——在病史记录和临床检查中已经完成。

3. 列举可行方案——只有在彻底分析和解决问题后才可能确定所有可行方案。

4. 权衡利弊——风险-利益和个体风险评估。

5. 选择可行方案——这需要让患者积极参与进来，共同发现问题并共同诊断。此外，费用方面也是一个重要的影响因素。

6. 开展治疗——在费用允许的前提下，进行系列预约并按顺序开展治疗。

7. 回顾决策——必须清醒地认识到我们无法预测所有的结局。有时尽管初衷是好的，但治疗过程中却需要及时调整方向。一切皆有可能，必须与患者保持有效的沟通和进行坦率的解释，大多数人都能理解。这就是为什么进行风险评估并对其进行充分沟通是如此重要。我们只能做出善意的决定，但无法预测未来。

早期诊断和最小化干预/预防策略

笔者曾有幸成为iTero 5D口内扫描仪欧洲beta测试小组的成员。该扫描仪的图像采集头内置了近红外成像（Near Infra-Red Imaging，NIRI）系统，只需一次扫描就能获得STL文件、高清图像和近红外图像。近红外光下，牙釉质大多可被穿透，呈黑色；牙本质大多是散射的，呈白色。与健康牙釉质所呈的黑色相比，邻面龋则因光线散射而显得尤其明亮。因此NIRI可用于早期龋齿的筛查，与X线片显示结果不同的是邻面龋表现为亮白色。此外，通过移动STL文件和相应的口内高清图像，还可以从不同角度观察病变。

多年来，NIRI已经在很多领域广泛应用，例如夜视镜、农业和天文学等。近年来才被引入到口内扫描仪的应用中，iTero 5D和其他一些口扫系统都有运用。

在诊所内，新设备的应用有时会引起争议，需要权衡购买设备的支出与筛查结果所带来的收益。

正如前文在"患龋风险"中所提到的，很难激励患者为预防龋齿付费。但是，如果医生通过NIRI图像清楚地证明了患牙出现早期龋齿，那么早期干预就会变得有价值。

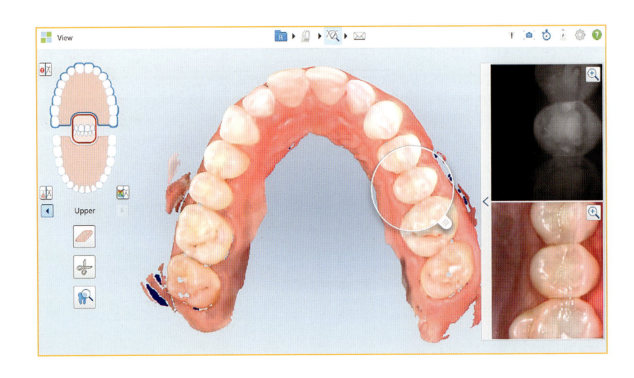

筛查有很多优点。我们都知道很难在咬合翼片上发现早期龋坏，只有当龋坏侵入到牙本质，咬合翼片内才可以显现。因此，尽管NIRI扫描不能取代咬合翼片，但它可以定期进行，能显著降低对咬合翼片的需求且完全没有辐射。这项检查的优点如此显著，很有必要向患者讲解。

如果NIRI检测出早期牙釉质龋，那该选择怎样的治疗方案呢？记住，早发现、早干预是整体风险评估的一部分，此时可以建议使用专业的氟化物防龋；也可以选用渗透树脂治疗。德国汉堡DMG公司设计了一种名为ICON的产品，最初用来封闭邻面牙釉质，阻止营养物质继续滋养致龋细菌，起到防治早期龋齿的作用。关于ICON使用疗效的研究也有10余年，临床上取得了优异的效果（Theodory和Kolker等，2019）。众所周知，ICON运用到光滑表面时还可以改变牙齿结构的光学特性，是一种针对牙面白斑的微创治疗方法，尤其适用于前牙。

笔者第一个结合iTero 5D和ICON筛查的病例就是自己18岁的女儿。当时iTero 5D的NIRI口扫结果显示患者双侧下颌前磨牙有明显早期牙釉质龋坏，笔者在一侧前磨牙龋坏区用小钻针操作，希望能发现一个明显的龋坏。事实上，这是一个教训，病灶如此微小，提示NIRI成像非常敏感。在对另一侧患牙进行治疗时，则选择了不进行任何窝洞制备，直接采用ICON处理。如今这成为笔者的既定方案——用iTero 5D筛查所有患者，如果发现任何早期牙釉质龋坏，ICON是首选，然后保健师建议定期使用专业氟化物。

第四步：病例展示工具

及时回顾患者档案，思考患者还需要看到哪些内容才能理解治疗建议。病例展示时，将正常的状况与患者的口内情况进行对比，把以往类似病例治疗前后的表现也展示出来，可以让学习型患者真正理解你的建议，包括种植或Invisalign病例。对于具体治疗的解释，则建议为患者制作宣传单或网站链接，会更有帮助，因为这是来自经历过同样治疗患者的证明。

此时还需要咨询师帮助核查患者档案资料是否齐全，要确保包括了风险评估、结果模拟、微笑设计和其他任何视觉提示，我们需要充分解释检查后的发现和后续的治疗选项。

制订治疗计划是一个创造性的过程，通常需要创造性思维和良好的沟通，以获得能满足生物、功能和美学的理想结果。参加读书会，在那里你可以与同事一起讨论病例，相互学习，这是一个学习和建立自信的好方法。记住，方法从来不止一种，条条大路通罗马。

正如Albert Einstein所说："想象力比知识更重要，知识是有限的，想象力则可拥抱整个世界。"

第16章

病例展示
Case Presentation

> 人们做事是出于他们的原因，而不是我们的。所以找到他们的理由。
>
> ——Dale Carnegie

病例展示是对我们如何分析和设计进行讲述。对于患者而言，它应该是一种没有任何压迫感的教育和激励方式，让患者一起参与到自己的治疗决策中来。

经过精心设计完成的病例展示能让患者了解到：

1. 自身风险状况。
2. 个人哪些操作或习惯提高了相应风险。
3. 这些风险因素又会如何影响其在未来对口腔治疗的需求。

让医生与患者一起共同发现、共同诊断、共同商定整个治疗计划，即在考虑如何从患者口腔现状的"A点"到达所期望的治疗结果"B点"的过程中，排除所有其他可能性并确定最终的治疗计划。

病例展示从分享我们的出发点——"A点"开始。

从交流的角度来看，最好选择远离临床操作的区域进行病例展示。理想情况下，还应该有一个大屏幕方便分享图像。切记不要忘记回顾患者最初的就诊原因，即使需要分享的内容很多，也要随时反省演示中是否很好地理解了患者的主诉。认真倾听并遵从他们的诉求有助于建立信任，然后再请求允许分享前次就诊所收集到的临床信息。注意一些非常焦虑的患者如果看到自己的照片显示在大屏幕上，可能会感到羞愧或有强烈的负面情绪，记住使用灵活、善良的方式，要让患者有安全感。

共同诊断

"共同诊断"这个术语可以追溯到美国伊利诺伊州的口腔医生Bob Barkley和他的临床心理学家朋友Nate Kohn，后者提出了基于关系的口腔医学理念。"共同诊断"通常与"共同发现"

一词一起使用，而"共同发现"则是指如何有效地让患者参与发现自身口腔现状中来。一直以来，"共同诊断"都被认为是一种能够促进医患交流的"最佳实践"理念，从而被全球各地人士争相学习。

"共同诊断"是使患者接受全面口腔治疗的关键。这个过程会贯穿诊疗全程，从初次的检查预约开始，一直持续到病例展示。

谁负责病例展示？

首先讲解人应具备一定的专业素养，能识别、确认病例展示的内容并能向患者解释各类问题；同时应具备良好的表达能力，且熟悉团队成员在患者各阶段治疗时的分工等统筹安排。还需要理性地去讲解患者现有的口腔状况并不是我们造成的，尤其对于那些初诊患者。

曾经笔者与一位年轻的口腔医生一起讨论过一例左上侧切牙缺失同时伴有牙列拥挤的病例。患者主诉是希望拥有整齐的牙列。

年轻医生认为**患者希望两侧前牙看起来一模一样，可以尝试将左上尖牙调整成类似右上侧切牙的外形。同时，需要少许扩展右侧牙弓，使右上侧切牙宽度与左上尖牙宽度匹配，但却不知道该如何协调左侧尖牙外形。**

笔者认为，患者的根本问题是缺少了一颗牙齿，期望两侧看起来"完全"一样是不现实的。尖牙比侧切牙更粗壮，牙龈顶点高度也远高于侧切牙。制订治疗方案时必须要有所妥协。

这位年轻的口腔医生在为患者不切实际的期望而犹豫，无意中却让患者抱有了一些不切实际的期待。

当有人既想"不要有太大改动"，又想"不过多磨牙"。这两种矛盾思维结合在一起的时候，如果我们可以提前花时间向患者解释，处理尖牙外形使之看起来像侧切牙的想法有很多困难和局限性，就可以及时降低患者对此的期待。事实上只有第一前磨牙通过处理后可以看起来像尖牙。

这种情况下，治疗目标是在希望与现实之间取得平衡。我们当然能够进行改进，通过一些牙齿的移动、位置的调整和谨慎的粘接，可以达到这个目的。利用微笑设计，我们还可以磨除更多的结构让尖牙看起来更像侧切牙，但要注意，如果真的磨除隆突，牙髓失活的风险会增大。我们甚至还可以进行牙齿矫正，为种植或固定桥开辟缺失侧切牙的空间，进行修复。所有这些都可以改善目前的状况，但是受生物、时间和成本等多个因素的影响而各有利弊。

但是，如果患者拒绝后两种方案，就可以给出下一步的建议："××女士，你的要求是让一颗尖牙看起来完全像侧切牙。正如你从牙齿结构的差异中所看到的，我们并不能做到让它们看起来完全一样。关键是缺少了单侧的一颗前牙，使得你的微笑变得不对称。我们能做的是通过粘接处理和调整位置来减少这种不对称，增进和谐。这样可以减少两侧的差异，乍看之下不容易关注到这里。或者，我们还可以把这颗更大的牙齿多磨除一些，然后考虑微笑设计贴面……"

RED FLAG 开始治疗，你就有责任应对可能出现的问题。如果在开始治疗前，没有花时间与患者讨论治疗的局限性，并记录在案，那后期一旦出现问题，患者再来找你的时候，这种局限性就取决于他们的为人。实际上是你自己让患者把他们自身的问题转嫁给了你，成为治疗的问题。

关键词：改善、增进和谐、隐藏实况、掩饰真实存在的现状。

同样的情况也适用于中切牙因牙髓坏死而拔除后进行单一前牙种植的病例，患者的诉求通常是"我希望它看起来与旁边的牙齿一模一样"。挑战在于当活髓牙旁边的死髓牙被拔除后，替换了一颗种植牙，相邻牙齿的材质完全不同，虽然医生都会尽最大努力来改善美学，但想要让它们显得一模一样是非常困难的。

有时需要一些技巧让患者降低自己的期望，让他们能庆幸自己的牙齿还可保留，或者还能被修复体替换。这里交流的关键在于医生应该表现出同理心，表示自己也不愿意看到患者的前牙失去活髓甚至需要被全部拔除，但也要坚定自己的立场，确保阐明治疗的挑战性，而不是过度承诺。

有些患者会给你一些夸赞，让你动摇自己的立场，例如他们会说："你肯定有办法让它看起来与其他牙齿一样"或"你肯定能解决这个灰色的牙龈问题"。

此时如果你的回答模棱两可，就很容易让患者重新抱有期望。

笔者会回答："我需要非常小心，不能给你带来错误的期望。正如我前面解释的那样，这里有很多困难。我能说的是，我会尽最大的努力去改善。但我不能保证它会是完美的，或者它会看起来与另一侧完全一样。理解这一点非常重要。我不希望你在这里花了时间和金钱，却对结果感到失望。我担心的是，基于现状，如果一定要达到那样的效果，你肯定会失望并责怪我。我只能说会尽最大的努力让它更好看，但在我们开始之前，我必须确认你的期望是切合实际的。"

这听起来会很刺耳，如果你是一名新手，可能还会让旁人觉得你缺乏经验或自信。但上面的话需要以一种自信、冷静的方式表达出来，"这是我能做的，而这也是我需要你理解的"。

如果先前已经有几位口腔医生尝试过但都失败了，可以利用这些信息。尽管当你选择再次尝试会让患者认为你是个英雄，但明确现实更为重要。你可以这样说："如果你以前的医生尝试过但都失败了，我相信他们已经尽力了。这更说明我们所面临的问题是多么具有挑战性。" 这样的话说出来会更让患者信服。

你会发现，只要你做得比前面的医生好一点点，患者都会说："哦，我知道你不能创造奇迹，我也完全能够理解。说句实话，目前任何的改进都会比现状好。"

注意把相关讨论记录下来。确保患者同意你们双方的谈话内容，了解自身状况的缺憾，然后再进入下一阶段！

记住：少承诺、多兑现。

病例展示的步骤

遵循学到的真言：

这是我看到的。
这是我的建议。

患者需要承担自己的问题，如果他们没有察觉到这些问题或不关心已存在的风险，那么他们是不愿意去解决的。同样，虽然我们需要告知患者相关风险的存在，但同时也要记住更人性化的做法是为患者提供解决问题的希望。

对笔者而言，最难的是向晚期牙周病的年轻患者做出解释。临床上我们不止一次遇到30多岁的患者，他们刚缺失了一颗牙齿，然后来咨询种植。但X线片反映的情况可能会令人绝望或近乎绝望。笔者希望口腔医生在职业生涯里尽量不要遇到这种情况。通常这个时候，失去的那一颗牙齿只是患者口腔中最微不足道的问题。必须教育患者仅种植一颗牙并不能解决问题。我们需要带着善意和同理心为患者开展充分的教育和激励。

笔者推荐并使用病例展示系统耐心、通俗地为患者进行宣教，确保他们能完全理解。在这里，病例展示并不是为了在读书会上展示，也不是为了给同事留下好印象，而是让患者积极地参与进来并相互理解，这有助于建立和维持医患间的融洽关系。

1. 这是我们看到的。
2. 这是我们可以做到的。
3. 这是我们可以选择的方法。
4. 这是我们的担忧/限制我们的因素。
5. 即使有风险，观察随访也是一种选择。
6. 接下来首要处理的事情。
7. 这是所涉及的费用。

这是一个流程。你不必准确地使用这些词，而是用它们来组织演示。

流程应该考虑：

1. 情商。
2. 个性风格。
3. 不同的学习风格。

第一步：这是我们看到的

这就是患者档案发挥作用的时候。诊断性观察结束后，通过一系列演示文稿来突出重点。

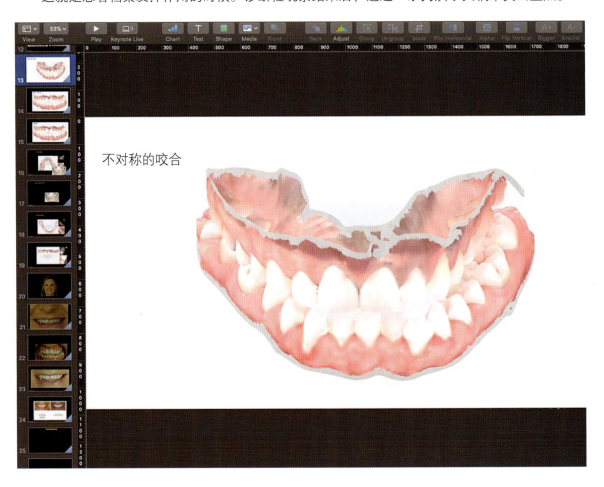

病例展示用的演示文稿示例，突出显示诊断和观察分析中的关键部位。

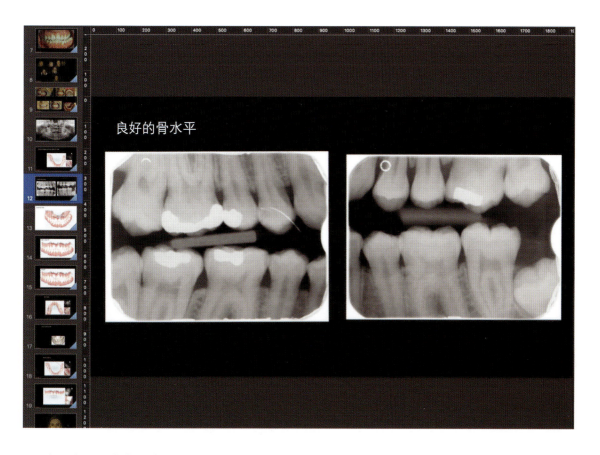

重要的是与患者分享好消息和问题列表。

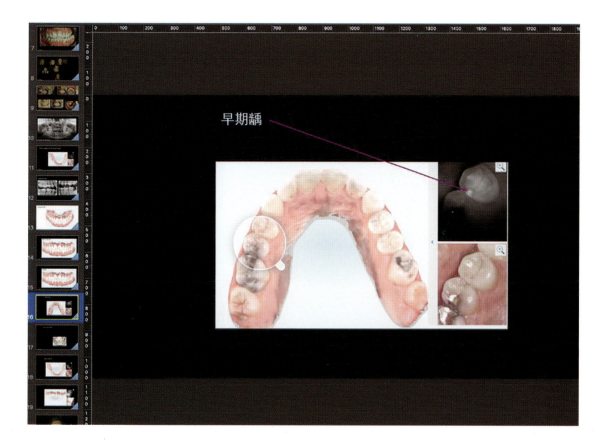

我们需要患者直面自己的问题。这是他们的口腔、他们的生活方式和口腔病史使得他们走到了这一步。用可视化、带注释的图片说清楚患者目前的状况。这是共同发现、共同诊断过程的开始。"这是你的牙齿……你可以同时看到外面的牙釉质和里面的牙本质，而健康牙齿并不是这样的。你的牙齿最初不是这样长出来的。正如你所看到的，你的牙齿已经失去了大概30%的牙体组织。"

让患者看看健康牙齿的样子。由于是逐渐发生的，人们往往容易忽略磨损已导致牙齿结构出现破坏。记住一个概念——患者可能并不知道什么是正常的，往往会认为牙齿应该随着年龄的增长而磨损。

例如，在下面这个病例中，患者因为右上侧切牙需要冠修复而前来就诊。他并没有意识到这颗牙齿之所以比其他牙看起来更大，是因为错位使得它没有受到磨损。只有通过循序渐进地向他展示图片，将磨损的前牙与没有磨损的牙齿进行对比，才能解释有些牙齿已经磨损了接近1/3，患者才能理解，并进一步询问后续的治疗方法。

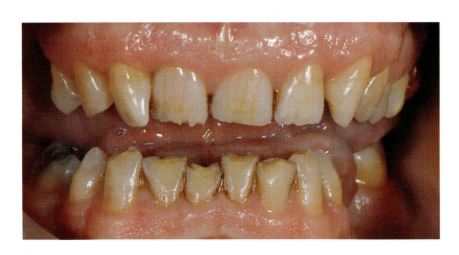

在Keynote中使用方框来显示上中切牙宽长比是如何变化的。

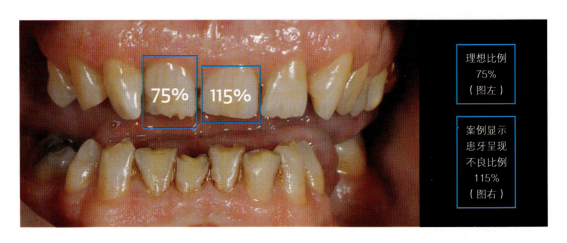

以一种中立的方式说话非常重要，不要暗示患者"应该做什么"或"做错了什么"。Brené Brown通过研究表明，使人羞愧并不是一种实现社会正义的有效工具。在临床工作中，试图羞辱患者不能建立良好的医患关系。如果患者感到羞愧，我们需要让他们有足够的安全感，能够坦然接受一切现状。而接下去应该做的则是向前看，思考维护或改善现状的方法。

> **RED FLAG** 笔者认为不应过分苛责患者之前的口腔医生，尽管此时贬低他人、抬高自己很容易，但这样做很卑劣。笔者会谨慎地评价过往的治疗，因为我们并不知道当时的具体情况是怎样的。我们可以这样解释，"因为并不知道当时的所有信息，所以很难评论以前的口腔治疗，只能根据现有的情况进行考虑和处理"或"在没有看到之前X线片的检查结果时，我们无法评价这种情况存在了多长时间。只能说如今这颗牙齿周围的支持骨量已经吸收了50%。如果你是一个定期随访的患者，那么难以置信会在以前的X线片上没有观察到这种情况，但也可能这里另有原因"。

建议尝试让患者放弃埋怨以往的治疗，而是积极向前看，参与到现在的治疗中去。如果他们对费用特别敏感，建议回到之前的口腔医生那进行讨论。你的工作是判断患者目前的状况，并对接下来的治疗提出建议。

语言技巧：

如果我们做了……，我担心你会……

我知道你来这里想要……，但这是我为什么不推荐……的原因（利用患者档案中的图片进行解释）。

我一直在想，如果你是我的家人，我会推荐什么？

第二步：这是我们可以做到的

结合你对患者价值观的判断，根据其口内现状和主诉，告诉患者我们可以做到些什么。利用已经治疗完成的相似病例，向他们展示治疗前后的对比照作为佐证，并告诉他们可能的途径。

治疗前后对比照示例——用瓷修复体遮盖变色的牙齿。

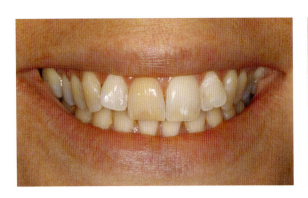
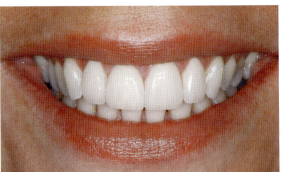

图示我们可以实现的疗效。

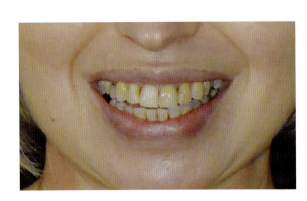
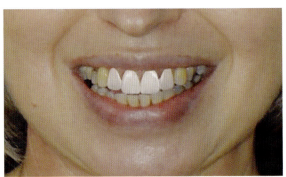

第三步：这是我们可以选择的方法

例如：

可以拔除某些牙齿、用种植支持式固定或用可摘义齿进行修复。

可以漂白或应用复合树脂或瓷贴面修复。

可以仅处理4颗前牙或需要处理更多。

可以在排齐牙齿的同时进行美白，或者先排齐再修复。

可以将牙齿移动到一个理想的位置后再以相对小的代价获得美观。

可以佩戴夜磨牙𬌗垫监测咬合，或者采取下一步措施防止进行性磨损，同时修复缺损的牙体结构。

这个部分是医患沟通中最复杂的内容。当医生提出治疗建议后，需要读懂患者的肢体语言，根据他们的反应，弄清患者的真实想法。还要记住一定要就费用问题达成一致。

第四步：这是我们的担忧/限制我们的因素

再次回顾患者的主诉和口内现状，思考你所设计的治疗建议等是否可以解答患者的疑惑和解决患者的问题。给患者一点儿时间，让他们能够充分思考是否真的了解自己的现状，并理解医生的建议。医生也可以通过提出一些相关的问题，仔细倾听患者的回答，了解患者的担忧，辨析患者的理解程度。

诊断应该包括哪些方面？例如，骨骼问题、呼吸道问题、牙体组织余留量，或者是否有空间来修复牙齿。有时候，医生会有一些合理的担心，例如患者可能会坚持一些口腔医生无法认同但自己却很想要达到的要求。

治疗建议的限制因素：

1. 存在潜在的骨骼问题，例如垂直向上颌过长或不足（选择转诊专科医生）。
2. 牙周病导致的严重骨丧失。
3. 患者的特殊要求，例如既不愿接受种植义齿修复缺失牙，又不能接受可摘义齿的不适感。
4. 种植体植入位置不理想，但患者不愿意取出。

此时需要我们发自内心地与患者沟通，**例如，"我明白你的意思，但我关心的是，磨除过多的牙体结构会有相应的风险。如果你愿意接受相应的后果，我们可以考虑……""你的意思是，自己已经明白除非进行正畸，否则需要磨除很多牙体组织，而且理解这样做会给将来进一步牙科治疗带来的风险，是吗？""你是说你已经理解所有这些内容，即使远期有这些风险，但的确是不接受X治疗方案，而宁愿选择Y治疗方案，是吗？"**

我们需要仔细确认患者的选择。当然作为医生的你也需要明确Y治疗方案是否合理。医生有权利、有理由对患者不合理的要求说"不"！例如，笔者会说："我知道你6周后要结婚。然而，我并不希望你贸然开展治疗，因为那会影响后续的功能。让我们再看看还有没有别的办法。"

进一步沟通，再次明确患者想要达到的目标，看看是否还有第3种方案。

笔者相信，只要医生把患者的困难想象成自己要面对的困难，或者把患者想象成自己的家人，给家人提一些建议，我们都会用同理心表达出真实的意见。个人的价值观也会帮助我们表达真实的想法。

有些患者可能想不顾一切地尽全力保留患牙，他们甚至能接受一些远期预后可能不佳的治疗风险。但对另一些患者来说，可预测性很重要。他们可能经常出差，工作非常忙碌，没有时间就诊，甚至他们更愿意拔除任何有问题的牙齿，这样就可以得到看起来更好预测的结果。

所以医患沟通技巧很重要。医生需要知道对患者而言，什么是最重要的，并从他们的角度出发，给予他们来自社会的认可，接受和理解他们所做出的任何选择。向患者提问需要具备一定的情商，有些问题的提出需要分时间和场合。有时我们甚至可以直接询问患者"你认为保留患牙和治疗可预测性哪个更重要"等问题，而有时在谈话中加入"很多人选择这么做"等婉转的描述则也是行之有效的方式。

第五步：即使有风险，观察随访也是一种选择

每个人对风险的承受能力有所不同。口腔临床的任何操作都有风险。医患沟通中还需注意在向患者提供详细的知情同意书之前，应评估他们的风险承受能力。

如果医患间确定了最终治疗计划，就需要准备具有常规和个性化风险的知情同意书。

疾病和/或各种治疗的风险、可预测性及预后都是相互关联的。针对不同的个体，医生很难准确预测未来。

口内检查中需要注意是否有口颌系统不稳定的迹象。例如，磨损面的出现、探诊出血、修复体边缘暴露、没有完成根管治疗的死髓牙，或者根充不完善的牙齿等，如果不进行治疗，病症本身不会自行逆转，其造成的损害也是永久的。

临床中同一种病症，在不同患者的不同治疗方案中可提供的建议也各有不同。例如，对于一颗20年没有出现症状、X线片显示没有根尖周病变，但却根充不完善的牙齿，教科书的标准做法是对这颗牙齿进行根管再治疗。但如果患牙不是整体治疗方案中的重要基牙，患者也希望继续维持现状，同时能理解其后续可能出现炎症复发的风险，此时观察随访也是一种治疗选择。但如果患牙是可摘局部义齿中的重要基牙时，就需要遵循教科书的建议，进一步完善根管治疗。

治疗计划并非绝对唯一，有很多可能性。我们需要做的是认真对待患者，尽最大的努力进行教育和激励，让患者可以放心地选择我们来完成相关治疗。

建立信任

病例展示是协助医患沟通的一个过程。医生把患者口内的专科检测结果、循证支持证据及自己倾向的临床建议演示给患者。而患者也会向医生分享他们过往的口腔治疗经历。不同程度的牙科焦虑，以及对你的认识和了解，当然还包括了他们与口腔治疗相关的生活状况，例如经济能力、时间分配、家庭环境和工作安排等。

在任何行业尤其医疗保健行业，信任是患者选择医生或机构的主要原因之一。患者可以自主地选择就诊的机构、便利的时间以及所需的（例如微笑设计，甚至种植等）治疗，而你及你的团队则需要努力为患者建立一个值得信赖的、融洽的医患联系。

医生在遇到复杂病例时会很兴奋，提出很多方案及各自的优缺点。但在医患沟通时，笔者认为医生需要根据最新的科学证据为患者提供有倾向性的可行方案，分析其利弊，来获得患者的知情同意。如果医生在沟通中就用到一连串的"如果"和"但是"，反而会适得其反。患者会因为信息量"爆炸"，选择过多，同时还可能因为无法准确理解这些选择及其后果，而出现无力决策。

决策点 还可以将病例展示录成视频，使用互联网平台，发送给患者，让他们可以与家人或朋友讨论这个决策。医生可以自行决定是否有必要这样做，或者只是简单地导出PDF文件，发送仅有图片展示的电子邮件。

第六步：接下来首要处理的事情

从维护健康的角度出发，非常有必要向患者清晰地说明后续的操作建议及治疗先后顺序。并不是所有的患者都能马上做出决定，有些患者可能还有其他一些问题需要考虑而进行第二次咨询。在患者做出最终决定之前，可以先安排几项需要优先处理的治疗来推进患者的治疗进程，例如活动龋的处理、牙周基础治疗或其他一些为了进一步诊断所需的特殊检查等。无论如何，先明确第一步操作，接下来患者自然就知道该如何确定后续方案了。

第七步：这是所涉及的费用

一旦患者开始治疗，就涉及医疗保健、治疗等服务费用。尽管大多数情况下，医生的临床决策不太受费用的影响，但费用一定是影响患者诊疗决策的关键因素。而且作为诊所的经营者，也需要有一定数量的患者接受我们的治疗方案及相应的服务，才能承担起员工的工资、诊所运营的维护、医护继续教育的投资等支出。

讨论费用

与大多数医生一样，笔者自知只能专注于为患者提供正确的临床治疗，而不擅长与他们直接讨论费用，有时甚至还可能因为压力而自行为患者降低收费。但身为诊所负责人，不应该无原则地为患者个性化地调整费用。为了确保诊所的正常运营及财务健康，笔者会提前与财务顾问一起设定合理的诊疗服务收费标准，然后让训练有素的咨询师与患者沟通费用相关问题。

付出终有收获，理解为医疗保健服务收取合理的费用非常必要。这样才能给予团队良好的报酬，让他们可以照顾自己和家人，并获得工作的认可，还能投资继续教育，持续为患者服务。

咨询师可以与患者讨论费用，并引导他们找到适合自己的解决方案。这样就能避免口腔医生直接与患者讨论费用，让医生可以更关注患者的临床需求并提供最佳方案。如今，也有很多口腔融资方案可以解决患者的治疗费用问题，避免陷入坏账的风险。这正是一个训练有素的咨询师的专长。咨询师还需要加强沟通技巧的培训，尤其是倾听，可以提高效率。

务必记住，临床治疗需要在患者同意并支付费用且成功预约后，方可进行。

指导患者做决策

还记得在第3章中提到的不同人格类型吗？在病例展示中，根据患者的人格类型调整讲述方式，可以大大提高效率。

- 记住要用词友善，可适当地运用隐喻。
- 记住有时需要给患者留一点时间以充分理解讲述的内容。
- 记住要了解患者的主要诉求和可能的想法。
- 记住要读懂患者的肢体语言。
- 记住要聆听。

高"D"型人格患者会迅速做出决定，讲述需要思路清晰、果断，才不会浪费他们的时间。

高"C"型人格患者比较犹豫，不会迅速做出决定，需要提供更多的信息让他们思考。

高"I"型人格患者虽然表面认同你的说法但实际上却并不接受，从而让你产生疑惑，因此需要你更仔细地提问和倾听。

高"S"型人格患者需要有旁人协助他们来确认治疗方案。此时最好能有既往治疗成功患者的推荐，或者在讨论过程中邀请他们的家人或朋友来帮助做决定。

治疗计划中尽管已经为患者提供了一些选择，但医生需要决定优先考虑的事项，给出最好的建议，引导他们正确地考虑问题，进而同意治疗方案。

有时讨论方案就像一场谈判，患者会从时间、费用等一切因素来考虑治疗方案的各种可能性。

有必要对诊所内各团队成员的沟通技巧等各种能力进行培训，例如该如何与患者讨论费用、如何回复患者的反对意见、如何进行财务规划等。价格往往是患者最容易放弃治疗的理由，也会影响医生的判断。建议提供一些可行的、患者能够承受费用的治疗选择，还可以考虑与第三方合作共同完成。

患者不愿意接受的任何事情，包括价格，其实内心都是要求获取更多的信息，最好的解决方法就是多询问患者，了解他们犹豫或困惑的点是什么。

决策点 病例展示后需要有明确的随访。最终确定的治疗计划需要书面记录完整，同时附上知情同意书。不同的治疗应有其相应的知情同意书。对于不同的患者而言，有必要综合其个性化的风险分析，形成个性化的知情同意书。同时列出清单并安排好后续各个步骤跟进的人员姓名，例如治疗方案中第一位负责医生姓名、费用清单完成人员姓名、知情同意书准备人员姓名，这有助于跟踪每个环节。

决策点 建议设计并使用一个流程系统，用于跟踪从全面评估到开始治疗这一过程中的每个环节，可以采用网络形式或其他任何方式。笔者使用的是办公室墙面上的记录白板，采用传统制造业常用的"看板系统"可视化跟踪流程进展。在白板的表格里，纵列设计了患者姓名栏，粘贴姓名便签，横栏记录标示治疗阶段。通过这种方式，可以一眼就能看出哪位患者没有按照流程进行，需要找寻出现问题的根源。

总之，当为患者做好数据采集、整理分析、理想目标设计、可行方案制订，以及完成病例档案的展示后，我们就可以开始为患者提供具体的治疗。治疗计划是现代临床诊疗中的重要组成，每个病例可能有所不同，但在系统的指导下可以提供一个保障。

最后，评估已完成病例的疗效也是学习的一个重要部分，及时总结并反思，才能不断提升自己，达到理想的最终结果。对结果和整个治疗经历感到满意的患者会向其他人介绍你的诊所和团队。构建完结病例的病例库，也有助于医生进入更高阶的教育学习，例如获得英国美容牙科学会的认证奖励或美国美容牙科学会的程序认证（更多信息，请访问 www.bacd.com 和 www.aacd.com）。

扩展阅读

- Cathy Jameson, Collect What You Produce, Jameson Management, Inc., 2019.
- Ashley Latter, Don't Wait for the Tooth Fairy, www.ashleylatter.com.
- Atul Gawande, The Checklist Manifesto. How to Get Things Right, Profile, 2011.

第17章
病例研究
Case Studies

"纸上得来终觉浅",学以致用才能真正理解所学的内容。动态微笑是病例分析中不可或缺的部分。在此,借以下3个病例来说明不同情况下该系统的运用。

每个病例都包括:

1. 临床前和临床检查的相关结果。
2. 治疗前的照片和影像学资料。
3. 完整的诊断观察表和风险评估表。
4. 患者档案演示文稿上的注释。
5. 微笑设计的细节。
6. 病例难点。
7. 病例分析讨论。
8. 最终的治疗方案。
9. 治疗后的照片。
10. 反思。

病例1:患者A

临床前信息

患者A是一位非常忙碌的女企业家,高"D"型人格。她最初来诊所希望改善笑容,咨询关于微笑设计和牙齿贴面修复的问题,并希望尽快修复,但我们建议她先进行正畸治疗。由于工作繁忙,她决定暂缓处理。

几年后患者再次就诊，表示可以安排时间治疗，但仍然希望只进行贴面等粘接修复，并询问笔者的意见。

治疗前。

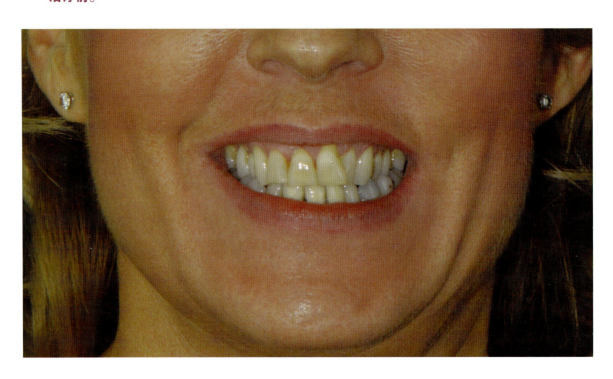

在咨询室里，咨询师询问了一些临床前相关信息，包括病史、患者修复后的期望等，并向她阐明了可能需要的治疗过程。

临床检查

临床检查时，需要完成拍照、摄像，并收集所有相关信息，包括影像学资料。

我们需要再次确认患者的就诊目的以及促使她现在寻求治疗的原因。

医生肯定认为这位患者首先需要矫正牙齿！但患者本人却很想避开矫正牙齿而完成治疗。直接说服患者会有很多困难，所以需要做些准备工作，待准备好患者档案后，我们再来说服她。如果诉求一开始就被坚决反驳，她很有可能会立刻离开，去其他诊所询问是否会有不同的方案。初诊时，我们只能提出建议。对于患者而言，听到的远没有看到的直观。依据双方共同诊断的原则，笔者希望医生不要一味否定患者的想法，而是引导患者本人能意识到问题的关键，即要想获得美丽的微笑，第一步确实应该完成正畸治疗。

医生应该从以往的病例中积累经验，学会放平心态，不必在临床检查的即刻就给出解决方案。等到彻底地分析完病例，就可以知道有哪些可供选择的方案，还可以与同事一起讨论并寻求最佳的一种或几种治疗方案。

第一次临床检查后，需要告知患者我们会仔细分析采集到的所有照片、病例记录和影像学资料，综合考虑多种治疗方案。在下次复诊时，会详细地向患者介绍各种修复方案，包括各自的优缺点、费用等，以帮助患者确定最适合的方案。

患者离开时表示非常期待看到下次的治疗方案。她说："我对你有信心，我知道你会有办法让我获得理想的笑容，而不需要花费数年的时间进行正畸治疗！"

有时，患者习惯把世界想象成他们所希望的样子！我们要学会报以微笑，并表示会尽我所能。

创建患者档案

医生做临床检查时，咨询师需要创建一个以患者姓名命名的患者档案。

临床检查后，咨询师还需要下载所拍摄的初诊照片及视频，加入患者的演示文稿中。

护士将数码单反相机内拍摄的剩余临床照片，存储到该患者对应的照片文件夹中。然后，咨询师可以把它们存入硬盘、个人计算机或上传至云盘。

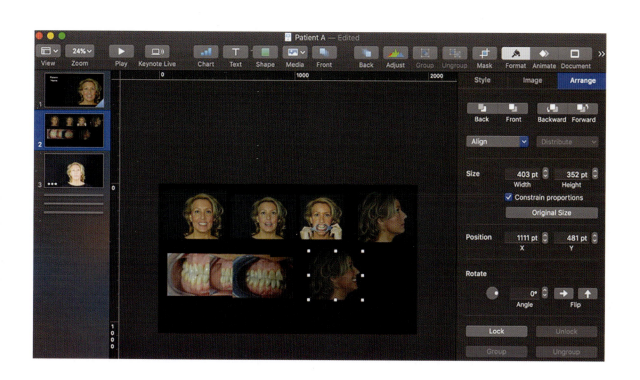

注意：此时，并不需要花费时间去精心编辑、排版照片。这些照片可以相互重叠，目的仅为了存档，便于后期分析。

在演示文稿中置入的患者视频，主要用于后期的动态分析，方便能更准确地判定切缘位置。

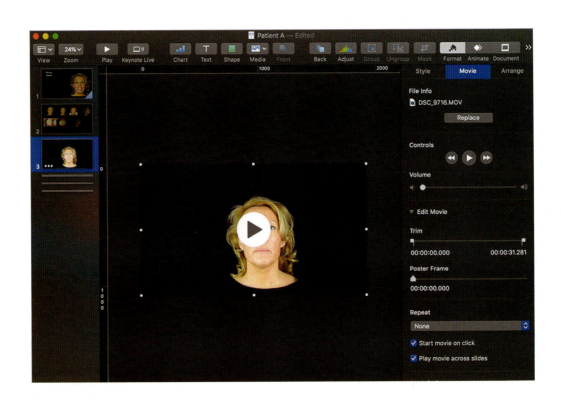

利用Keynote编辑视频

- 在演示文稿中，直接点击视频，可以看到其边缘的白色标志，如上图所示，右侧会出现一个视频菜单。
- 在菜单里，找到音量滑块，把它滑到最左边至静音状态，因为听到声音回放，会让人注意力不集中。视频分析的关键在于捕捉唇的动态变化，而不是声音。
- 利用修剪滑块还允许编辑视频的开头和结尾，以便删掉关键内容前后的多余部分。
- 在"Repeat"键下方下拉菜单中，可以选择"Loop"选项，以便在播放这张演示文稿时，影片会重复播放，直到点击下一张演示文稿。

临床检查指南

按照第6章~第8章描述的方法，拟定治疗方案时，笔者会利用Google浏览器和MyiTero两个软件分别打开患者的临床记录，同时还打开Keynote的患者档案。

将患者的面部微笑照复制、粘贴到微笑分析模板中,双指在触控板上进行放大,检查患者的瞳孔连线是否与地平线平行,上下移动水平线检查眉峰连线与眉间线是否水平。笔者还会通过双侧耳朵上缘再次确认,在这个病例中,患者的发型恰巧遮住了这个部位。

笔者还另外选择了一张照片准备做微笑分析,尽管患者的上下前牙在这张照片里并没有分开。这是因为在其他上下前牙分开的照片中,患者的笑容并不是非常理想和自然的。显然,患者存在高位笑线,在那些小开殆的照片中,她并未显露出过多的牙龈。这是现实中拍照技术的问题,尤其不同的人拍照技术不尽相同,效果也会有明显差异。拍照时,有些患者会感到不自在、不耐烦,而且在繁忙的临床工作中,医生也不会在拍照上花费太多时间。

填写诊断观察表

以下几页是诊断观察表的内容,按照患者的记录如实填写,遵循全身检查、局部检查、细节检查的模板。

表格中的缩略语:

> **未见异常(NAD)**
>
> **无须治疗(NTR)**
>
> 笔者使用FDI国际牙科联合会系统。右上象限用1表示,依次左上用2,左下用3,右下用4表示,牙齿在每个象限中编号为1~8,其中1为中切牙。因此21表示左上中切牙,34表示左下第一前磨牙。

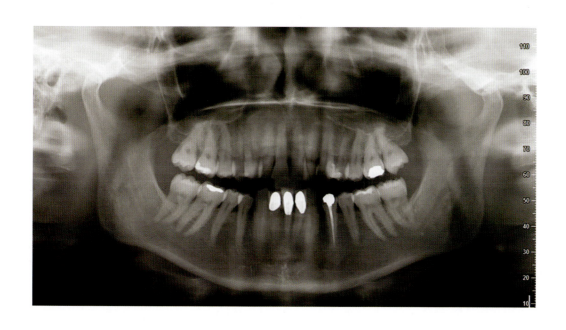

诊断支持数据：照片、视频、影像学资料、研究模型、iTero口扫、NIRI

全局诊断：
面中部：面下部长度：（1∶1）
唇长度：正常/短/长
上唇动度（上唇从休息位到完全微笑位时上中切牙及牙龈的暴露提升量）：8mm，正常
釉牙骨质界：牙龈退缩，釉牙骨质界显露
上颌平面是否水平：向右倾斜/向左倾斜/水平
颊廊：右侧，窄/宽；左侧，窄/宽
右上中切牙的长度：11mm（长）

患者主诉：希望改善笑容，尤其左侧

一般风险因素：
相关系统病史（包括吸烟）：无相关病史，非吸烟者
是否有磨牙症？否
是否使用夜磨牙殆垫？否
牙周状况：局限性牙龈炎
牙龈生物型：薄龈型——容易牙龈退缩
软组织问题：无，但是注意到下唇不对称，左侧下后牙显露过多
气道问题：无

整体美学评估：
参考患者档案演示文稿中的微笑分析、侧面照、研究模型或MyiTero/IOS的口扫数据。

中线：
面中线与牙齿中线的一致性：一致
骨面型：Ⅰ类

患者演示文稿中放大的微笑照。

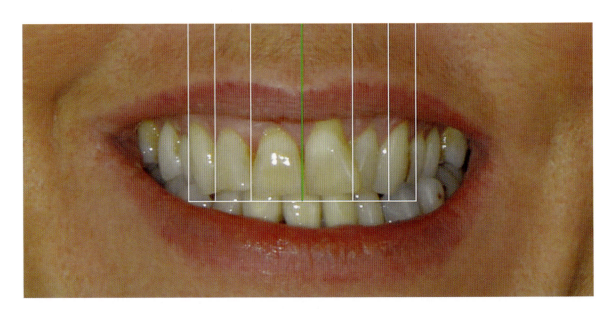

磨牙/尖牙关系：右边Ⅰ类，左边Ⅲ类
E-平面/Andrews线：正常
Arnett真垂线：正常
牙弓形态：左上方较窄
微笑曲线：不规则
"M"音-位置：正常
"E"音-位置：正常
牙龈位置：不规则，左上中切牙有明显的牙龈退缩
龈乳头位置：良好
再现牙齿美学比例观察（RED proportion observations）：左侧拥挤，右侧相对比例更好
宽度/长度：釉牙骨质界正常
发音检查：未见异常
牙列拥挤/牙间隙/牙扭转：左上中切牙扭转
代偿/牙齿被动萌出不全/咬合平面的改变：无
反𬌗：左下前磨牙

功能：
咬合引导方式：左侧组牙功能𬌗，右侧尖牙保护𬌗
正中𬌗与正中关系：协调
不稳定的表现：一些早期的磨损和牙龈退缩
颞下颌关节（弹响/运动范围/偏离/摩擦音/疼痛）：正常，运动范围正常
肌肉：未见异常

正畸分类： 左侧上颌排列拥挤
调整方案： 利用正畸改善上颌拥挤，排齐上前牙

缺牙情况： 无
缺牙处存在的风险：
种植风险评估： 参照国际口腔种植学会（ITI）标准
固定桥风险评估：
义齿选项：
影像学资料报告： 曲面体层片及头颅前后位片

右上后牙区：
牙周风险：低
现有牙体牙髓情况：无
远期牙体牙髓风险：16深充填修复体
修复体：16银汞合金充填，情况良好
龋病+/-：未见异常
酸蚀/磨损/磨耗/楔状缺损：未见异常

上前牙区：
牙周风险：低
现有牙体牙髓情况：无

远期牙体牙髓风险：低
修复体：未见异常
龋病+/−：未见异常
酸蚀/磨损/磨耗/楔状缺损：无磨损，21有严重的牙龈退缩

左上后牙区：
牙周风险：低
现有牙体牙髓情况：无
远期牙体牙髓风险：26深充填修复体
修复体：26银汞合金充填，情况良好
龋病+/−：未见异常
酸蚀/磨损/磨耗/楔状缺损：未见异常

左下后牙区：
牙周风险：低
现有牙体牙髓情况：34
远期牙体牙髓风险：低
修复体：未见异常
龋病+/−：未见异常
酸蚀/磨损/磨耗/楔状缺损：未见异常

下前牙区：
牙周风险：低
现有牙体牙髓情况：无
远期牙体牙髓风险：下前牙3个全冠修复体
修复体：上述牙边缘不美观
龋病+/−：未见异常
酸蚀/磨损/磨耗/楔状缺损：未见异常

右下后牙区：
牙周风险：低
现有牙体牙髓情况：无
远期牙体牙髓风险：低
修复体：46𬌗面银汞合金充填，未见异常
龋病+/−：未见异常
酸蚀/磨损/磨耗/楔状缺损：未见异常

细节美学评估：
颜色——是否需要美白：是，同时注意保护前牙牙根暴露
个别牙齿——白斑/棕斑：无

风险评估：
生物学：无
结构：有

功能：无
美学：有
牙齿颜色/形状和/或位置：拥挤的上颌牙弓以及21牙龈退缩
瓷修复体的选择及风险：牙列拥挤，直接瓷修复风险较高
粘接的选择及风险：牙齿呈尖圆形，正畸后可能有风险
是否有桩核修复：否

完成患者信息记录后，我们对患者的主要问题就有了清楚地认识。某些特定的问题，例如可以接受下唇的少许不对称等，还有其他一些例如牙列功能等方面的问题，如果能成功说服患者接受正畸治疗，那功能无疑将得到进一步改善。但这将是个挑战，因为此前患者明确表示过不愿接受正畸。

在患者档案中，需要单独做一个总结记录。

微笑设计

这位患者有明显的美学问题。患者本人非常清楚自己想要什么，并且不愿意接受正畸治疗。所以笔者也不希望通过微笑成像，给予她不切实际的期望。尽管在MyiTero软件中可以模拟最终修复效果，但由于该病例有明显的牙龈退缩和牙齿扭转，相信患者可能也不愿意看到模拟效果图。

基于诊断和检查的治疗难点：

1. 左上中切牙扭转。
2. 前牙呈尖圆形，边缘有少许磨损。
3. 下前牙修复体边缘暴露。
4. 左上中切牙的牙龈退缩。

讨论的治疗方案为：正畸转诊、牙周转诊以治疗21的牙龈退缩，瓷贴面或直接粘接修复上前牙，全瓷冠替换下颌修复体。

注意：
（1）这并不是一份治疗计划。当我们与患者讨论时，没有必要详细说明每一种可能的选择。如今在我们彻底分析病例后，只用想清楚如何说服患者接受正畸治疗。
（2）患者没有做任何影像学检查，因为笔者认为这会使患者对治疗效果产生不切实际的期望。如今我们不需要鼓励她去寻求更美好的笑容；只需要引导她接受这个病例需要面临的挑战，尤其是牙龈问题，并最终做出正确的选择。

针对类似的病例，笔者发现如使用再现牙齿美学指南的方法可以引导患者选择正畸，而不是直接修复。在演示文档中的牙齿照片上做标注，标明为了恢复合适的美学比例而需要磨切牙齿的位置和磨切的量，并解释在没有多学科方法的帮助下，仅用贴面所不能改变的问题，例如左上中切牙牙颈部的边缘和牙龈的位置。

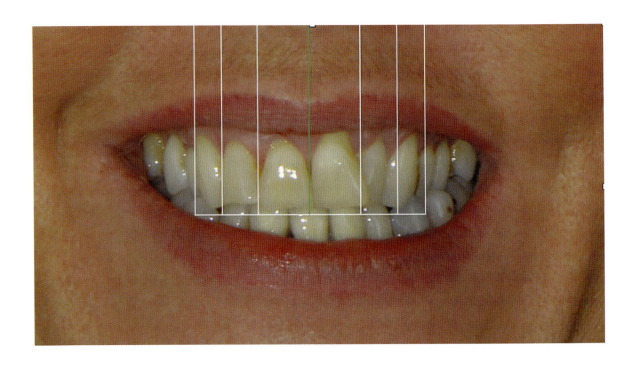

沟通技巧：医生所担心的问题在于如果选择直接贴面修复，左上中切牙将不得不进行大量的磨切，可能会伤及牙髓，甚至需要根管治疗。即使这样能使患者的牙齿看起来很整齐，但也会使牙龈水平的差异更加明显。

笔者深入了解了患者的顾虑，发现她的决策都与时间有关。患者希望速战速决，同时还期望得到最好的结果，因为她也不愿意自己的牙齿受到过多的损伤，所以最后还是同意了正畸治疗。我们成功地说服了患者，包括采用牙周手术和快速正畸的方法来缩短治疗时间，获得更微创、更美观的效果。

风险评估表

对患者进行风险评估，可辅助医生制订治疗计划，同时还有助于医患沟通。这个病例在正畸治疗和牙周组织移植术的辅助下，改善了咬合功能和切导，从一个高风险修复病例成功转变为低风险修复病例。

风险因素	低	中	高
1. 患者的美学期望	低——不关心	合理	高——注重细节，追求完美结果
2. 全身状况	ASA Ⅰ类 非吸烟者	ASA Ⅱ类 轻度吸烟者	ASA Ⅲ类 重度吸烟者
3. 牙周状况	健康	牙龈炎	牙周炎
4. 笑线	低位	中位	高位
5. 上唇动度	正常	不足	过度
6. 牙龈水平和生物型	协调，龈乳头高度平整，呈扇贝拱形，厚龈生物型，有龈乳头	轻度不协调，龈乳头高度略微不平，扇贝拱形角度中等，有龈乳头，部分区域牙龈有轻度萎缩	不协调，龈乳头高度不平整，扇贝拱形角度高，薄龈生物型，龈乳头丧失，牙龈有退缩趋势
7. 骨面型	Ⅰ类，轻度前牙开𬌗	轻度Ⅱ类或Ⅲ类，轻度面部不对称，轻度牙弓大小不一	明显Ⅱ类或Ⅲ类，上颌垂直向发育过度，骨性深覆𬌗，骨性前牙开𬌗，明显不对称
8. 颊廊宽度	正常	牙弓局部狭窄，牙内倾	非常狭窄的牙弓形态
9. 𬌗平面	平整	不平整，后牙区陡峭	Spee曲线紊乱，𬌗平面倾斜
10. 颞下颌关节/肌肉	负荷实验无疼痛 无弹响 下颌活动范围正常	负荷实验无疼痛 部分肌肉疼痛 开始时有弹响 下颌活动范围正常	颞下颌关节疼痛 负荷试验阳性 功能运动范围受限 关节内有捻发音 头痛、肩/颈痛
11. 咬合	功能正常	功能、咬合习惯受限	磨牙症/功能障碍
12. 侧方切导	尖牙切导正常	尖牙切导陡峭	尖牙切导平缓
13. 咬合力	正常	偏弱	过大
14. 咀嚼方式	垂直向	水平向	全方位

风险因素	低	中	高
15. 牙齿排列	正常牙列	轻微拥挤或稀疏	严重拥挤或稀疏
16. 缺牙状况（见种植体风险评估）	少于3颗，没有牙齿移位和代偿，均有对颌牙	存在过度萌出，倾斜，游离端缺失，牙弓缩短	存在牙槽代偿，倾斜，附着龈丧失，牙弓短，余留牙牙槽骨量改变
17. 生物力学	健康完整的牙齿，少于3个牙位的小修复体	3个牙位以上的中型修复体	多个大修复体，有牙髓病史或桩核修复史
18. 患龋风险	低度——殆面龋，仅限于磨牙	中度——前磨牙殆面龋、磨牙邻面龋	高度——根面龋，下前牙邻面龋，口干症
19. 牙齿表面结构丧失	低度，牙体完整，磨损没有涉及牙本质	中度磨损、磨耗、酸蚀	重度磨损，磨耗式侵蚀，裂隙性病变
20. 牙齿颜色	无异常	自然牙齿颜色，个别牙齿颜色问题	牙齿颜色深，不均匀，多色

最终治疗方案：

1. 快速固定正畸矫正21扭转，改善左侧反殆（正畸医生Sheri Daniels博士，London）。
2. 左上中切牙的牙周组织移植（牙周医生Michael Zybutz，London）。
3. 更换下前牙区全冠修复体（Luke Barnett Ceramics，Watford）。
4. 美白（家庭美白，注意牙龈退缩部分的保护）（Phillips Zoom）。
5. 复合树脂直接粘接修复前牙（Venus Diamond，Heraeus Kulzer）。
6. 保持卫生。
7. 保留上下颌的固定和可摘义齿。

在上述基础上，拟定一份个性化的知情同意书。

治疗前和治疗后的照片

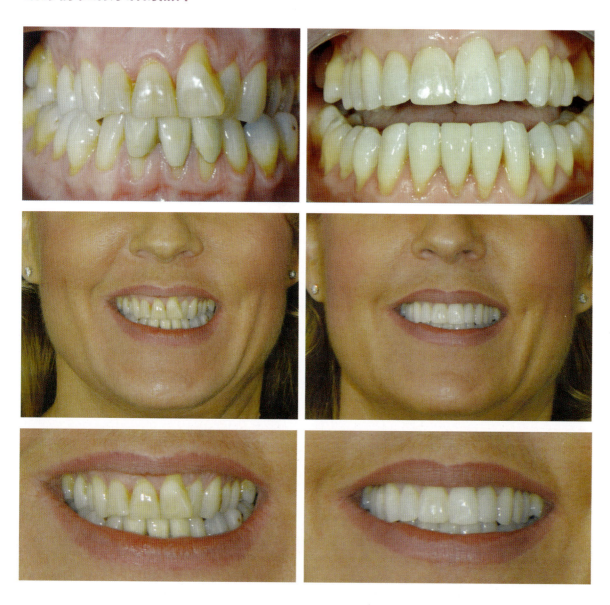

反思

患者接受了正畸，使得这个高风险的修复病例转变成低风险病例，最终轻松地完成了美白和直接粘接修复。尽管软组织手术具有高风险性，但也明显改善了修复的最终效果，使得左上中切牙的牙龈厚度更加均匀，并且缩小了两侧中切牙的龈缘间差异。

病例2：患者B

临床前信息

　　患者是一位36岁的女性企业家。她的主诉是希望用瓷贴面来改善自己的笑容，因为她认为牙齿美白效果不明显，而且切端有缺损。

　　咨询师询问了一些临床前相关信息，包括病史、修复后的期望值等，并向她阐明了可能需要的治疗过程。

治疗前。

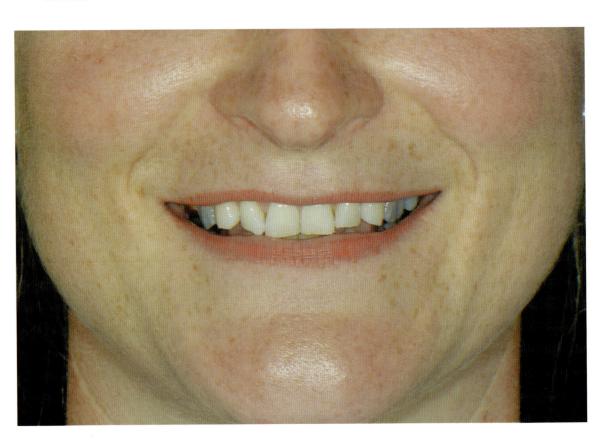

临床检查

拍摄了照片和视频,进行了iTero口扫,完成了检查量表、牙周记录和全口检查。

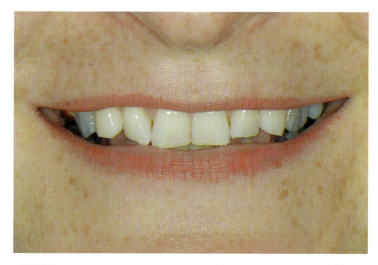

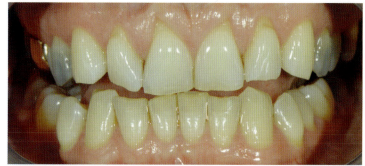

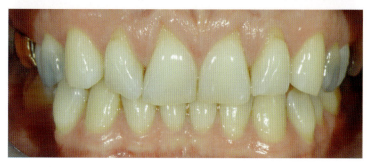

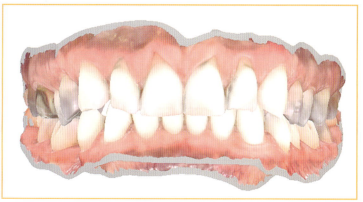

患者低位笑线。需要进一步确认患者本人是否注意到前牙区牙龈的锯齿状退缩。患者表示知晓且自述有"抠"这些区域的坏习惯。她已经意识到这个错误的行为应该被纠正。

数字化口腔流程

临床检查后,利用iTero屏幕,我们向患者介绍了一些需要注意的地方(参见第5章的"播种")。iTero 5D可以展示实时拍摄的口内高清图片,也可以利用口内相机制作口腔可视化流程,或者把清晰的牙弓照片放在大屏幕上观察。

我们向患者指出了牙龈退缩和大面积填充物。

沟通技巧:你可以看这里(例如26),这颗牙齿的大部分都是填充物。牙齿的剩余部分相当菲薄,可能有断裂或碎裂的风险。

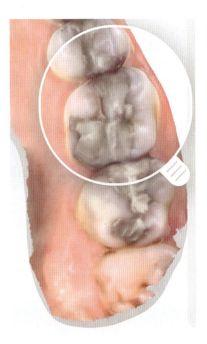
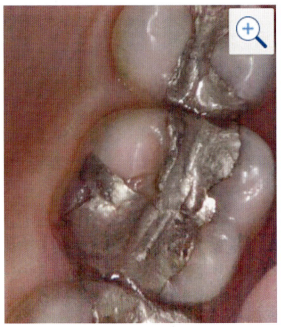

同时也询问患者对就诊的非主诉牙——下颌前磨牙缺失的想法。

如果牙齿上出现任何磨损的表现,都应该在非真彩模式下向患者展示,便于指出磨损的部位。记住此次就诊不应向患者提供任何答案或解决方案,只需告知检查中发现的一些问题,了解患者的认知程度,以及先前是否在其他诊所咨询过。在这个病例中,患者对此完全没有认知,于是我们已经开始引导她产生了这方面的概念。这样,在下次复诊时,患者会很期待听到这些问题可能的解决方案,并提出自己对微笑设计的要求。

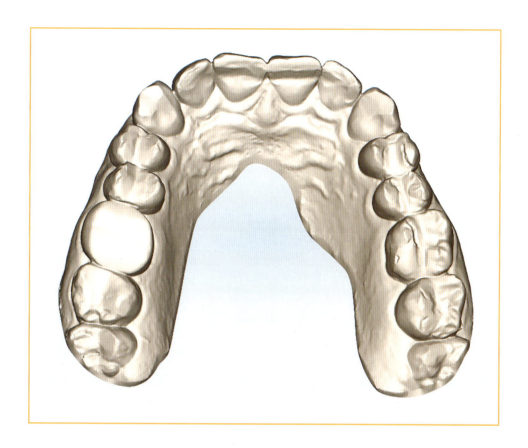

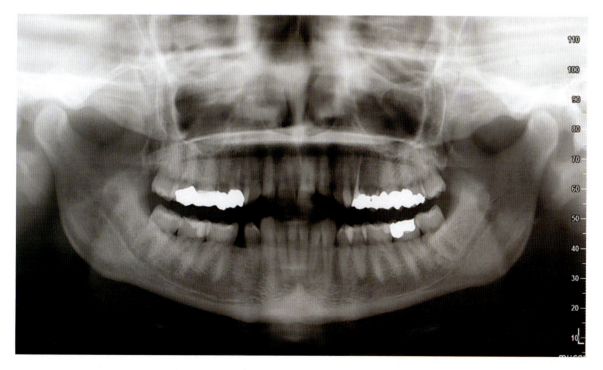

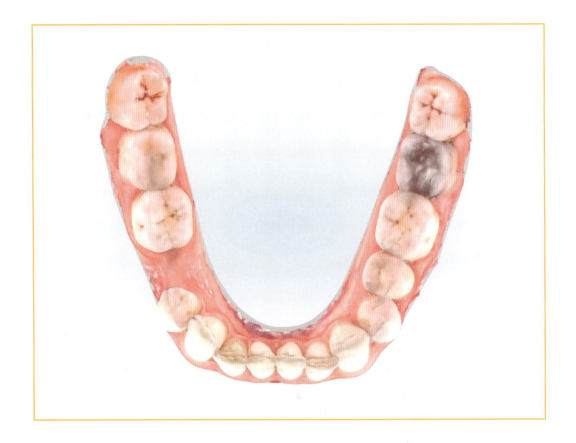

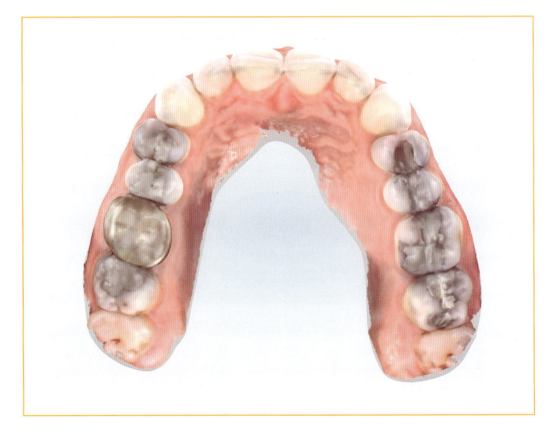

临床检查指南

诊断支持数据： 照片、视频、影像学资料、研究模型、iTero口扫、NIRI

全局诊断：
面中部：面下部长度：1∶1
诊断：面部比例正常
唇长度：正常/短/长
上唇动度（上唇从休息位到完全微笑位时上中切牙及牙龈的暴露提升量）：低
釉牙骨质界：可探及
上颌平面是否水平：向右倾斜/向左倾斜/水平
颊廊：右侧，窄/宽；左侧，窄/宽
右上中切牙的长度：9.8mm

患者主诉： 希望拥有更闪亮、更自然的笑容

一般风险因素：
相关系统病史（包括吸烟）：无，非吸烟者
是否有磨牙症？是，但本人并未意识到（隆突/外翻/扇形舌）扇形舌
是否使用夜磨牙殆垫？否
牙周状况：局部牙周附着丧失，口腔不良习惯，未发现疾病
牙龈生物型：薄龈生物型
软组织问题：无，上唇较薄
气道问题：无

整体美学评估：

中线：
面中线与牙齿中线的一致性：良好
骨面型：Ⅰ类
磨牙/尖牙关系：Ⅰ类
E-平面/Andrews线：上中切牙稍内倾，下颌弓大。前牙磨损更严重，所以功能运动范围可能受限
Arnett真垂线：
牙弓形态：上颌牙弓宽，但后方磨牙倾斜
微笑曲线：（较牙齿位置处于理想状态时的偏移）微笑曲线不平齐
"M"音-位置：正常
"E"音-位置：正常
牙龈位置：上前牙牙龈明显退缩，患者有不良习惯。低位笑线，牙龈位置不显示且位置低，无敏感
龈乳头位置：正常
再现牙齿美学比例观察（RED proportion observations）：良好
宽度/长度：略短——9.8mm
发音检查：未见异常
牙列拥挤/牙间隙/牙扭转：上中切牙内倾

代偿/牙齿被动萌出不全/咬合平面的改变：下前牙伸长
反殆：无，但44有趋向

功能
咬合引导方式：双侧尖牙引导
正中殆与正中关系：不一致，有滑动
不稳定的表现：上颌牙腭侧有明显的磨损，功能运动受限
颞下颌关节（弹响/运动范围/偏离/摩擦音/疼痛）：正常范围
肌肉：正常范围，方颌，咬肌肥厚

正畸分类：前牙受限
调整方案：右上前牙和后牙分段

缺牙情况：45缺失，但患者并不在意
缺牙处存在的风险：无实际风险
种植风险评估：空间狭窄
固定桥风险评估：空间狭窄
义齿选项：空间狭窄

> **决策点** 直接或间接修复

　　笔者主张用生物相容性好的材料替换银汞合金充填体。但这并不意味着必须替换所有的银汞合金充填体，考虑的因素一般有：

（1）缺损的大小可否直接树脂充填修复？
（2）如果缺损较大，是否更适宜做间接修复（嵌体/高嵌体/全冠）？
（3）缺损本身更适合做间接修复，但患者存在经济方面的困难，是否可以使用复合树脂充填修复？

　　这取决于剩余牙齿的结构、是否有牙釉质支持、患者是否患有磨牙症，以及银汞合金充填体是否累及唇（颊）面。在微笑设计的病例中，需要关注第一前磨牙和第二前磨牙。从结构角度来看，也许可以进行直接修复，但如果牙齿颊面已经被染成深色，那么不完全覆盖患牙的颊侧面将难以满足美学需求。

　　如果检查中患牙有"边缘不密合"或"折裂"等记录，应该及时与患者沟通，同时告知患者相较于"边缘情况尚可"的患牙而言，前者更有必要优先治疗。

右上后牙：
牙周疾病风险：低
现存牙体牙髓情况：无
潜在牙髓疾病风险：17-14均有大面积修复

修复体：大范围修复，16贵金属全冠，17银汞合金修复体，边缘尚可
龋齿 +/-：未见异常
酸蚀/磨损/磨耗/楔状缺损：未见异常

上前牙：
牙周疾病风险：低
现存牙体牙髓情况：无
潜在牙髓疾病风险：低
修复体：无
龋齿 +/-：未见异常
酸蚀/磨损/磨耗/楔状缺损：尖牙牙尖和上颌切牙腭侧有显著病理性磨损且深至牙本质

左上后牙：
牙周疾病风险：低
现存牙体牙髓情况：OPT显示24存在异常，需要进行PA检查确认
潜在牙髓疾病风险：24-27
修复体：24-26间接修复体，边缘不密合，27直接修复体
龋齿 +/-：未见异常
酸蚀/磨损/磨耗/楔状缺损：未见异常

左下后牙：
牙周疾病风险：低
现存牙体牙髓情况：无
潜在牙髓疾病风险：37
修复体：37
龋齿 +/-：未见异常
酸蚀/磨损/磨耗/楔状缺损：未见异常

下前牙：
牙周疾病风险：低
现存牙体牙髓情况：无
潜在牙髓疾病风险：低
修复体：无
龋齿 +/-：未见异常
酸蚀/磨损/磨耗/楔状缺损：下颌切牙及尖牙牙尖有深至牙本质的显著病理性磨损

右下后牙：
牙周疾病风险：低
现存牙体牙髓情况：无
潜在牙髓疾病风险：47
修复体：47有大面积复合树脂填充
龋齿 +/-：未见异常

酸蚀/磨损/磨耗/楔状缺损：未见异常
现存的桩核是否显露：否

细节美学评估：
颜色——是否需要美白：是，需要保护牙龈退缩区域的美白
个别牙齿——是否有白斑/棕斑：无

风险评估：
生物学：无
结构：有
功能：有
美学：有
牙齿颜色、形状和/或位置：功能受限，需要安装面弓
瓷修复体的选择与风险：可通过微笑设计瓷修复体改善上述牙体缺损
直接粘接修复的选择与风险：难度如上

微笑设计

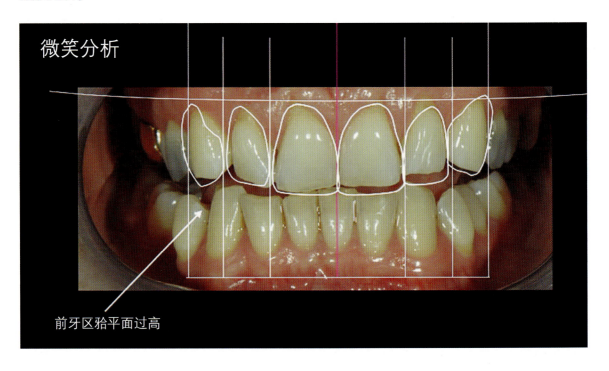

微笑设计时发现前牙相对宽度较好，问题主要集中于磨损、𬌗平面不平整及Spee曲线抬高，表现为下颌前磨牙与尖牙之间的高度落差明显，以及由牙槽代偿所导致的下前牙牙龈位置较后牙高。

挑战列举：

1. 前牙磨耗导致咀嚼功能受限。
2. 后牙大面积的修复体。
3. 上前牙牙龈退缩。

治疗目标：

1. 保证健康。
2. 牙齿颜色改善，外形协调。

治疗方案选项：

1. 考虑正畸调整𬌗平面和前牙角度。
2. 研究模型上𬌗架，制作上颌2-2蜡型，最好从上颌5-5着手进行微笑设计，考虑冠修复和复合树脂材料恢复下颌3-3，制作夜磨牙𬌗垫。制作修复体覆盖上颌切牙腭侧。
3. 由于磨损和牙龈退缩会随着时间进展，需要对患者进行卫生宣教及定期复诊，后期如有需要，考虑软组织移植。
4. 后牙中大面积充填的患牙有牙髓病变的可能。

结合近红外成像功能，可以从iTero口扫图像的截屏中，清晰地显示牙石的存在，强调在诊疗计划中，口腔洁治的必要性。

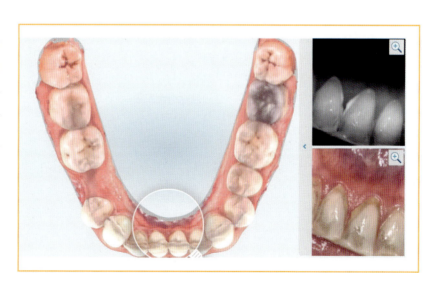

如果治疗不及时，牙齿的磨损会使得牙体结构进一步丧失，导致更严重的代偿和美学问题。另外，由于前牙丧失切导功能，后牙失去保护，还会引起大面积充填的后牙因侧向力的增大而发生牙体碎裂。

正畸也可以作为该病例治疗方案的一个选项，但笔者认为只要进行正确的设计，可以仅通过修复治疗达到同样的效果。对于上前牙腭侧的磨耗，可以采取不同的治疗方案，包括唇侧瓷贴面与腭侧复合树脂直接修复的联合应用。笔者拟采用上颌牙行全覆盖、最小预备量的瓷贴面设计，下颌牙行粘接修复，完善前牙咬合设计，就可以恢复和保护暴露的牙本质。

风险评估表

风险因素	低风险	中风险	高风险
1. 患者的美学期望	低——不关心	合理	高——注重细节，追求完美结果
2. 全身状况	ASA Ⅰ类 非吸烟者	ASA Ⅱ类 轻度吸烟者	ASA Ⅲ类 重度吸烟者
3. 牙周状况	健康	牙龈炎	牙周炎
4. 笑线	低位	中位	高位
5. 上唇动度	正常	不足	过度
6. 牙龈水平和生物型	协调，龈乳头高度平整，呈扇贝拱形，厚龈生物型，有龈乳头	轻度不协调，龈乳头高度略微不平，扇贝拱形角度中等，有龈乳头，部分区域牙龈有轻度萎缩	不协调，龈乳头高度不平整，扇贝拱形角度高，薄龈生物型，龈乳头丧失，牙龈有退缩趋势
7. 骨面型	Ⅰ类，轻度前牙开𬌗	轻度Ⅱ类或Ⅲ类，轻度面部不对称，轻度牙弓大小不一	明显Ⅱ类或Ⅲ类，上颌垂直向发育过度，骨性深覆𬌗，骨性前牙开𬌗，明显不对称
8. 颊廊宽度	正常	牙弓局部狭窄，牙内倾	非常狭窄的牙弓形
9. 𬌗平面	平整	不平整，后牙区陡峭	Spee曲线紊乱，𬌗平面倾斜

风险因素	低风险	中风险	高风险
10. 颞下颌关节/肌肉	负荷实验无疼痛 无弹响 下颌活动范围正常	负荷实验无疼痛 部分肌肉疼痛 开始时有弹响 下颌活动范围正常	颞下颌关节疼痛 负荷试验阳性 功能运动范围受限 关节内有捻发音 头痛、颈/肩痛
11. 咬合	功能正常	功能、咬合习惯受限	磨牙症/功能障碍
12. 侧方切导	尖牙切导正常	尖牙切导陡峭	尖牙切导平缓
13. 咬合力	正常	偏弱	过大
14. 咀嚼方式	垂直向	水平向	全方位
15. 牙齿排列	正常牙列	轻微拥挤或稀疏	严重拥挤或稀疏
16. 缺牙状况（见种植体风险评估）	少于3颗，没有牙齿移位和代偿，均有对颌牙	存在过度萌出，倾斜，游离端缺失，牙弓缩短	存在牙槽代偿，倾斜，附着龈丧失，牙弓短，余留牙牙槽骨量改变
17. 生物力学	健康完整的牙齿，少于3个牙位的小修复体	3个牙位以上的中型修复体	多个大修复体，有牙髓病史或桩核修复史
18. 患龋风险	低度——𬌗面龋，仅限于磨牙	中度——前磨牙𬌗面龋、磨牙邻面龋	高度——根面龋，下前牙邻面，口干症
19. 牙齿表面结构丧失	低度，牙体完整，磨损没有涉及牙本质	中度磨损、磨耗、酸蚀	重度磨损，磨耗式侵蚀，裂隙性病变
20. 牙齿颜色	无异常	自然牙齿颜色，个别牙齿颜色问题	牙齿颜色深，不均匀，多色

尽管该病例存在某些高风险因素（例如牙龈退缩）等，但由于患者低笑线使其看起来不明显。与上一个病例一样，表格填写只需几分钟，不仅可以很好地帮助分析病例，同时也可以进行良好的医患沟通。

最终的治疗方案：

1. 转移面弓上殆架。
2. 口腔卫生宣教与护理。
3. 数字化诊断蜡型的制作。
4. 通过上前牙腭侧复合树脂修复，利用Dahl法增加下前牙修复空间。
5. 间接修复上颌5-5。
6. 粘接修复下颌3-3（VenusDiamond，HeraeusKulzer）。
7. 夜磨牙殆垫。

通过上述沟通，患者明白除了前牙美学问题外，后牙区大面积充填的牙齿由于牙体缺损的范围还需进一步间接修复，如有必要还需牙髓治疗。同时患者也了解到自身存在中度到高度的咬合功能性风险，需要定期监测咬合和切导。

数字化扫描并设计Emax瓷贴面修复体，并适用于打印模型。这部分工作由英国伦敦Ken Poland牙科工作室的Rob Poland完成。

技工室将iTero扫描得到的STL文件导入Exocad设计和制造软件，制作数字化蜡型以供临时修复。该蜡型临床预备边缘需与临床一致，一旦在患者口腔中确认，就可以复制完成最终的修复体——这是数字化系统的一大优势。

数字化蜡型。

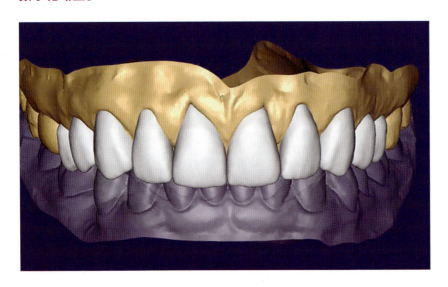

修复体设计。

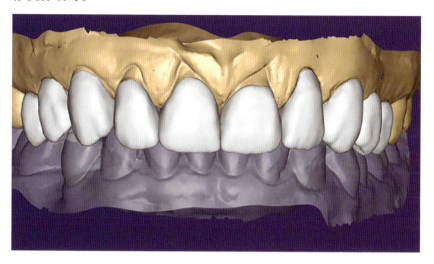

适合打印模型的Emax修复体。

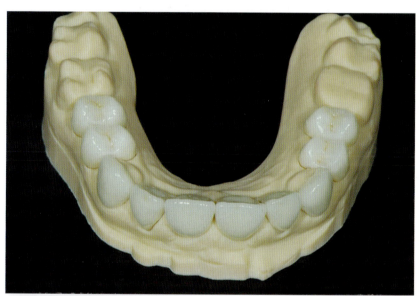

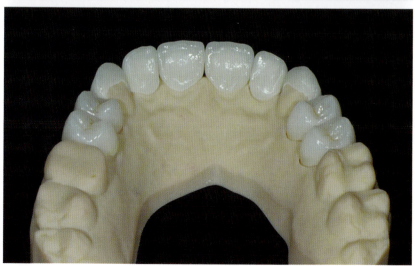

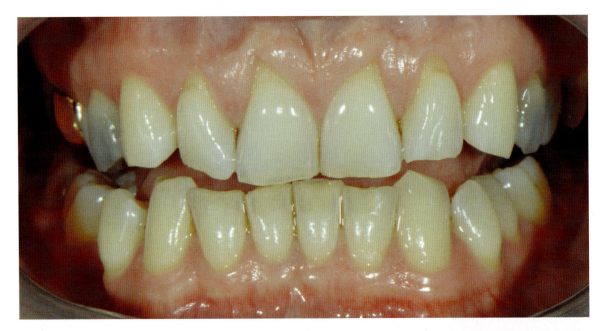

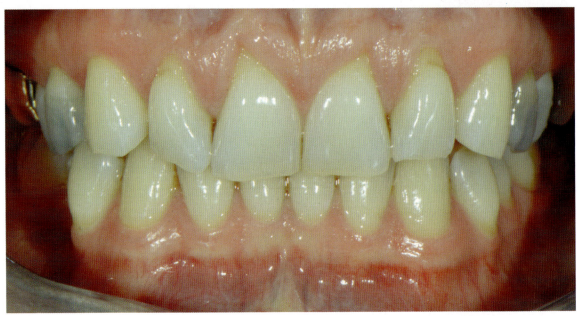

反思

患者要求做瓷贴面，但并不了解自身口腔中的特殊风险。这种类型的病例在临床预期和生物学力量的控制方面需要非常谨慎。修复体的使用寿命取决于医生对生物学力量的控制，这种类型的患者需要定期复查维护，并佩戴夜磨牙殆垫来延长修复体寿命。这个修复体边缘位置的设计也较难抉择，理想状态下，医生并不希望在牙根表面完成修复。但在该病例的左上区域，我们还是用修复体覆盖了缺损。在签署知情同意书前，我们还是告知了患者在某些牙齿上可以看到修复体边缘，正常情况下这些区域会被患者的嘴唇覆盖，一般不会被注意到。

笔者常常对因磨损而导致牙齿缺损的患者说:"牙釉质已然是人体最坚硬的部分,而你还是将它磨掉了。虽然我们可以修复你牙齿的外形,但是原来作用在牙齿上的力量也会作用到修复体上,而修复体肯定不会像天然牙那样坚固。这意味着我们必须小心谨慎,找到应对这种风险的办法。我们都不愿意看到,后期你因为修复体再次损坏而感到失望。"

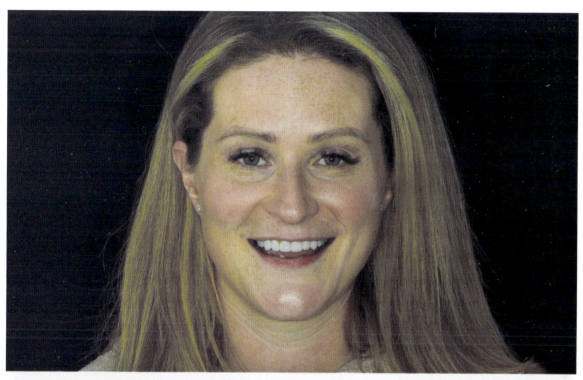

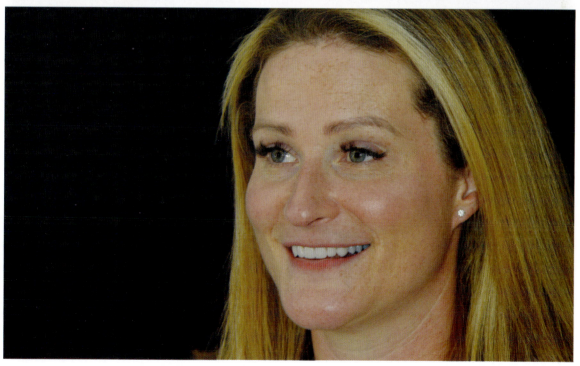

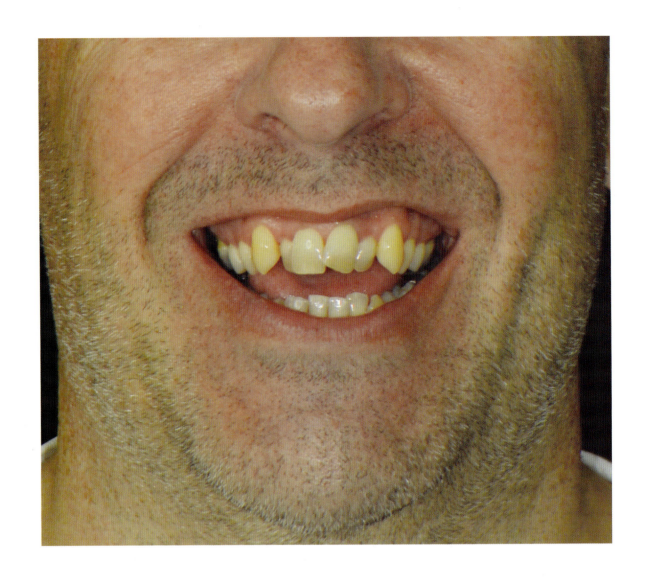

病例3：患者C

临床前信息

　　患者是一位48岁男性护士，主诉要求拔除上颌两颗切牙。患者对自己的外表非常不满意，已经在不同的诊所咨询了前牙的解决方案。小时候曾做过4年的牙齿矫正，效果不满意，不愿意再接受矫正。目前想找寻一个最佳方案来"修复"这4颗切牙。患者甚至有预算想通过种植来替换这些牙齿，同时他也知道自己的上颌尖牙很突出，而且前牙开𬌗，但这些他并不在意。

　　对于这类病例，我们有必要了解患者拒绝接受矫正的具体原因。需要注意，此时不应去评判或反对患者的意见，只需回复："今天我们将收集所有的信息，然后会考虑不同选择的利弊，下次复诊时，我们会具体地说明不同选择及其相应的风险、优势和费用。"

需要牢记"生于忧患,死于安乐"。尽管我们心里可能认为患者必须做正畸,但千万记住初次就诊需要集中精力建立融洽的医患关系和信任,尤其是对一位已经宣称对医生失去信任的患者。为了能够最大限度地让患者理解治疗方案,我们该如何设计患者档案?

我们需要考虑得仔细周全,包括患者的年龄和经济能力,是否愿意承受复杂的治疗。毕竟每个人经验有限,也应该拒绝某些治疗,或者转诊给更有经验的医生。

这位患者的出发点是想要拔掉切牙。尽管这可能是一个选择,但并不是最佳方案,没有什么能完全替代自己的天然牙。由于患者高位笑线,即使通过拔牙来排齐牙列后,修复的美学风险依然很高。经过系统地检查,掌握口内所有信息,集思广益,我们应该能提出可能的解决方案。

重要的是这次就诊要让患者觉得有希望。我们会说:"肯定有解决办法。只是需要认真地研究和思考,下次进一步深入讨论。"此时,患者开始兴奋地期待下次就诊时得到的新治疗方案。

临床检查

完整的临床检查包括照片、视频和MyiTero扫描。

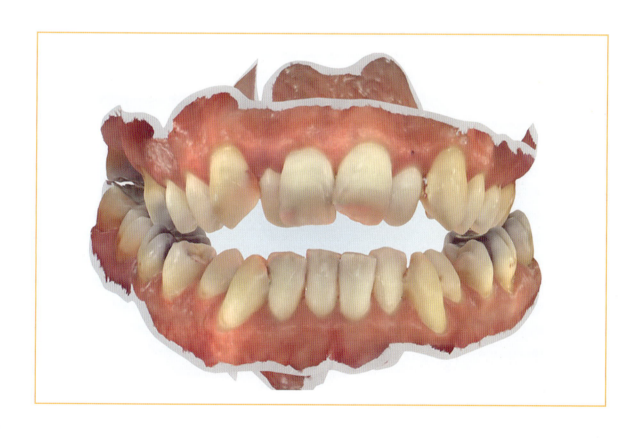

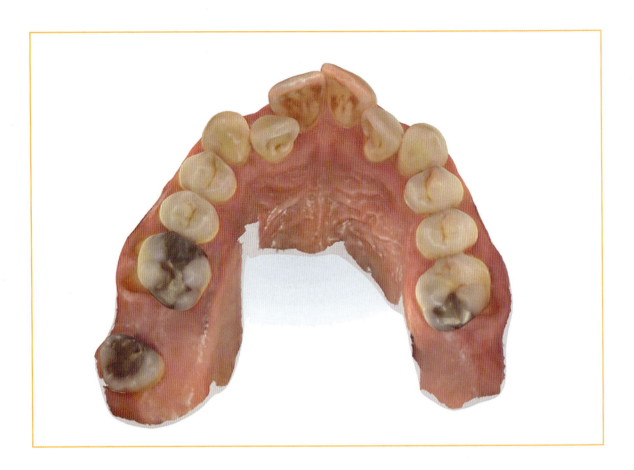
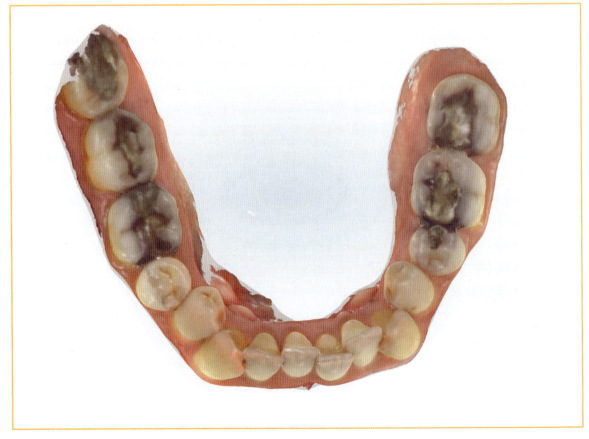

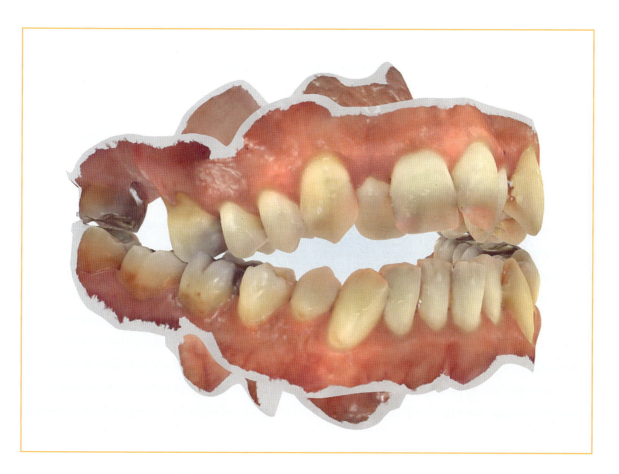

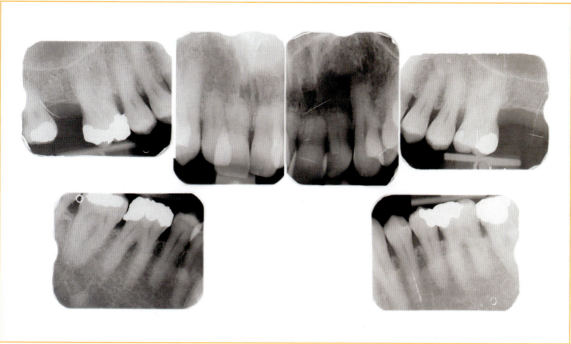

临床检查指南

诊断支持数据： <mark>照片</mark>、<mark>视频</mark>、<mark>影像学资料</mark>、<mark>研究模型</mark>、<mark>iTero口扫</mark>、<mark>NIRI</mark>

全局诊断：
面中部：面下部长度：面下部较长
诊断：前牙开𬌗
唇长度：正常/短/<mark>长</mark>
上唇动度（上唇从休息位到完全微笑位时上中切牙及牙龈的暴露提升量）：9mm，上唇动度轻微过度
釉牙骨质界：显露
上颌平面是否水平：向右倾斜/向左倾斜/水平
颊廊：右侧，<mark>窄</mark>/宽；左侧，<mark>窄</mark>/宽
右上中切牙的长度：10.6mm

患者主述： 不喜欢4颗前牙排列，想拔除后利用种植体改善

一般风险因素：
相关系统病史（包括吸烟）：每天吸3支，每周喝酒21个单位（约210mL）
是否有磨牙症：否
是否使用夜磨牙𬌗垫：否
牙周状况：局限性牙龈炎，骨水平良好，牙龈结构性退缩
软组织问题：高位笑线，舌前推
气道问题：无

整体美学评估：
患者的关注点：上颌4颗前牙

中线：
面中线与牙齿中线的一致性：面中线良好——牙齿中线偏斜
骨面型：骨性前牙开𬌗，面下部1/3较长，Ⅲ类
磨牙/尖牙关系：Ⅲ类
E-平面/Andrews线：Ⅲ类
Arnett真垂线：Ⅲ类
牙弓形态：上颌牙弓狭窄
微笑曲线：反向微笑曲线，前牙开𬌗
"M"音-位置：良好
"E"音-位置：良好
牙龈位置：上颌侧切牙腭倾，龈缘低位。颊廊宽，上颌前磨牙龈缘线低
龈乳头位置：同上
再现牙齿美学比例观察（RED proportion observations）：尖牙间狭窄，且尖牙颊向扭转
发音检查：未见异常
牙列拥挤/牙间隙/牙扭转：上下前牙拥挤
代偿/牙齿被动萌出不全/咬合平面的改变：同上述前牙开𬌗的情况一样
反𬌗：后牙反𬌗

功能：
咬合引导方式：前牙开𬌗（见iTero口扫）
正中𬌗与正中关系：一致
不稳定的表现：磨牙牙龈退缩
颞下颌关节（弹响/运动范围/偏移/摩擦音/疼痛）：未见异常
肌肉：未见异常

正畸分类： 前牙开𬌗，Ⅲ类骨面型，上颌骨狭窄
调整方案： 寻求专科医生或正颌外科医生的意见，或者使用隐形矫正拓宽上颌牙弓，缓解前牙拥挤，但不能纠正前牙开𬌗
在进行任何矫正之前都需要参考X线片，检查上颌牙牙根状况。例如，16牙龈退缩，可能会在正畸后更加严重，建议使用隐形矫治器逐步矫正，使牙尖向颊侧倾斜而不是整体颊侧移动，可以减少牙龈的进一步退缩

缺牙情况： 17缺失
缺牙处存在的风险： 咬合集中于后牙区，缺隙空间变化风险不大
影像学资料报告： 根尖片显示上前牙牙根长度偏短，可能是拍摄角度的问题，需要进一步的检查和病史来确认

右上后牙区：
牙周风险：低
现有牙体牙髓情况：无
远期牙体牙髓风险：16、18
修复体：大面积银汞合金充填物，边缘尚可
龋病+/−：未见异常
酸蚀/磨损/磨耗/楔状缺损：16颊侧

上前牙区：
牙周风险：低
X线片显示牙根长度不足，需询问患者是否有外伤史，并加拍后前位片或曲面断层片进一步确认。X线片拍摄时咬合支架与牙根间角度可能会造成牙根影像缩短。治疗前还需完成牙髓活力测试
现有牙体牙髓情况：无
远期牙体牙髓风险：例如，确认牙根吸收，上前牙都有
修复体：未见异常
龋病+/−：未见异常
酸蚀/磨损/磨耗/楔状缺损：未见异常

左上后牙区：
牙周风险：低
现有牙体牙髓情况：无
远期牙体牙髓风险：低
修复体：26银汞合金充填情况良好
龋病+/−：未见异常
酸蚀/磨损/磨耗/楔状缺损：未见异常

左下后牙区：
牙周风险：低
现有牙体牙髓情况：无
远期牙体牙髓风险：35–37
修复体：大面积银汞合金充填物
龋病+/-：未见异常
酸蚀/磨损/磨耗/楔状缺损：未见异常

下前牙区：
牙周风险：低
现有牙体牙髓情况：无
远期牙体牙髓风险：低
修复体：未见异常
龋病+/-：未见异常
酸蚀/磨损/磨耗/楔状缺损：未见异常

右下后牙区：
牙周风险：低
现有牙体牙髓情况：无
远期牙体牙髓风险：46和47
修复体：46银汞合金充填体远中悬突
龋病+/-：未见异常
酸蚀/磨损/磨耗/楔状缺损：未见异常

细节美学评估：
颜色——是否需要美白：是
个别牙齿——白斑/棕斑：上前牙有一些棕色线条

风险评估：
生物学：无
结构：有
功能：有
美学：有
牙齿颜色/形状和/或位置：由于牙齿拥挤和患者的要求，因此有较高美学风险
瓷修复体的选择及风险：最好先正畸，目前牙列拥挤，牙备量较大
粘接的选择及风险：可以通过粘接修复矫正腭倾的侧切牙，但会显得非常狭窄且厚实，如果不保持清洁会增加龋病风险
是否有桩核修复：否
牙髓活力风险：X线片显示切牙短牙根需要确认

微笑设计

如第7章所示，使用微笑设计工具（DSDApp，Christian Coachman）提供几种选项，以便向患者展示。

从患者档案的微笑分析演示文稿中，可以了解上颌尖牙间牙齿的相对宽度。

绘制牙龈曲线以突出显示牙齿排列不齐时牙龈边缘位置的差异。

决策点 在微笑设计中，牙龈位置非常重要。当牙齿排列不齐时，患者可能不会注意到龈缘的位置。但务必向患者强调，当牙列排齐时龈缘差异会显得更加明显。针对这个病例，如果是你，会如何选择？

矫正牙齿可改善牙龈水平。如果想进行任何软组织重塑，还需要考虑生物学宽度。

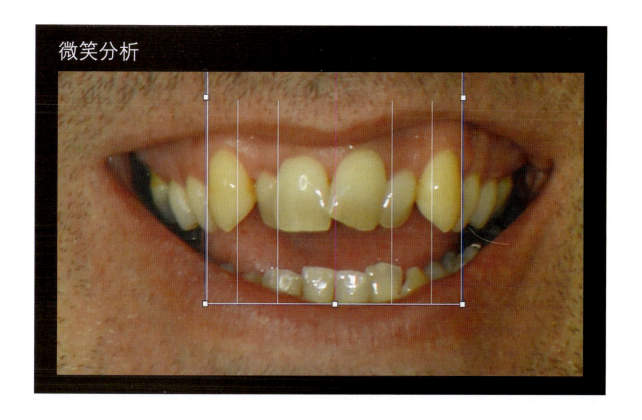

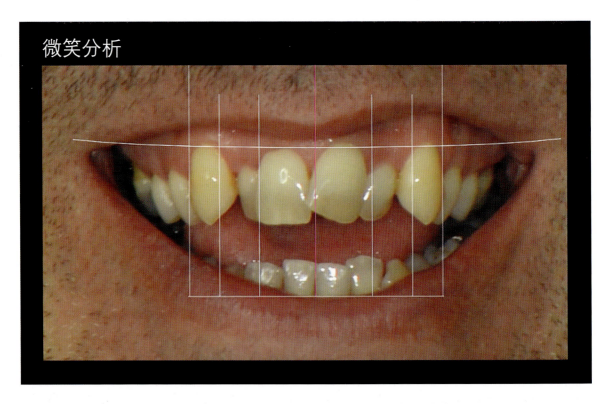

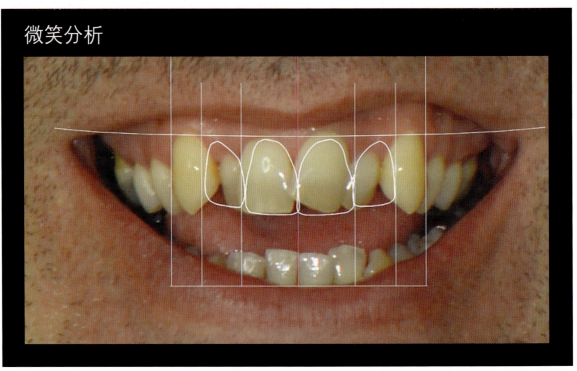

在患者档案中，复制并重新拼接两侧尖牙之间的牙齿轮廓，这有助于确定备牙量，但这并不仅限于展示动态图像，而是用来向患者解释为什么矫正牙齿是首选，辅助患者确定方案。

风险评估表

风险因素	低	中	高
1. 患者的美学期望	低——不关心	合理	高——注重细节，追求完美结果
2. 全身状况	ASA Ⅰ类 非吸烟者	ASA Ⅱ类 轻度吸烟者	ASA Ⅲ类 重度吸烟者
3. 牙周状况	健康	牙龈炎	牙周炎
4. 笑线	低位	中位	高位
5. 上唇动度	正常	不足	过度
6. 牙龈水平和生物型	协调，龈乳头高度平整，呈扇贝拱形，厚龈生物型，有龈乳头	轻度不协调，龈乳头高度略微不平，扇贝拱形角度中等，有龈乳头，部分区域牙龈有轻度萎缩	不协调，高扇贝拱形角度，薄龈生物型，龈乳头丧失，牙龈有退缩趋势
7. 骨面型	Ⅰ类，轻度前牙开𬌗	轻度Ⅱ类或Ⅲ类，轻度面部不对称，轻度牙弓大小不一	明显Ⅱ类或Ⅲ类，上颌垂直发育过度，骨性深覆𬌗，骨性前牙开𬌗，明显不对称
8. 颊廊宽度	正常	牙弓局部狭窄，牙内倾	非常狭窄的牙弓形
9. 𬌗平面	平整	不平整，后牙区陡峭	Spee曲线紊乱，𬌗平面倾斜
10. 颞下颌关节/肌肉	负荷实验无疼痛 无弹响 下颌活动范围正常	负荷实验无疼痛 部分肌肉疼痛 开始时有弹响 下颌活动范围正常	颞下颌关节疼痛 负荷试验阳性 功能运动范围受限 关节内有捻发音 头痛、颈/肩痛
11. 咬合	功能正常	功能、咬合习惯受限	磨牙症/功能障碍
12. 侧方切导	尖牙切导正常	尖牙切导陡峭	尖牙切导平缓
13. 咬合力	正常	偏弱	过大
14. 咀嚼方式	垂直向	水平向	全方位
15. 牙齿排列	正常牙列	轻微拥挤或稀疏	严重拥挤或稀疏

风险因素	低	中	高
16. 缺牙状况（见种植体风险评估）	少于3颗，没有牙齿移位和代偿，均有对颌牙	存在过度萌出，倾斜，游离端缺失，牙弓缩短	存在牙槽代偿，倾斜，附着龈丧失，牙弓短，余留牙牙槽骨量改变
17. 生物力学	健康完整的牙齿，少于3个牙位的小修复体	3个牙位以上的中型修复体	多个大修复体，有牙髓病史或桩核修复史
18. 患龋风险	低度——殆面龋，仅限于磨牙	中度——前磨牙殆面龋、磨牙邻面龋	高度——根面龋，下前牙邻面，口干症
19. 牙齿表面结构丧失	低度，牙体完整，磨损没有涉及牙本质	中度磨损、磨耗、酸蚀	重度磨损、磨耗式侵蚀、裂隙性病变
20. 牙齿颜色	无异常	自然牙齿颜色，个别牙齿颜色问题	牙齿颜色深，不均匀，多色

注意：针对这位患者，很难填写表格中的有些空格。尽管前牙开殆，无咬合接触，咬合引导由后牙完成。这对前牙来说是一个有利因素，但也给后牙带来了额外的压力。

本病例中，合理的期望可降低美学风险。笔者认为改善前牙美观还是可行的。

挑战列表：

1. 上颌切牙12-22的位置。
2. 尖牙位置，上颌骨狭窄。
3. 后牙有大面积充填物，未来有牙体牙髓病的风险。
4. 16周围牙龈严重退缩。

（1）通过既往X线片和问诊确认上前牙牙根长度。
（2）如果牙根没有吸收，在DSDApp上展示包括矫正和美白效果的方案，提示2-2瓷修复需要牙髓失活、根管治疗，后期拔牙风险增大，在现有尖牙宽度的前提下，前牙修复时近远中距不足。同意侧切牙牙龈需要修整。
（3）讨论后牙的大面积充填物（患者有自己的口腔全科医生）。
（4）讨论前牙开殆、16牙龈退缩的重要性。考虑牙周转诊，会诊处理16。

病例展示

演示文稿包括了照片、视频和各种分析及建议。初诊时患者反复强调仅处理4颗切牙。另外，因曾经的正畸体验不良、目前预算有限，患者不能接受修复前正畸。

笔者非常确信，患者看过病例展示后，会选择矫正牙齿或处理后牙大面积充填物。

事实上，虽然患者理解演示时的所有讲解，但还是倾向于上颌切牙的直接瓷修复方案。

参考之前的X线片可以确认前牙牙根稳定，而且牙髓活力测试结果良好。

治疗原则

直接对4颗上颌切牙进行牙体预备，显然不符合微创理念。

每位医生都会遇到类似的情况，必须在自己认为正确的治疗和患者想要的治疗之间做出决定。秉承"爱伤"原则，有时可以否定患者的想法，只是需要从专业的角度解释治疗方案，让患者在充分理解治疗利弊的前提下，完全认可医生的治疗方案。

事实上，笔者并不是轻率地做出预备4颗前牙的决定。我们首先考虑了患者的年龄。对于20岁的年轻患者而言，牙齿矫正无疑是正确的选择。但这位患者已接近50岁，有长期正畸史和潜在的上颌骨吸收风险（尽管这些并不是他的主诉）。而且，我们能够运用自身的专业特长，在导板引导下预备，尽可能地保留健康牙体组织。我们需要很真诚地再次向患者解释现在和将来罹患牙髓病的风险。作为一位口腔医生，如果你对自己的临床技能没有信心，也可以推荐正畸治疗或将患者转诊给另一位修复专家。

经过坦率的交谈，笔者确信患者是在深思熟虑后做出了判断。患者明确地表示："我知道这种治疗需要磨除健康的牙齿组织，因此将来需要做根管治疗甚至拔牙的可能性都会增大，并且因为美学风险因素，这种治疗方案存在较大难度。我理解所有这些情况，但我仍然要坚持我的选择。"随后，我们会确保患者签署一份个人同意书，并由护士见证从给定方案到备牙期间给予了患者足够的考虑时间。

笔者会非常认真地对待这个决定，并尝试想象最后能证明自己临床决策正确的时刻，有证据的支持，我们才能有信心做到患者的美学改善。

在这个特殊的病例中，笔者认为提高患者的自尊心比牙齿的预后及可能的风险更为重要。你可能不同意这个观点，但希望你能理解这个逻辑。笔者并不认为医生为患者提供的服务必须是完美的。有时候，医生也可以做出一个合理的让步。

最终治疗方案：

1. 口腔卫生护理。
2. 牙齿美白，注意避让牙龈萎缩的16。
3. 使用美学诊断蜡型和备牙导板，间接修复上颌切牙12-22（Rob Poland, Ken Poland Dental Studio, London）。
4. 随访观察后牙的修复和牙龈退缩的情况。

根据牙弓形态和iTero扫描结果进行牙体预备。

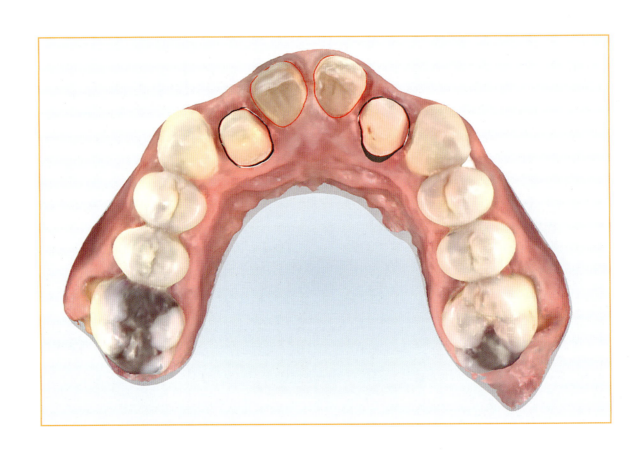

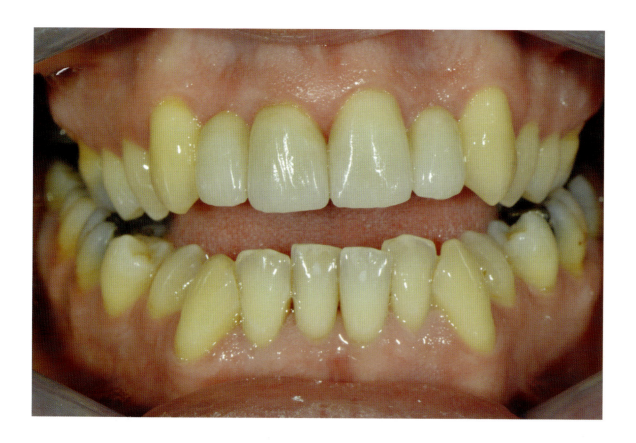

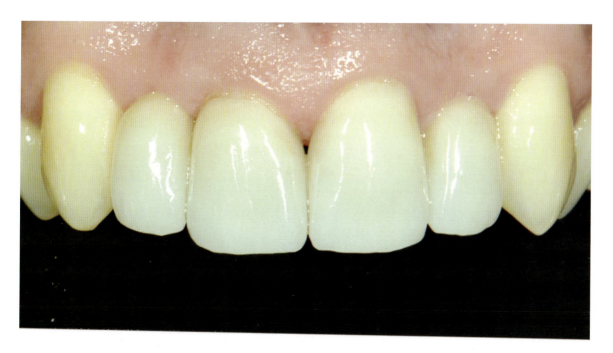

第17章 病例研究

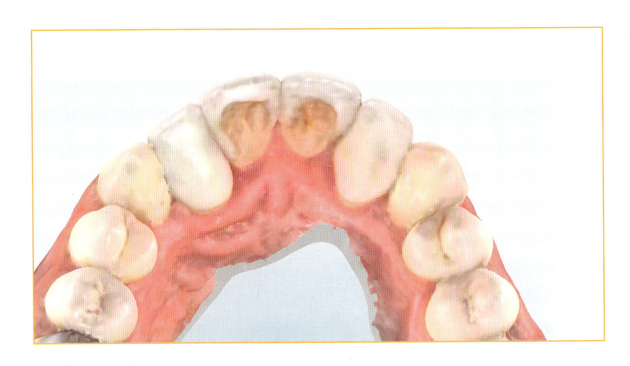

𝘏面照片显示侧切牙全冠修复，中切牙保留腭侧釉质。患者也能觉察到侧切牙腭侧变厚，需要试戴临时牙时调整影响发音的部分。

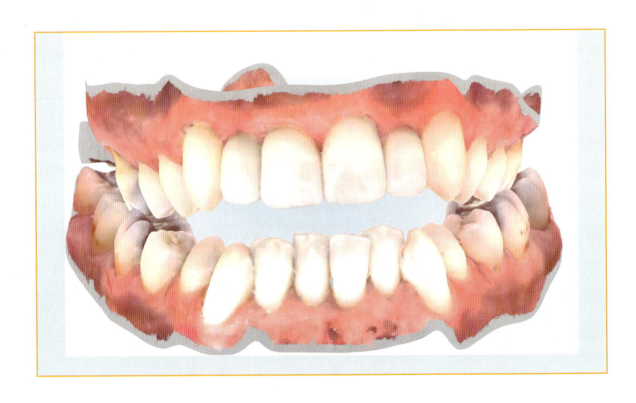

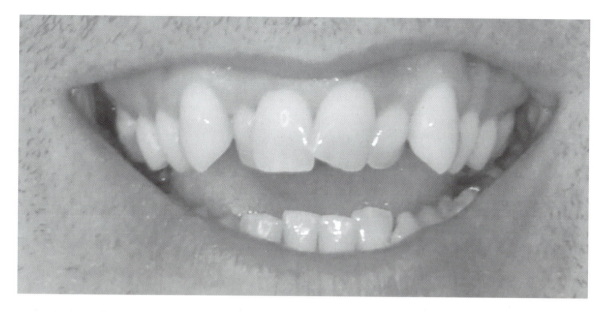

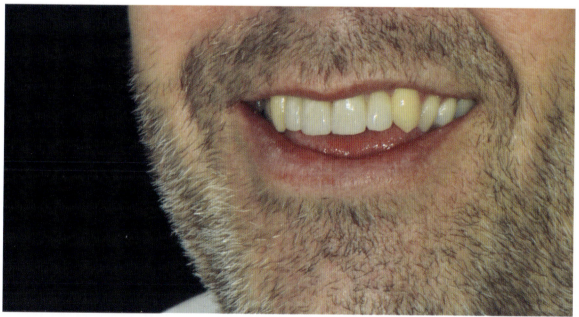

反思

由于比色参照了下颌切牙,上颌尖牙与修复体之间存在颜色差异。这个差异在日常生活中并不明显,同时笔者建议患者进行家庭美白以改善尖牙的颜色。中切牙的牙龈水平并不完全协调。当我们完成一个病例时,应该及时反思后续能改进的一些细节,这也是一种学习和成长的方式。

注意不要对自己过于苛刻,学会接受并享受患者的转变。

附录：
诊断观察表
Diagnosis and Observations

口腔医生：
患者：
日期：

诊断支持数据：照片、视频、影像学资料、研究模型、iTero口扫、NIRI

全局诊断：
面中部：面下部长度：1∶1
唇长度：正常/短/长
上唇动度（上唇从休息位到完全微笑位时上中切牙及牙龈的暴露提升量）：
釉牙骨质界：
上颌平面是否水平：向右倾斜/向左倾斜/水平
颊廊：右侧，窄/宽；左侧，窄/宽
右上中切牙的长度：

患者主诉：

一般风险因素：
相关系统病史（包括吸烟）：
是否有磨牙症？
（骨疣/外生骨突/扇形舌）
是否使用夜磨牙𬌗垫？
牙周状况：
牙龈生物型：
软组织问题：
气道问题：

整体美学评估：

中线：
面中线与牙齿中线的一致性：
骨面型：
磨牙/尖牙关系：
E-平面/Andrews线：
Arnett真垂线：

牙弓形态：
微笑曲线：
"M"音–位置：
"E"音–位置：
牙龈位置：
龈乳头位置：
再现牙齿美学比例观察（RED proportion observations）：
宽度/长度：
发音检查：
牙列拥挤/牙间隙/牙扭转：
代偿/牙齿被动萌出不全/咬合平面的改变：
反𬌗：

功能：
咬合引导方式：
正中𬌗与正中关系：
不稳定的表现：
颞下颌关节（弹响/运动范围/偏移/摩擦音/疼痛）：
肌肉：

正畸分类：
调整方案：

缺牙情况：
缺牙处存在的风险：
种植风险评估：
固定桥风险评估：
义齿选项：
影像学资料报告：

右上后牙区：
牙周风险：
现有牙体牙髓情况：
远期牙体牙髓风险：
修复体：
龋病+/−：
酸蚀/磨损/磨耗/楔状缺损：

上前牙区：
牙周风险：
现有牙体牙髓情况：
远期牙体牙髓风险：
修复体：
龋病+/−：
酸蚀/磨损/磨耗/楔状缺损：

左上后牙区：
牙周风险：
现有牙体牙髓情况：
远期牙体牙髓风险：
修复体：
龋病+/−：
酸蚀/磨损/磨耗/楔状缺损：

左下后牙区：
牙周风险：
现有牙体牙髓情况：
远期牙体牙髓风险：
修复体：
龋病+/−：
酸蚀/磨损/磨耗/楔状缺损：

下前牙区：
牙周风险：
现有牙体牙髓情况：
远期牙体牙髓风险：
修复体：
龋病+/−：
酸蚀/磨损/磨耗/楔状缺损：

右下后牙区：
牙周风险：
现有牙体牙髓情况：
远期牙体牙髓风险：
修复体：
龋病+/−：
酸蚀/磨损/磨耗/楔状缺损：

细节美学评估：
颜色——是否需要美白：
个别牙齿——白斑/棕斑：

风险评估：
生物学：
结构：
功能：
美学：
牙齿颜色/形状和/或位置：
瓷修复体的选择及风险：
粘接的选择及风险：
是否有桩核修复：
牙髓活力风险：

参考文献
References

[1] Bartlett, D., S. Dattani, I. Mills, N. Pitts, R. Rattan, D. Rochford, N.H.F. Wilson, S. Mehta, and S. O'Toole (2019). "Monitoring erosive toothwear: BEWE, a simple tool to protect patients and the profession." *British Dental Journal* 226: 930–2.

[2] Bidra, A. S., F. Uribe, T. D. Taylor, J. R. Agar, P. Rungruanganunt, and W. P. Neace (2009). "The relationship of facial anatomic landmarks with midlines of the face and mouth." *Journal of Prosthetic Dentistry* 102(2): 94-103.

[3] Bogodistov, Y. and F. Dost (2017). "Proximity Begins with a Smile, But Which One? Associating Non-duchenne Smiles with Higher Psychological Distance." *Frontiers in Psychology* 8: 1374.

[4] Bristish Academy of Cosmetic Dentistry (2017).

[5] Chetan, P., P. Tandon, G. K. Singh, A. Nagar, V. Prasad and V. K. Chugh (2013). "Dynamics of a smile in different age groups." Angle Orthod 83(1): 90-96.

[6] Chu, S. J., D. P. Tarnow, J. H. Tan and C. F. Stappert (2009). "Papilla Proportions in the Maxillary Anterior Dentition." *International Journal of Periodontics and Restorative Dentistry* 29(4): 385-393.

[7] Fink, B. and N. Neave (2005). "The biology of facial beauty." *International Journal of Cosmetic Science* 27(6): 317-325.

[8] Flores-Mir, C., E. Silva, M. I. Barriga, M. O. Lagravere and P. W. Major (2004). "Lay Person's Perception of Smile Aesthetics in Dental and Facial Views." *Journal of Orthodontics* 31(3): 204-209; discussion 201.

[9] Glasser, W. (1998). *Choice Theory: A New Psychology of Personal Freedom*. New York, HarperCollins Publishers.

[10] Grammer, K. and R. Thornhill (1994). "Human (Homo sapiens) Facial Attractiveness and Sexual Selection: The Role of Symmetry and Averageness." *Journal of Comparative Psychology* 108(3): 233-242.

[11] Hochman, M. N., S. J. Chu, and D. P. Tarnow (2012). "Maxillary Anterior Papilla Display During Smiling: A Clinical Study of the Interdental Smile Line." *International Journal of Periodontics and Restorative Dentistry* 32(4): 375-383.

[12] Jackson, R. D. (2000). "Loss of cuspid guidance: a functional and aesthetic dilemma." *Dentistry Today* 19(7): 56-61.

[13] Johnston, C. (2010). "Summary of: The influence of varying maxillary incisal edge embrasure space and interproximal contact area dimensions on perceived smile aesthetics." *British Dental Journal* 209(3): 126-127.

[14] Kidd, E. and O. Fejerskov (2013). "Caries control in health service practice." *Primary Dental Journal* 2(3): 4.

[15] Kidd, E. A. (1997). "A caries control programme for adult patients." *Dental Update* 24(7): 296-301.

[16] Kokich, V. O., Jr., H. A. Kiyak and P. A. Shapiro (1999). "Comparing the Perception of Dentists and Lay People to Altered Dental Esthetics." *Journal of Esthetic Dentistry* 11(6): 311-324.

[17] Lombardi, R. E. (1973). "The principles of visual perception and their clinical application to denture esthetics." *Journal of Prosthetic Dentistry* 29(4): 358-382.

[18] Magne, P. and U. C. Belser (2003). "Porcelain Versus Composite Inlays/Onlays: Effects of Mechanical Loads on Stress Distribution, Adhesion, and Crown Flexure." *International Journal of Periodontics and Restorative Dentistry* 23(6): 543-555.

[19] Magne, P. and A. Knezevic (2009). "Simulated fatigue resistance of composite resin versus porcelain CAD/CAM overlay restorations on endodontically treated molars." *Quintessence International* 40(2): 125-133.

[20] Mandelaris, G. A., C. Richman and R. T. Kao (2020). "Surgical Considerations and Decision Making in Surgically Facilitated Orthodontic Treatment/Periodontally Accelerated Osteogenic Orthodontics." *Clinical Advances in Periodontics* 10(4): 213-223.

[21] Marks, R. G., S. B. Low, M. Taylor, R. Baggs, I. Magnusson and W. B. Clark (1991). "Reproducibility of attachment level measurements with two models of the Florida Probe." *Journal of Clinical Periodontology* 18(10): 780-784.

[22] Maslow, A. H. (1948). "Higher and Lower Needs." *Journal of Psychology* 25: 433-436.

[23] Morrow, L. A., J. W. Robbins, D. L. Jones and N. H. Wilson (2000). "Clinical crown length changes from age 12-19 years: a longitudinal study." *Journal of Dentistry* 28(7): 469-473.

[24] Nees G., M. I. C. (2005). "Symmetry and Asymmetry in Aesthetics and the Arts." *European Review* 13: 157-180.

[25] Newton, J. T., N. Prabhu, and P. G. Robinson (2003). "The impact of dental appearance on the appraisal of personal characteristics." *International Journal of Prosthodontics* 16(4): 429-434.

[26] Passia, N., M. Blatz, and J. R. Strub (2011). "Is the smile line a valid parameter for esthetic evaluation? A systematic literature review." *European Journal of Esthetic Dentistry* 6(3): 314-327.

[27] Quinn, K. J. and N. H. Shah (2017). "A dataset quantifying polypharmacy in the United States." *Scientific Data* 4: 170167.

[28] Rogé, M., and F. M. Fisselier (Winter 2017). "A New, More Personal Vision of Esthetics." *Journal of Cosmetic Dentistry* 32(4): 88-105.

[29] Silva, B. P., E. Jimenez-Castellanos, R. Martinez-de-Fuentes, A. A. Fernandez, and S. Chu (2015). "Perception of maxillary dental midline shift in asymmetric faces." *International Journal of Esthetic Dentistry* 10(4): 588-596.

[30] Silva, B. P., E. Mahn, K. Stanley, and C. Coachman (2019). "The facial flow concept: An organic orofacial analysis—the vertical component." *Journal of Prosthetic Dentistry* 121(2): 189-194.

[31] Suese, K. (2020). "Progress in digital dentistry: The practical use of intraoral scanners." *Dental Materials Journal* 39(1): 52-56.

[32] Theodory, T. G., J. L. Kolker, M. A. Vargas, R. R. Maia, and D. V. Dawson (2019). "Masking and Penetration Ability of Various Sealants and ICON in Artificial Initial Caries Lesions In Vitro." *Journal of Adhesive Dentistry* 21(3): 265-272.

[33] van der Geld, P., P. Oosterveld, S. J. Berge, and A. M. Kuijpers-Jagtman (2008). "Tooth display and lip position during spontaneous and posed smiling in adults." *Acta Odontologica Scandinivaica* 66(4): 207-213.

[34] van der Geld, P., P. Oosterveld, M. A. van Waas, and A. M. Kuijpers-Jagtman (2007). "Digital videographic measurement of tooth display and lip position in smiling and speech: Reliability and clinical application." *American Journal of Orthodontics and Dentofacial Orthopedics* 131(3): 301 e301-308.

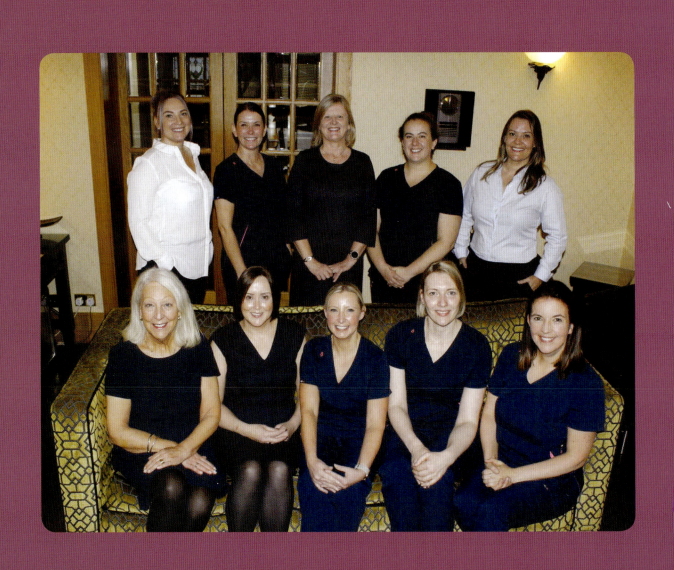

给读者的话
To the Reader

亲爱的读者：

非常感谢你能与我一起踏上这趟美学之旅。我知道本书包含的内容非常多，而我编写本书的目的也从来不是给你提供笑容分析的"速成班"。因为我相信，对于我的读者、我们的职业，以及我们的患者而言，都值得我为此写出更细致、更好的内容。

尽管你可能花了许多时间和精力来消化书中的信息，但我仍希望能够将自己这30年的实践所得都传授给你。给你提供我的思考过程和诊疗系统，作为一个指南和范例，你可以在此基础上结合自己的风格，加以调整和融合。

本书的出版离不开许多导师多年以来不断与我分享他们的知识，并给我以启发，以及Cherrybank口腔水疗中心所有患者的信任与善意，是他们与我一起推进微笑设计技术不断进步的。

祝愿你能带着同理心、同情心，以及系统性的判断力，在笑容分析的工作中取得成功。

再次感谢你能与我一起走过这段旅程。

致以最美好的祝福。

Elaine Halley
苏格兰珀斯市

致谢
Acknowledgments

牙科这条路我已经走了很久，而如今，终于有机会可以编写自己的书籍。回望过往的旅途，一路上有许多伟大的思想家、独立的思考者、慷慨的导师为我指点迷津。

在此，我要向那些塑造我职业生涯的人致以由衷的谢意。

在临床方面，我要感谢从Mike Wise、Pete Dawson、Larry Rosenthal和Aesthetic Advantage团队中学到的一切，尤其是Tom Dudney和Ken Hamlett，他们在我早期对口腔结构和功能的理解过程中，给予了许多帮助。

感谢慷慨教导我的Newton Fahl和Pascal Magne，还有Christian Coachman及其整个DSD团队，以及为DSDApp和Planning Centre（Madrid）做出贡献的Ralph Georg，他们在思想上的领导力和对卓越的追求不断推动学科最前沿的发展。还要感谢才华横溢的Jameel Gardee和Adam Morgan（来自DSD英国教学团队）。感谢Bill Robbins和Jim Otten，我曾与他们一同参与虚拟学习俱乐部，一直以来他们都培养着我的思维能力，鼓励我用所拥有的知识去帮助他人。还有Linda Greenwall，在我职业生涯的早期，是她告诉我女人也可以顶天立地，可以教育他人，可以在牙科和照看患者的工作中发光、发热。

感谢Cathy和John Jameson，以及Jameson Management，在理解牙科业务背后的庞大系统之路上助我一臂之力。

感谢Cherrybank口腔水疗中心团队，特别是Jillian Melloy，自从事牙科治疗和教学工作以来，她就是一直鼓励我的"啦啦队队长"。Jackie Smith和Janice Beckett，他们为我不知疲倦地工作了20多年。还有牙科护士Rosswen Davies、Gillian Fearnley、Sarah Rodgers和Jennifer McKenzie，以及治疗协调员Sam Ferrier，他们都是我的摄影师与优秀的沟通者，为那些在本书中展示笑容的所有患者的诊治做出了巨大贡献。

从Flo Couper那里学到的智慧，从Gayle Reekie与Abbie Frankland那里得到的学习和实践，还有Abby Sutherland，这三者的结合使我们所有的患者都能得到牙周宣教、维持牙周健康。我还要感谢Caroline Ralston和Julie McIntyre的付出，使Cherrybank口腔水疗中心团队更加完善。还有我的两个兄弟Cameron Philip和Steven Philip，他们一直帮忙打理诊所，让我得以有精力筹划并写下本书。

同样还要感谢那些参与同行评审的口腔学界的朋友们，特别是David Bloom和Chris Orr，以及我们的BACD大家庭；还有Rob Wain和Ian Kerr，他们不断验证我的论点、拓宽我的视野。Sinead McEnhill、Fazeela Khan Osboume、Eimear Keenan和Uchenna Okeye，他们是了不起的临床医生，也是优秀的教育家，给予我深厚的爱和难以言表的精神支持。还有Carol Fish，感谢她从牙科学院起就成为我信赖的友人和同学，也感谢她从那以后与我建立的延续多年的友谊。

特别感谢我的同事Chris McCrudden和Jodie Fulton，他们相信Cherrybank口腔水疗中心的运营模式，并支持我在患者护理方面的理念，为本书中患者的护理做出了贡献。

还有我的跨学科团队，包括负责外科手术的Guy McLellan、负责牙周方面技术的Michael Zybutz，以及在我需要一些备选的正畸方案时，能为我提出不止一条建议的Ian Hutchison。

感谢所有与我一起工作的牙科技师，尤其是Rob Poland和Luke Barnett，我们一起学习，一起解决难题，一起创造出美丽的、足以改变患者一生的笑容。毋庸置疑，如果没有你们不断投入时间、不断进步，我也不可能提升思维能力和诊疗技术。

感谢Mark Skimming给了我在无痛牙科组织担任临床主任的机会。通过对那些优秀的年轻同事的入职教育和指导，我得以确定需求，并制定学习的框架，在从单牙治疗转向进行综合性的规划过程中，这些收获不可或缺。

为了让本书成功出版，我要再一次感谢我的兄弟Cameron和他的妻子Krissie，感谢他们不离不弃地支持——从Krissie在2002年纽约市的Aesthetic Advantage课程中成为我的患者，并且把她的笑容托付于我，到他们夫妇二人支持我走出作为口腔医生、教师、母亲的困境，并且他们还不断鼓励我去抓住未来的机遇。

感谢Mark Ferber给我的鼓励、机会和锻炼，以及那些深夜的辩论和建设性的意见。没有你，我不会取得如今的成就。还要感谢Channel 3和Tommaso Albonetti，没有他们，我就没有机会提笔写作，谢谢你们给我畅所欲言的机会。

我还要特别感谢Andrea Shepperson，他用心阅读了本书，并从新西兰发来了评论，他对牙科学国际化的观点给了我坚持己见的信心。还有Celine Higton、Sarah Fitzharris和Kathy Frazar，都附上了他们的阅后反馈，我真心地感谢他们为我付出的时间及提出的观点。

感谢Andrew Jameson和Richard Ella提供的杰出的人像摄影技术。

感谢Steve Philip、Jennifer McKenzie、Janice Beckett、Robyn Allan和Jillian Melloy，感谢他们担任我的模特，帮我更好地进行临床解说。

感谢我的母亲Carol Philip，不论是在孩提时代还是在从业伊始的日子里，或者是在为我检查书中语法与标点符号时，都感谢她对我那坚定不移的支持。

感谢Cherrybank口腔水疗中心所有的患者：Steve Philip、Sam Ferrier、Robyn Allan、Amanda McGrillis、Stacy Munro、Sally Newton、Michael Smitht和Julia Merkin等。感谢你们对我们团队的信任，如果没有你们，本书就不可能问世。

最后，感谢我的3个孩子Hamish、Heather和Kirsty。感谢你们在我写作时给予的耐心、为本书担任模特时的热情，以及你们在每个阶段对我的意见与鼓励。你们是我坚强的后盾！

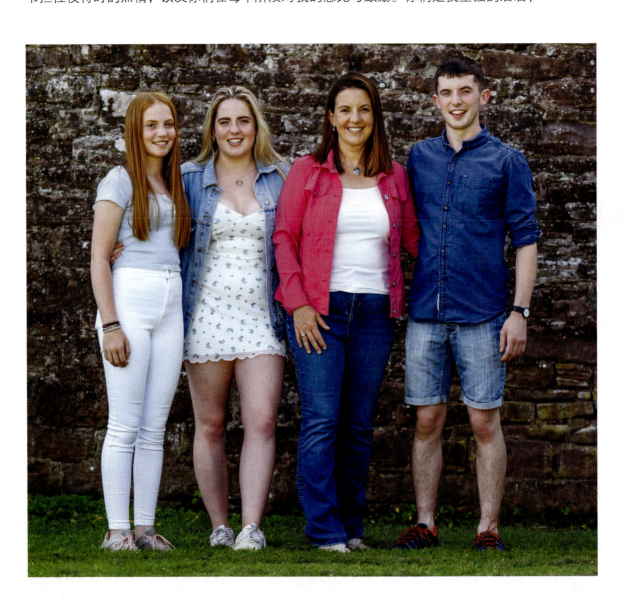

作者介绍
The Author

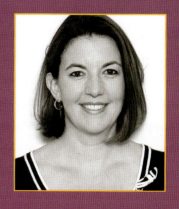

伊莱恩·哈雷（Elaine Halley）医生来自英国苏格兰法夫郡的圣安德鲁斯镇，26年以来，一直在苏格兰珀斯市从事牙科工作。她于1992年毕业于爱丁堡大学（英国），并在1995年成为了英国皇家全科牙医学院（RCGDP）的会员。为了求学远赴海外，在美国纽约市Rosenthal Institute的Aesthetic Advantage项目中取得硕士学位。在美国Dawson Institute完成了进一步的学习，在巴西师从Newton Fahl，并在美国旧金山的IDEA学习了包括Pascal和Michel Magne授课课程在内的许多课程。

她拥有丰富的口腔诊所业务咨询和分析经验，在2007年以前一直负责Jameson Management公司（一家来自美国的诊所管理公司）英国分部的运营。

美国美容牙科学会会员，英国第一位Seattle Study Club理事，是苏格兰在此领域的探路人。

英国美容牙科学会会员和前任主席，也是苏格兰第一位认证会员。同时是国际牙医师学院（ICD）成员。

她致力于研究生教育，以优异的成绩获得了曼彻斯特大学（英国）修复与美学牙科的理学硕士学位。是数字化微笑设计大师，也是Christian Coachman的DSD的重要顾问。

她一直坚信，与牙科有关的一切都应该尽量让患者感到舒适，为此她设计了一种全新牙科诊疗模式，不仅整合利用了牙科最佳技术及循证科学所建议的后期维护方式，还特别强调了患者诊疗全程的舒适体验感，确保为患者提供全方位的服务。

她还是数个国际领先牙科公司的首席专家，例如Ivoclar、Vivadent、Optident、DMG和Align technology，并在英国和欧洲各地进行讲学。她是苏格兰最有经验的Invisalign医生之一，并通过Aligner咨询公司教导其他医生使用Invisalign系统进行矫正，为Tipton培训公司教授数字化微笑设计，担任伦敦牙科学院患者评估和风险管理课程的导师及单元负责人。

全球数字牙科协会英国分部董事会成员，欧洲数字牙科学院共同创始人。

她拥有一个获奖的私人诊所：开业于1995年，位于苏格兰珀斯市的Cherrybank口腔水疗中心，一所经过认证的DSD诊所。这家诊所也是Slow Dentistry Global网络的一分子。2010年，在爱丁堡开设了第二家诊所。

担任无痛牙科组织的临床主任一职，这一组织在苏格兰有多家诊所。其中，她的职责主要是指导其他医生提高临床技能及医患沟通技巧。

2018年，她在苏格兰牙科奖（Dentistry Scotland Awards）中被授予牙科杰出贡献奖。